WESTEND

Mathias Bröckers

DIE DROGEN LÜGE

Warum Drogenverbote
den Terrorismus fördern und
Ihrer Gesundheit schaden

WESTEND

Mehr über unsere Autoren und Bücher:
www. westendverlag.de

Die Deutsche Nationalbibliothek verzeichnet diese Publikation in der Deutschen Nationalbibliografie. Detaillierte bibliografische Daten sind im Internet über http://dnb.d-nb.de abrufbar.

Mix
Produktgruppe aus vorbildlich bewirtschafteten Wäldern und anderen kontrollierten Herkünften
www.fsc.org Zert.-Nr. GFA-COC-001223
© 1996 Forest Stewardship Council

ISBN 978-3-938060-51-3
© Westend Verlag Frankfurt/Main
in der Piper Verlag GmbH, München 2010
Satz: Fotosatz Amann, Aichstetten
Druck und Bindung: CPI – Clausen & Bosse, Leck
Printed in Germany

Inhalt

Dank

Ich danke Hans Cousto, der die Daten für die Statistiken und Infographiken recherchiert und zusammengestellt hat. Sie verdeutlichen schon auf einen kurzen Blick den Anlass für dieses Buch: dass die vor hundert Jahren begonnene Politik der Prohibition bestimmter Drogen durchgängig gescheitert ist.

Auch Daniel Hopsicker bin ich zu Dank verpflichtet, einem der letzten Überlebenden der nahezu ausgestorbenen Spezies des investigativen Journalisten. Er hat die Zeit gefunden, für dieses Buch einen der Hot Spots des ebenso illegalen wie staatsgesponserten Drogenhandels unter die Lupe zu nehmen. Solange Machenschaften wie an dem kleinen Flughafen von Venice Beach in Florida – dem Trainingslager der 9/11-Terroristen – weitergehen, so lange wird die Welt mit unkontrollierten Strömen von Drogen und dem damit finanzierten Terrorismus leben müssen. Sowie mit Medien, die sich der Mittäterschaft schuldig machen, wenn sie diese Zusammenhänge weiter verschweigen.

Mehr als Dank gebührt Jack Herer, dem wahrscheinlich wichtigsten Antiprohibitionskämpfer der letzten Jahrzehnte und Vater der modernen Hanf-Renaissance. Sein Buch *The Emperor Wears No Clothes* hat in den USA und Europa ein neues Zeitalter eingeleitet – die Wiederentdeckung des Hanfs als Medizin und Nutzpflanze. Am 15. April 2010 ist Jack Herer den Folgen einer Herzattacke erlegen, die ihn im vergangenen September in Oregon ereilt hatte – nach einer engagierten Rede für die Freiheit des Hanfanbaus für jedermann und gegen das Verbrechen, Menschen wegen »der wichtigsten Pflanze des Planeten« zu verfolgen und einzusperren.

Diesem Vermächtnis und der Erinnerung an den Freund und Freiheitskämpfer Jack Herer ist dieses Buch gewidmet.

Mathias Bröckers, Berlin, 1. Mai 2010

Einleitung

Am Anfang war das Drogendelikt. Eva und Adam nahmen von der verbotenen Pflanze und wurden mit der Vertreibung aus dem Paradies bestraft. Theologen mögen einwenden, dass dies eine allzu profane Deutung des Sündenfalls sei, doch wenn wir die Geschichte aus dem Buch Genesis beim Wort nehmen, kann kein Zweifel daran bestehen, dass es sich bei der verbotenen Frucht um eine psychoaktive, bewusstseinsverändernde Pflanze – eine Droge – handelt. Und ebenso klar ist, dass Eva und Adam über ihre Eigenschaften im Dunkeln gelassen wurden: Die Autorität im Garten Eden hatte die Pflanze verboten, weil ihr Genuss angeblich tödlich sei. Mit dieser noblen Lüge – »nobel«, weil Gott per se nur das Beste für seine Geschöpfe im Sinn hat, und »Lüge«, weil es sich um Desinformation handelte – steht und fällt die ganze Dramaturgie der Geschichte. Denn was wäre geschehen, wenn Gott die Paradiesbewohner über »Risiken und Nebenwirkungen« des Präparats vom »Baum der Erkenntnis« sachgemäß aufgeklärt hätte?

Eines kann man mit Sicherheit sagen: Der Menschheit wäre viel Ärger erspart geblieben. Vielleicht hätten die beiden es erst einmal bei einer homöopathischen Kostprobe belassen, anstatt gleich den ganzen »Apfel« zu essen. Aber selbst wenn sie sich – des ewig harmonischen göttlichen Einsseins überdrüssig – mit einer gezielten Überdosis in die rauhe (aber spannende) Dualität des Erdenlebens geworfen hätten, stünden wir heute besser da. Ohne mythologische Schuld, ohne Erbsünde und ohne einen zürnenden Gott. So aber war Eva auf Arzneimittelinformationen von der Straße angewiesen – Gerüchte einer Schlange statt Aufklärung von einem Arzt oder Apotheker –, und die Katastrophe nahm ihren Lauf. Wir müssen dem Herrn im Garten Eden keine bösen Absichten unterstellen, als er den Baum der Erkenntnis als tödliches Gift deklarierte. Er wollte vermutlich nur das Beste für seine Geschöpfe, doch er erreichte das Gegenteil. Nicht der Genuss der Pflanze, sondern die mit ihrem Verbot einhergehende Desinformation sorgte für den Absturz aus dem Paradies.

Der Rausch und seine Mittel sind so alt wie die Menschheit. Hätte »Ötzi«, der in den Südtiroler Alpen Anfang der neunziger Jahre gefundene »Gletschermann«, die italienisch-österreichische Grenze nicht schon vor mehr als 5000 Jahren, sondern in unseren Tagen passiert – er hätte außer einem Wetterumsturz auch die Drogenfahndung fürchten müssen. In den Taschen des tiefkühlkonservierten Steinzeitmenschen wurden halluzinogene Pilze gefunden, deren Wirkstoffe heute auf dem Betäubungsmittelindex stehen. Hätte unser Gletschermann den Zollkontrolleuren freimütig gestanden, dass er die Pilze regelmäßig konsumiere und einen größeren Vorrat zu Hause hätte, er wäre nach erfolgter Höhlendurchsuchung einem Haftrichter vorgeführt worden. Auf seine Einwendung, dass er auf die Pflanze angewiesen sei – aus medizinischen Gründen oder um spirituellen Kontakt mit dem »Geist der Vegetation« zu halten –, hätte man ihn in die Psychiatrie überwiesen und mit legalen Drogen vollgestopft – aus Ötzi wäre ein »Fall« geworden, eines jener Opfer, zu deren Rettung die Drogenkrieger ausgezogen sind. Ihre grundlegende Idee einer drogenfreien Gesellschaft, so zeigt dieser kurze Rückblick in die Steinzeit, war nicht erst seit den Zeiten der Puritaner falsch, sie widerspricht den Grundtatsachen der menschlichen Zivilisation.

Zu allen Zeiten haben Menschen bewusstseinsverändernde, geistbewegende Substanzen zu sich genommen. Zu allen Zeiten gab es Regeln, wie mit ihnen umzugehen ist, und Methoden, wie Missbrauch und Schäden durch diese Substanzen zu vermeiden sind. Doch erst seit etwa hundert Jahren sind einige dieser Substanzen international geächtet und werden mit den Mitteln des Strafrechts weltweit verfolgt. Auch diese Verbote waren, wie damals im Garten Eden, durchaus von guten Intentionen getragen, dem Wunsch, die Bevölkerung vor den Gefahren des Missbrauchs und der Sucht zu schützen. Die Beschlüsse, die auf dem ersten Treffen der Diplomaten der »Opiumkommission« in Schanghai (1909) und in den anschließenden Konferenzen in Den Haag (1911/12) und Genf (1925) gefasst wurden und später in die »Single Convention on Narcotic Drugs« der Vereinten Nationen (1961) einflossen, waren beseelt von dem Wunsch nach einer »drogenfreien Gesellschaft« und der Überzeugung, diese mit den Mitteln der Kontrolle und des Strafrechts erreichen zu können.

Ein Blick hinter die Kulissen dieser Konferenzen zeigt zwar, dass auch schon damals neben guten Intentionen vor allem macht- und geschäftspolitische Faktoren eine Rolle spielten. Deutschland etwa stimmte dem auf der Kippe stehenden Antrag Ägyptens nach einem Cannabisverbot nur zu, weil die Ägypter im Gegenzug versprachen, kein Importverbot für »Heroin«, den internationalen Bestseller der deutschen Bayer-Werke, zu erlassen. Doch der öffentlichkeitswirksame Grundgedanke dieser internationalen Abkommen versprach soziale Fürsorge und Gesundheitsschutz.

Würde man die Väter des Drogenverbots heute mit den Ergebnissen konfrontieren, zu dem ihre Beschlüsse ein Jahrhundert später geführt haben, würden sie wahrscheinlich erschrecken: Was sie als institutionellen Segen der Menschheit auf den Weg gebracht hatten, um zahllose unschuldige Opfer vor der Heimtücke der Drogenabhängigkeit zu retten, hat sich als Fluch erwiesen. Sie haben ein Monster in die Welt gesetzt, das sich, seit US-Präsident Richard Nixon es 1971 »War on Drugs« (Krieg gegen Drogen) taufte, zu einer der gefährlichsten Plagen des Planeten ausgewachsen hat. Der Krieg gegen Drogen bedroht die Bürgerrechte und Freiheiten in aller Welt und erschüttert demokratische Strukturen und die gesellschaftliche Ordnung in vielen Regionen – von den Andenstaaten und Mexiko, wo rivalisierende Banden derzeit ganze Provinzen in bürgerkriegsähnliche Zustände stürzen, bis nach Afghanistan und Pakistan, wo sowohl die »Taliban« wie auch ihre Gegner vom Drogengeschäft profitieren. So finanziert und fördert dieser Krieg gegen Drogen nicht nur den internationalen Terrorismus und die organisierte Kriminalität, sondern produziert darüber hinaus mit Abertausenden von »Drogentoten« die Opfer, zu deren Rettung er eigentlich erfunden wurde.

Die Lebenserfahrung, dass eine »gut gemeinte Absicht« ins Gegenteil umschlagen kann, trifft auf die Drogenprohibition zu wie auf keinen anderen Bereich der Politik. Was die Diplomaten 1909 auf Anregung der USA in Schanghai auf den Weg brachten und 1925 in der Genfer Drogenkonvention mündete, war eines der ersten Experimente einer globalisierten Politik und stellt praktisch das erste globale Gesetz der Welt dar. Hundert Jahre später nun haben die desaströsen Folgen dieser Politik eines der größten Probleme der globalisierten Welt geschaffen.

Dass das Desaster, welches der Krieg gegen Drogen anrichtet, tatsächlich monströse Ausmaße angenommen hat und es deshalb kaum einen dringenderen Punkt auf der Agenda der internationalen Politik geben kann, als diesen Krieg sofort zu beenden – diese Behauptung speist sich nicht aus ideologischen Gründen. Es kann nicht mehr länger darum gehen, eine ideologische Debatte fortzuführen, die seit nunmehr einem Jahrhundert festgefahren ist zwischen den Extremen einer religiösen Moral, die Drogen schlechthin als »Sünde« betrachtet, und eines libertären Individualismus, der sich jede Bevormundung durch Staat und Autoritäten verbittet. Worum es gehen muss, ist der nüchterne Blick auf die Empirie – auf Zahlen, Daten und Fakten – und die objektive Bewertung der Gewinne und Verluste, um eine Grundlage zu schaffen für eine pragmatische Entscheidung über eine Beibehaltung oder eine Änderung der bisherigen Strategie. Für einen ersten grundlegenden Befund freilich braucht es keine detaillierten empirischen Belege, sondern nur ein wenig Menschenverstand: Das »Drogenproblem« ist nicht lösbar. Vielmehr produziert die Prohibition das Problem, als dessen Lösung sie sich ausgibt.

Eine Welt ohne Drogen kann es genauso wenig geben wie eine Welt ohne Krankheiten oder ohne Kriminalität. Eine Politik, die derart unerreichbare Ziele durchsetzen will, wird idealistisch genannt und das Streben nach solchen Idealen als ehrenwert angesehen. Wenn aber dieses Streben nach einem bestimmten Ideal – sei es die Drogenfreiheit, der Kommunismus, der Gottesstaat oder was auch immer – mit Gewalt durchgesetzt wird und dabei alle anderen Werte und Ideale zunehmend eliminiert, nennen wir eine solche Politik dogmatisch, fundamentalistisch oder faschistisch. Ein Jahrhundert nach ihrem idealistischen Start ist die Politik des Drogenverbots heute in diesem Stadium angekommen: Sie hat die Probleme des Missbrauchs von Drogen nicht nur nicht gelöst, sie hat sie derart verschärft, dass längst nicht mehr nur die Benutzer von Drogen davon betroffen sind, sondern nahezu sämtliche Bereiche der Gesellschaft auf der ganzen Welt.

Nach den Anschlägen des 11. September 2001 sind die Gefahren des Terrorismus weltweit auf die Agenda der Regierenden gerückt und haben zu zahlreichen Maßnahmen zur Verhinderung und Bekämpfung von Terrorismus geführt. Terror ist ein Thema nicht nur für reißerische Schlagzeilen der Medien, sondern auch für wissenschaftliche Untersuchungen und Analysen, für Ministerialdebatten ebenso wie für Talkshowrunden. Nach den Anschlägen in New York und Washington schürten Medien und Politik die Angst vor unerkannt in jeder Nachbarschaft hausenden »Schläfern«, die auf ein Signal ihres Terrorfürsten Osama Bin Laden hin mit Selbstmordanschlägen angreifen würden – eine Bedrohung, der man nur mit verschärften Sicherheitsgesetzen, Kontrollen und Überwachung beikommen könne. Neue bürokratische Institutionen wie das US-Ministerium für Heimatschutz wurden geschaffen. Mit Schuh- und Shampookontrollen an allen Flughäfen wurde die Bevölkerung weltweit auf die neue Sicherheitslage eingestimmt und soll nunmehr im Rahmen der Terrorbekämpfung auch ihre sämtlichen Kontoauszüge und Bankdaten den US-amerikanischen Sicherheitsbehörden offenbaren.

Erstaunlich indessen ist, dass bei all diesen Maßnahmen und der Publizität des Themas Terrorbekämpfung ein zentraler Aspekt so gut wie unberücksichtigt geblieben ist, nämlich die Frage nach der wichtigsten Finanzquelle des internationalen Terrorismus: dem Drogengeschäft. Dass die Ökonomie des Terrors nicht von Mietüberweisungen und Kleinspenden gefüttert wird – deren Überwachung dann zu einem Austrocknen dieser Finanzströme führt –, sondern von den Milliarden aus dem Drogenhandel, ist zwar alles andere als ein Geheimnis, wird aber dennoch nicht thematisiert. Denn jede

Thematisierung und jedes ernsthafte Nachdenken führen zwangsläufig zu einer Infragestellung des Prohibitionsprinzips. So kommt es, dass die EU-Behörden mit den USA jahrelange Diskussionen über die Freigabe sämtlicher Bankdaten zum Zwecke der Terrorbekämpfung führen. Doch über die naheliegende Maßnahme, gegen die gigantischen Profitmargen des Heroin- und Kokaingeschäfts vorzugehen, mit denen sich Terroristen und Warlords finanzieren, wird nicht gesprochen, geschweige denn in irgendeiner Weise politisch gehandelt.

Der Grund für diese öffentliche Verdrängung ist ein Paradox: Der Kampf gegen den Terrorismus, dem sich die internationale Gemeinschaft verpflichtet hat, kann nur dann Erfolg haben, wenn der Kampf gegen Drogen, dem sie sich ebenfalls verpflichtet hat, aufgegeben wird. Oder anders ausgedrückt: Solange der War on Drugs dafür sorgt, dass mit Heroin und Kokain mehr Profit gemacht werden kann als mit jedem anderen Produkt dieser Erde, so lange bleibt jeder Kampf gegen Terrorismus aussichtslos.

Zu den Opfern des Drogenkriegs zählen deshalb nicht nur die toten Junkies, die täglich aus der Toilette eines Bahnhofs oder Clubs geborgen werden, nicht nur die Millionen nicht gewalttätiger Gefangener, die weltweit wegen Drogen in Gefängnissen sitzen, nicht nur die von Beschaffungskriminalität bedrohten Bewohner der Großstädte oder die Bauern und Landbewohner, deren Umwelt durch Chemikalien zerstört wird, die im Rahmen von »Ausrottungsprogrammen« per Flugzeug versprüht werden. Eine noch viel größere Zahl von Opfern schafft der Krieg gegen Drogen indirekt bei Menschen, die nie etwas mit dem Gebrauch, der Gewinnung oder dem Handel dieser Substanzen zu tun hatten, sondern in das Kreuzfeuer rivalisierender Banden und Milizen geraten, die in Mittelamerika oder Afghanistan ganze Provinzen kontrollieren. Und das nicht erst seit kurzem.

1986, mehr als fünfzehn Jahre bevor er gegen George W. Bush um die Präsidentschaft kandidierte, leitete der US-Senator John Kerry als Vorsitzender den »Ausschuss für Terrorismus, Drogen und internationale Operationen«, der den als Iran-Contra-Affäre bekannt gewordenen Skandal um staatlich sanktionierten Waffen- und Drogenschmuggel untersuchte. Dabei wurden unter Federführung des Weißen Hauses illegal Waffen an den Iran verkauft und den »Contra«-Terroristen in Nicaragua Drogengeschäfte gestattet. Seine entsetzten Worte, als er aus den Akten erfuhr, dass der Geheimdienst CIA Drogen ins Land schmuggelte und die Narco-Dollars aus diesen Geschäften zur Finanzierung verdeckter Operationen verwendete, lohnen noch immer, zitiert zu werden: »Was wir zuerst fanden, konnten wir einfach nicht glauben, nein, das ist einfach zu unglaublich. Ich glaube das nicht. Und dann wird es an einer anderen Stelle von jemandem erhärtet, Detail für Detail: die Macht des Narco-Dollars, der ganze Länder kauft und ganze Rechtsinstitutionen – auf beiden Seiten der Revolutionen – und der die Geopolitik in einer Weise ändert, mit der wir wirklich nichts zu tun haben wollen. Und das geschieht nicht nur in Mittelamerika, sondern es geschieht auch im Fernen Osten, und es geschieht im Bekaa-Tal. Ist es wahr oder ist es nicht wahr, dass nahezu alle politischen Gruppen, ob revolutionär oder nicht, Profite aus Drogengeschäften nutzten, um Waffen zu kaufen und ihre Operationen zu finanzieren?«[1]

Dass der Chef des Geheimdienstes CIA auf diese entsetzte Frage wahrheitsgemäß antworten würde: »Leider ja, Sir. Da Ihr Senat uns die Gelder, die wir zur Stabilisierung unseres geopolitischen Einflusses in insgesamt fünfzig Ländern benötigen, niemals bewilligen würde, sind wir gezwungen, andere Einnahmequellen zu erschließen. Drogengeschäfte bieten sich wegen der hohen Profitraten da ebenso an wie der Waffenhandel, Letzteres vor allem, wenn wir beide Konfliktparteien damit beliefern …« – Mit einer solchen Antwort war natürlich nicht zu rechnen. Nicht weil sie falsch wäre – zu den Fakten, die den Ausschussvorsitzenden John Kerry seinerzeit sprachlos machten, sind noch viele weitere Beweise hinzugekommen –, sondern weil diese Wahrheit mit der nationalen Sicherheit kollidieren würde. Außerdem ist es für die Öffentlichkeit nicht zumutbar, dass im Namen des Staats mit Drogen gehandelt und mit diesen Geldern Terrorismus finanziert wird und dass es sich dabei nicht um vergangene, historische Ereignisse handelt – wie etwa der

Aufbau der Contras in Nicaragua oder der Mudjaheddin im Nahen und Mittleren Osten, aus denen dann al-Qaida hervorging, sondern um die aktuelle Finanzierungspraxis zum Beispiel der mit dem Westen verbündeten Warlords und Taliban-Milizen in Afghanistan.

Dass der Junkie, der in der Parkanlage nebenan an verunreinigtem Heroin krepiert, in dessen Herstellungs- und Handelsprozess die Bundeswehr, die am Hindukusch »unsere Freiheit« verteidigt, nicht eingreifen darf, weil dies ihren Auftrag gefährden würde, ist ein Paradox und in der Tat schwer vermittelbar. Denn es bedeutet, dass die »Freiheit des Westens« weniger von den Heroen der Bundeswehr am Hindukusch als von den Heroinabhängigen zu Hause verteidigt wird, die horrende Preise für einen verbotenen und verunreinigten Stoff bezahlen, dessen regelmäßige Produktion und Ausfuhr von unseren eigenen Soldaten und Steuergeldern vor Ort sichergestellt werden – und sowohl ihre lokalen Alliierten als auch ihre Gegner finanzieren.

Beispiele wie dieses zeigen, dass das Festhalten am Prohibitionsdogma und die Fortsetzung des Kriegs gegen Drogen Schäden verursachen, die weit über das Leid der Drogenabhängigen selbst hinausgehen. Und der Kollateralschaden betrifft nicht nur deren Familien und Umfeld, er betrifft ganze Regionen und Länder und damit die internationale Gemeinschaft und das friedliche Zusammenleben der Völker insgesamt. Das Marktvolumen illegaler Drogen wird auf 500 Milliarden US-Dollar jährlich geschätzt, und diese unkontrollierten Ströme von Schwarzgeld, die gewaschen in den legalen Geldkreislauf einfließen, sind eine ernste Bedrohung für die Finanzsysteme. Dass eine rigorose Kontrolle von Graubanken[2] und Steueroasen in der Karibik und anderswo auch nach der großen Finanzkrise 2008 nicht gelungen ist, dass sich die Großfinanz und viele Politiker gegen eine radikale Schließung dieser »Geldwaschanlagen« aussprechen, zeigt die immense Bedeutung, die diese Schwarzgeldströme für das legale Finanzsystem haben. Auch hier einmal mehr ein schwer kommunizierbares, aber real existierendes Paradox: Der Kleindealer, der im U-Bahnhof Heroin vertickt, um seinen Eigenbedarf zu finanzieren, garantiert steigende Börsenkurse an der Wallstreet.

Wenn eine Politik mehr Schaden als Nutzen verursacht, wenn eine Schutzmaßnahme mehr Opfer produziert als rettet, wenn ein Gesetz Kriminalität nicht reduziert, sondern fördert und finanziert – dann sollte man davon ausgehen, dass die für die Gesetze, den Gesundheitsschutz, die Politik Verantwortlichen an diesem Missstand etwas ändern. Dass dies nicht geschieht, dass an einem untauglichen und schädlichen System beharrlich festgehalten wird wider besseres Wissen und jede politische Vernunft, lässt nur den Schluss zu, dass der Krieg gegen Drogen außer einem unübersehbaren Kollateralschaden auch so etwas wie einen Kollateralnutzen haben muss.

»Organisierte Kriminalität wirkt von innen. Hätte die Mafia nicht ihre Referenten in der Politik, wäre sie nie zu ihrer Macht gelangt«, sagt der berühmte Mafiajäger Leoluca Orlando.[3] Und auch wenn man die italienischen Verhältnisse der Ära Silvio Berlusconis nicht ohne weiteres auf deutsche oder internationale Politik übertragen kann, von der Tendenz her trifft Orlandos Aussage auch dort zu. So zählt zum Beispiel die Lobby der privaten Gefängnisindustrie in den USA zu den größten Spendern an die Kandidaten beider Parteien – zwecks Beibehaltung der Prohibition, die ihnen ihren größten Kundenstamm sichert.

Von diesen und anderen legalen Profiteuren des Drogenverbots wird die Rede sein müssen, wenn man die Frage beantworten will, warum wider jede Vernunft am Prohibitionsdogma festgehalten wird. Dass es ihnen so leicht gemacht wird, liegt an der Dämonisierung, die tief in das kollektive Bewusstsein eingebrannt ist. Und es ist durchaus sinnvoll, für eine Analyse des aktuellen Drogenproblems noch hinter den Mythos von Adam und Eva zurückzugehen, denn auch der Krieg gegen Drogen speist sich nicht aus rationalen Gründen, sondern aus mythologischen. Es ist ein Glaubenskrieg, der weniger mit vernunftgemäßem Handeln zu tun hat als mit einem archaischen Ritual, weniger mit nüchterner, rationaler Politik als mit kämpferischem Irrationalismus: mit einer ebenso willkürlichen wie strikten Trennung von Gut und Böse, von Erlaubtem und Verbotenem sowie dem unverrückbaren Beharren auf diesen Glaubenssätzen und dem aggressiven Kampf für ihre Durchsetzung. Wie alle heiligen Krieger sind auch die Drogenkrieger gegen Vernunft und Logik weitgehend immunisiert. Wie für alle Fundamentalisten sind auch für sie jeder Kompromiss und jede schadensmindernde Realpolitik gleichbedeutend mit einer Kapitulation vor dem Bösen. Und wie in jedem Krieg gibt es Profiteure, die ein gigantisches Geschäft damit machen und allein deshalb alles für seine Fortsetzung tun.

Die guten Intentionen – etwa der Schutz der Gesellschaft vor dem Missbrauch bestimmter Substanzen – waren von Beginn an zwar ein öffentlichkeitswirksamer Aspekt der Drogenprohibition, im Hintergrund aber ging es schon damals um globale Machtpolitik: Das Opiumverbot traf das britische Weltreich an seiner empfindlichsten Stelle, denn seine wichtigste koloniale Finanzquelle waren die Opiumprofite. So konnten die Vereinigten Staaten als junge und »moderne« Imperialmacht, die sowohl Sklaven- als auch Drogenhandel ächtete, leicht die Unterstützung vieler anderer Nationen für eine internationale Prohibitionspolitik gewinnen. Ein Jahrhundert später indessen scheint es einmal mehr an der Zeit, das Vehikel Prohibition für eine epochale, weltpolitische Bewegung zu nutzen – und sie ein für alle Mal zu beenden.

Das erste Kapitel dieses Buchs skizziert die Geschichte der Prohibition als eines der ersten globalpolitischen Gesetze. Dabei ging es den Vereinigten Staaten, den Initiatoren, von Beginn an vor allem um außen- und machtpolitische Ziele und weniger um konsequenten Gesundheitsschutz. Das zweite Kapitel geht dem Geschäft mit illegalen Drogen nach, die dank der Prohibition zu den profitabelsten Handelsprodukten des Planeten wurden und so zu einer Haupteinnahmequelle für Terrorismus, organisierte Kriminalität und die verdeckte Außenpolitik von Militär und Geheimdiensten. »Ohne Opium kein Empire« lautete die Schlussfolgerung einer Finanzanalyse des britischen Weltreichs im 18. und 19. Jahrhundert. Dies gilt angesichts des Opiumbooms in Afghanistan auch heute noch für die Imperialmächte des 21. Jahrhunderts.

Um zu ergründen, warum die in jeder Hinsicht irrationale und destruktive Politik der Prohibition auch nach hundert Jahren immer noch so leicht auf Mehrheiten hoffen kann, blenden wir dann zurück in die frühe Steinzeit, auf die Wurzeln des Kriegs gegen Drogen und den Befund, dass das Zeitalter der Aufklärung in Sachen Drogen immer noch auf sich warten lässt. Tabupolitik und Tendenzwissenschaft regieren das Feld.

Doch nicht nur die desaströsen Auswirkungen der Prohibition fordern dringend eine politische Reform der globalen Drogenpolitik. Die erst in den letzten Jahrzehnten gewonnenen Erkenntnisse über die endogenen Cannabinoid- und Opioidsysteme – jene körpereigenen cannabis- beziehungsweise opiumartigen Substanzen, die im Nervensystem an denselben Rezeptoren andocken wie ihre Verwandten aus dem Pflanzenreich – machen auch eine wissenschaftliche Neubetrachtung des gesamten Drogenkomplexes notwendig. Zumal auf dem Hintergrund sogenannter Neuro-Enhancement-Präparate zur Leistungsverbesserung und Gehirnsteigerung, in denen die Pharmaindustrie einen ihrer großen Zukunftsmärkte sieht.

Wie aber erzieht man den evolutionär mit einer körpereigenen Drogenfabrik ausgestatteten und deshalb zutiefst pharmakophilen Primaten im 21. Jahrhundert zur Drogenmündigkeit und einem verantwortungsvollen Umgang mit dem natürlichen Paradies gleich um die Ecke? Dafür werfen wir am Ende des Buchs einen vorsichtigen Blick in die Zeit jenseits der Prohibition und die Drogenfachgeschäfte der nahen Zukunft. Denn ganz so aussichtslos scheint es nicht, die seit einem Jahrhundert eingefahrene, hochprofitable Maschinerie der Prohibition zur Umkehr zu zwingen. Portugal etwa, wo sämtliche Drogen seit 2001 entkriminalisiert sind, hat in jeder Hinsicht hervorragende Ergebnisse vorzuweisen. Es kam dort weder, wie Befürworter der Prohibition im In- und Ausland befürchteten, zu einem erhöhten Drogenkonsum, noch setzte ein vermehrter Drogentourismus ein. Portugal könnte zum Vorbild für den Rest der Welt werden.

Und in den USA, der Führungsmacht des Drogenkriegs, bröckelt jetzt sogar die Heimatfront: Im November 2010 stimmen die Bürger Kaliforniens, die schon 1996 medizinisches Marihuana wieder erlaubten, jetzt über die Legalisierung für alle Bürger über 21 Jahren ab. Dass im Mutterland der Marihuanadiffamierung nun die größte aller Drogenlügen zurückgenommen und das »Mörderkraut« Hanf rehabilitiert wird, könnte ebenfalls globalen Modellcharakter bekommen, selbst wenn die sich in Umfragen derzeit abzeichnende Mehrheit am Wahltag dieses Mal doch noch nicht zustande kommt.

Aber dass das Modell der Prohibition nach einem Jahrhundert definitiv ausgedient hat, scheint festzustehen. Offen indessen ist, wann eine rationale, schadensmindernde Drogenpolitik an seine Stelle treten kann. Die größte kulturelle Errungenschaft des 20. Jahrhunderts war die Überwindung zweier archaischer, patriarchaler Traditionen: der gewaltsamen Unterdrückung von Frauen und Kindern und der Diskriminierung der Sexualität. Jetzt steht die Überwindung des letzten großen Tabus der Moderne an: das Ende der Drogenlüge.

1 Eine kurze Geschichte der Prohibition

»Onkel Sam ist der schlimmste Drogensüchtige der Welt – Der Opiumkommissar Dr. Hamilton Wright sagt, dass wir pro Kopf mehr von dieser Droge verbrauchen als China.« So lautete der Titel eines ganzseitigen Artikels der *New York Times* am 12. März 1911.

Er kündigte mit seiner ersten Zeile Aufregendes an: »Lesen Sie diesen Beitrag, und schnappen Sie nach Luft: ›Von allen Nationen der Welt‹, so sagte mir unlängst Dr. Hamilton Wright, der mehr zu diesem Thema weiß als jeder lebende Mensch, ›konsumieren die Vereinigten Staaten die meisten abhängigmachenden Drogen pro Kopf. Opium, die schlimmste Droge, die die Menschheit kennt, ist in diesem Land weniger Kontrollen unterworfen als in allen europäischen Ländern. China überwacht es jetzt mit viel größerer Sorge als wir, Japan schützt seine Bevölkerung intelligenter als wir, die es in jeder Form in jeder zehnten Drogerie kaufen können. Unsere Ärzte nutzen es hemmungslos in ihren Medikamenten und sind so verantwortlich für zahllose ›Drogensüchtig‹ und in unzähligen Patentmedizinen wird es ohne jede Einschränkung überall angeboten. Sogar in Russland haben die medizinischen Praktiker eingedenk der Erklärung Sydenhams (des ›Hippokrates‹ der englischen Medizin, 1624–1689, M. B.), dass ohne Opium ihre Profession erlahmen würde, es geschützt, wie man eine Perle schützt – für den Gebrauch und gegen den Missbrauch. (…) Von allen Nationen der Welt verbraucht Amerika das meiste Opium, wir sind die gierigsten Drogennehmer des Universums.‹«[1]

Zwei Jahre zuvor, als Dr. Wright als amerikanischer Delegierter an der ersten Konferenz der Internationalen Opiumkommission in Schanghai teilnahm, hatte er noch etwas anders geklungen und war weniger als Betroffener denn als Ankläger der opiumproduzierenden und mit Opium handelnden Nationen aufgetreten. Auf den Philippinen, ihrer ersten Kolonie, hatten die USA nach der Eroberung 1901 ein striktes Opiumgesetz erlassen und waren von dessen Erfolg überzeugt: »Wir waren nach Schanghai gekommen mit dem Gefühl, auf der richtigen Seite zu sein, berechtigt, uns überlegen zu fühlen. Aber eine kleine Studie belehrte uns über den schweren Irrsinn unserer Position, denn die Tatsache des Drogenwachstums bei uns wurde mit einiger Ausführlichkeit untersucht – und erschütterte unsere Delegierten.«[2]

Von den Opiumkonferenzen zum War on Drugs

Bei dieser ersten Konferenz der Internationalen Opiumkommission am 1. Februar 1909 in Schanghai, zu der außer den USA und Großbritannien Frankreich, Russland, Holland, Portugal und Japan Delegierte gesandt hatten, wurden die Grundsteine für die heutigen internationalen Betäubungsmittelgesetze und des Kriegs gegen Drogen gelegt. Zuvor hatte England von 1839–1842 (Erster Opiumkrieg) und von 1856–1860 (Zweiter Opiumkrieg) zwei Kriege *für* Drogen gegen China geführt und das Kaiserreich mit Waffengewalt gezwungen, der British East India Company (Britische Ostindien-Kompanie) den Verkauf von Opium zu erlauben. Dies ermöglichte es den Briten, die auf der Insel begehrten Waren wie Tee, Seide oder Porzellan nicht mit heimischem Silber, sondern mit Opium aus den indischen Kolonien zu bezahlen. Der Londoner Korrespondent der *New York Herald Tribune*, Karl Marx, hatte die negativen Folgen dieser Politik schon 1858 vorhergesagt, »falls England nicht durch den Druck der gesamten zivilisierten Welt gezwungen wird, den Zwangsanbau von Opium in Indien und dessen gewaltsame Verbreitung in China einzustellen«.

Doch erst mehr als fünfzig Jahre später war das britische Weltreich bereit, auf seine bedeutendste Einnahmequelle zu verzichten, und Hamilton Wright konnte 1911 hocherfreut konstatieren, dass »Großbritannien jetzt die feste Absicht erklärt hat, den indischen Opiumhandel und die daraus erzielten Einnahmen schrittweise abzuschaffen. Es hat sogar schon damit begonnen – und das ist ein bedeutender Schritt und zeigt die Ernsthaftigkeit, denn die dadurch entstehenden Finanzprobleme sind einige der schwierigsten, die eine Nation jemals lösen musste.«[3]

Die Brutalität, mit der das britische Empire seine Geschäftsinteressen mit der gewaltsamen Verbreitung des Opiumkonsums in China durchgesetzt hatte, gab den Anlass für die moralische und humanitäre Empörung, aus der sich gegen Ende des 19. Jahrhunderts in den europäischen Ländern und den USA eine Antiopium-Bewegung formiert hatte. Wobei neben der gesundheitspolitischen und sozialen Sorge der einzelnen Nationen freilich vor allem ihre wirtschaftlichen und machtpolitischen Interessen die treibende Kraft waren. Nahezu alle Kolonialmächte dieser Zeit zogen Profite aus dem Drogenhandel in ihren Kolonien: die Franzosen aus Indochina, die Holländer aus Sumatra und Java, die Japaner aus Formosa. Doch ihre Geschäfte reichten bei weitem nicht an den Umfang und die Professionalität der Briten heran.

Die USA traten als aufstrebende imperiale Macht nach der Eroberung der Philippinen als moralischer Saubermann auf, der nicht nur den Sklavenhandel, sondern auch den Drogenhandel ächtete. »Wie die christlichen Missionare bisher dem europäischen Kolonialimperialismus willkommene Vorarbeit geleistet haben, missioniert nun die amerikanische Moral – ebenso gutgläubig wie jene – für den amerikanischen Finanz- und Wirtschaftsimperialismus«, heißt es in einer Untersuchung aus dem Jahr 1931, die im »Missionsfanatismus der Amerikaner in der Opiumfrage« eine »unschätzbare Waffe der amerikanischen Pazifikpolitik« sieht, »der der alte europäische Kolonisator im Osten nichts Gleichwertiges entgegenzustellen hat«[4].

Zwar bekamen Hamilton Wright und seine US-Delegation auf der Schanghaier Konferenz 1909 noch einen kleinen Dämpfer, indem auf die amerikanischen Geschäfte mit türkischem Opium und die »kleine Studie« verwiesen wurde und sie erst mal vor der eigenen Haustür kehren sollten. Doch letztlich waren die Vereinigten Staaten als Antreiber der internationalen Antiopium-Konvention erfolgreich, die zwei Jahre nach der Konferenz in Schanghai in Den Haag beschlossen wurde.

Die Motive unterdessen, warum die USA zum Vorreiter und Motor der modernen Prohibitionspolitik wurden, waren durchaus zweischneidig, denn ihre opiumfeindliche Haltung speiste sich aus zutiefst rassistischen Gesichtspunkten. Die ab Mitte des 19. Jahrhunderts massenhaft in die USA eingewanderten Chinesen, die als »Kulis« beim Bau der transkontinentalen Eisenbahnen unverzichtbar waren, begannen nach Fertigstellung der Strecken zu einem Problem für den Arbeitsmarkt zu werden – als sehr leistungswillige und gesetzestreue Arbeitskräfte wurden sie zu einer unliebsamen Konkurrenz für die weißen amerikanischen Arbeiter. Dass viele Chinesen nach Feierabend eine Opiumpfeife rauchten, hatte jahrzehntelang kein Problem dargestellt, doch nun wurde der Opiumkonsum als Mittel für ihre Stigmatisierung eingesetzt. 1875 erließ die Stadt San Francisco das erste Drogenverbot der westlichen Welt, das sich aber ausschließlich gegen das Rauchopium der Chinesen richtete. 1887 verabschiedete der Kongress ein Gesetz, das nur noch Amerikanern den Import von Opium gestattete.

In den Medien war nun regelmäßig von der »gelben Gefahr« die Rede, die nicht nur den Arbeitsmarkt, sondern durch das »lasterhafte« Opium auch den sittlichen Bestand der gesamten Nation bedrohe. Der rechte Flügel der Gewerkschaften machte mit rassistischer Polemik gegen »minderwertige Asiaten« mobil: »Die gelbe Rasse neigt von Natur aus zu Lüge, Betrug und Mord, und 99 von hundert Chinesen sind Glücksspieler«, tönte 1902 ein Pamphlet des antisozialistischen Gewerkschaftsführers Samuel Gompers. Ganz im Stil totalitärer Propaganda zeichnete er ein schreckenerregendes Bild des Chinesen, der weiße Jungen und Mädchen zu Opium und Schlimmerem verführt: »Welche anderen Verbrechen in diesen düsteren, schmuddeligen Höhlen verübt wurden, wenn die kleinen unschuldigen Opfer chinesischer Lasterhaftigkeit unter dem Einfluss des Rauschgifts standen, ist fast zu schrecklich, um es sich vorzustellen ... Hunderte, nein, Tausende unserer amerikanischen Mädchen und Jungen sind dieser tödlichen Gewohnheit verfallen und damit ohne Hoffnung auf Erlösung dem Tode geweiht.«[5]

Auch wenn der erste US-amerikanische Opiumkommissar Hamilton Wright ehrenwerterweise darauf hinweist, dass es nicht der »schwache Chinamann« sei, der für den Löwenanteil des Opiumverbrauchs im Lande verantwortlich ist, in der öffentlichen Wahrnehmung und Verfolgung spielte die Verbindung von »Chinese« und »Opium« die entscheidende Rolle – und lieferte der Antiopium-Bewegung den emotionalen Zündstoff. Zumal die Ausgrenzung und Diskriminierung eines Sündenbocks – der Chinesen und ihres vergleichsweise schwachen Rauchopiums – die viel stärkeren »Patentmedizinen« und Morphinverschreibungen der weißen Mehrheit automatisch auf die Seite des Guten stellten.

Dieses innenpolitische Motiv und die erfolgversprechende außenpolitische Position eines »humanen«, Sklaven- und Drogenhandel ächtenden Imperialismus prädestinierten die geopolitisch aufstrebenden USA als Motor der Internationalen Opiumkonvention, die auf der Haager Konferenz (1. Dezember 1911 bis 12. Januar 1912) beschlossen wurde. Obwohl rechtlich nicht bindend und nur als Empfehlung gedacht, legten diese von zwölf Nationen beschlossenen Vereinbarungen das Fundament, auf dem die nationalen und internationalen Drogengesetze bis heute fußen. Auch wenn man dem Antiopium-Kämpfer Dr. Hamilton Wright und seinen Kokommissaren, dem Missionar und Bischof Charles Brent und dem Pharmalobbyisten Henry Finger, zugute halten kann, dass ihre Mission durchaus erfolgreich war – schon ihre stets wiederholte Behauptung über den Erfolg der amerikanischen Prohibitionspolitik auf den Philippinen konnte nicht mit empirischen Daten belegt werden. Eine Untersuchung der Vereinten Nationen 1926 ergab dann auch, dass Opium überall in Manila leicht und billig erhältlich war.

Am Anfang der Prohibition steht also eine noble Lüge, die, im Namen der Moral und des Kampfs gegen den Sittenverfall vorgebracht, auch bei den anderen Nationen auf fruchtbaren Boden fällt. Neben missionarischem und puritanischem Eifer spielten dabei jedoch die jeweiligen wirtschafts- und geopolitischen Interessen eine wesentliche Rolle: Einerseits wurde die Weltmacht England mit der internationalen Thematisierung der Opiumfrage unter Zugzwang gesetzt, andererseits erforderten die neuen globalen Transport- und

Kommunikationsmöglichkeiten zunehmend transnationale Kooperationen und Abkommen: »In deren Zentrum stand neben den technisch-infrastrukturellen Problemen und Standardisierungspostulaten vor allem der Schutz der Bevölkerung gegen einen befürchteten Sittenverfall. Neue technische Experten, professionelle Spezialisten und sachkundige Repräsentanten privater humanitärer Organisationen traten auf dem außenpolitischen Parkett auf und drängten die universaldilettantischen Diplomaten von altem Schrot und Korn in die Defensive. Die mit der ›Opiumfrage‹ befassten internationalen Konferenzen wären ohne diesen Trend zur ›Versachlichung‹ und ohne die Professionalisierung des Verhandlungsstils kaum zustande gekommen.«[6]

So kam es nach der Konferenz in Den Haag zur Jahreswende 1911/1912 zu zwei Folgekonferenzen, an deren Ende insgesamt 46 Nationen die Konvention unterzeichnet hatten. Zu diesem Zeitpunkt war der Erste Weltkrieg schon ausgebrochen, was eine rasche Ratifizierung in den einzelnen Ländern verhinderte und dafür sorgte, dass sich die Problemlage verschob – die »Stahlgewitter« des mörderischen Weltkriegs hatten nicht nur zehn Millionen Tote und zwanzig Millionen Verwundete produziert, sondern auch eine starke Nachfrage nach industriell hergestellten Opiaten wie Morphin und Diacetylmorphin, das von der Elberfelder Farbenfabrik Bayer unter dem Markennamen Heroin vertrieben wurde. 1898 hatten die Farbenfabriken Friedr. Bayer & Co. das Produkt als »nicht süchtigmachendes Medikament« gegen die Entzugssymptome des Opiums und Morphins auf den Markt gebracht. Seinen werbewirksamen heroischen Namen verdankte es den zahlreichen aus dem Deutsch-Französischen Krieg 1870/71 morphinabhängig heimgekehrten Verwundeten, die den schmerzstillenden Stoff erstmals per Injektionsspritze zugeführt bekommen hatten und als Schwerstabhängige nun für das Militär ein Problem darstellten. Mit dem neuen Wundermittel »Heroin« sollten aus morphinabhängigen Veteranen wieder heldenhafte Kämpfer werden. Darüber hinaus wurde Heroin in einer Werbekampagne in zwölf Sprachen als Husten- und Schmerzmittel für über vierzig verschiedene Indikationen massiv vermarktet und legte so zusammen mit einem weiteren Bestseller der Bayer-Werke – Aspirin – den Grundstein für den Aufstieg der kleinen rheinländischen Farbenfabrik zum internationalen pharmazeutischen Konzern. In der »Bayer-Bibel«, der jährlichen Aussendung an Ärzte, wurde Heroin entsprechend angepriesen: »Ein Stoff, dessen Eigenschaften nicht zu Gewöhnung führen, der sehr einfach anzuwenden ist und der vor allem als einziger die Fähigkeit hat, Morphinsüchtige schnellstens zu heilen.«[7]

Der Erfolg dieser beiden Bestseller führte innerhalb von nur zwei Jahren zur Gründung von einem Dutzend Bayer-Werken und Niederlassungen, Heroin wurde in mehr als einem Dutzend Ländern zum meistverkauften Medikament und in großen Mengen in allen Erdteilen vertrieben. Hauptabnehmer aber waren die USA, wo es die weit verbreitete Opium- und Morphinabhängigkeit kurieren sollte und wo nun auch die Chinesen, denen man ihr Rauchopium verboten hatte, als Ersatz zu dem überall erhältlichen Heroin griffen.

Schon zum Zeitpunkt der Opiumkonferenzen 1912 und 1914 war Heroin anrüchig geworden, denn bereits 1904 hatte ein französischer Mediziner, Maurice Morel-Lavallée darauf hingewiesen, dass der Stoff sehr wohl süchtig mache, was die Bayer-Werke mit prominenten Gegengutachten konterten und erreichten, dass Heroin weiter frei verkauft werden konnte. Nach dem Ersten Weltkrieg allerdings war England nicht mehr bereit, sich von dem mittlerweile auf Betreiben der USA gegründeten Völkerbund, dem Vorläufer der UNO, zu einer weiteren Konferenz zur kolonialen Opiumfrage zitieren zu lassen. Es begründete das mit dem Hinweis, dass die von Deutschland industriell produzierten Alkaloide wie »Heroin« und »Kokain« – letzteres wurde seit 1862 von der Darmstädter Firma Merck vermarktet – mittlerweile das größere Problem darstellten.

Das Deutsche Reich hatte mangels eines heimischen Opiumproblems auf den Konferenzen vor allem die Protektion dieser beiden Bestseller im Auge, konnte aber nicht verhindern, dass Heroin als Opiat eingestuft und seine Verschreibungspflichtigkeit empfohlen wurde.

Im Vorfeld einer weiteren Konferenz, die 1924/1925 in Genf

tagte, mobilisierte England gegen die »mitteleuropäische Alkaloidindustrie«. Damit waren vor allem Deutschland, die Schweiz und Frankreich gemeint. Die heftigen Streitigkeiten führten dann dazu, dass man zwei separate Tagungen anberaumte. Eine beschäftigte sich mit der schrittweisen Unterdrückung der Opiumproduktion und des Konsums im Fernen Osten, die andere mit der Kontrolle der Herstellung von Opiaten in den Industrieländern. Das hieraus resultierende Genfer Abkommen wurde in der Folge von einer großen Anzahl Ländern unterzeichnet und ratifiziert, es ließ der chemisch-pharmazeutischen Industrie aber genügend Schlupflöcher, ihre erfolgreichen Produkte weiter zu verkaufen. So wurden etwa im Deutschen Reich im Jahr 1925 insgesamt noch 17 Tonnen Morphin und Heroin hergestellt und zum allergrößten Teil exportiert, da der heimische medizinische Jahrebedarf bei weniger als einer Tonne lag. 1927 erbrachte eine Anfrage im Reichstag zu Heroin, »dass jetzt dieser Stoff in großen Mengen auch in fremde Länder ausgeführt wird, und zwar nur als Genussmittel«[8].

Die Geschäfte mit Heroin liefen also weiterhin blendend, und auch der Umstand, dass schon seit 1914 einige Ländern Import- und Produktionsverbote erlassen hatten, änderte daran wenig. Das vom Völkerbund 1929 eingerichtete »Permanent Central Opium Board« hatte allein bis 1931 schon 19 000 Fälle gesammelt, in denen die Industrie große Mengen Morphin und Heroin auf dem Schwarzmarkt abgesetzt hatte.

Zwar hatten China und die USA die Genfer Konferenz 1925 unter Protest verlassen – die Chinesen, weil sich die europäischen Länder nicht zu einem Verbot des Opiumrauchens entschließen wollten, die USA weil ihr die Konvention wegen der zahlreichen Ausnahmeregelungen als »lächerliche Farce« vorkam, und auch die chemisch-pharmazeutische Industrie konnte weiterhin gute Geschäfte mit Heroin und Kokain machen ebenso wie die Briten mit dem nur langsam zurückgehenden Opiumhandel aus Indien. Aber es wurde auf dieser Konferenz ein ganz entscheidender Beschluss gefasst, der die Prohibitionspolitik des 20. Jahrhunderts bestimmen sollte: Cannabis wurde in die Liste der verbotenen Drogen aufgenommen.

Hans-Georg Behr hat für sein Buch *Von Hanf ist die Rede* die Akten studiert: »Insgesamt wurde über Hanf einen ganzen Vormittag lang geredet, und dann gelangte das Thema im kleinen Kreis zur Abstimmung. Nachdem am 11. Februar ein internationales Abkommen über Opium einstimmig beschlossen worden war, kam es am 19. Februar zu einer Kampfabstimmung über dieses zweite Abkommen mit seinen verschiedenen Drogen. Großbritannien und die Niederlande enthielten sich der Stimme. Sieben Länder, angeführt von Indien, stimmten gegen die Aufnahme des Hanfs unter die zu kontrollierenden Rauschmittel, neun Länder dafür, darunter das Deutsche Reich, nachdem die Ägypter zugesichert hatten, in den nächsten Jahren keine Importbeschränkungen für deutsches Heroin zu verfügen.«[9]

Es war also nicht nur eine knappe Entscheidung, dass Cannabis, die heute am weitesten verbreitete illegale Droge, verboten wurde – das vom Deutschen Reich aufgelöste Patt in der Kampfabstimmung war auch rein wirtschaftlichen Exportinteressen geschuldet, denn mit Hanf gab es in Deutschland bis dahin keinerlei Probleme. Bauern hatten Hanfblüten jahrhundertelang als »Knaster« und billigen Tabakersatz geraucht, haschischhaltige Zigaretten waren in Tabakläden erhältlich, und ihr Verschwinden nach dem Ersten Weltkrieg war nicht einem Verbot, sondern einem neuen Markttrend geschuldet: hin zum »Leicht-Rauchen« und weg vom »starken Tobak«.

Dennoch wurde der Text der Genfer Vereinbarung einschließlich des Cannabisverbots nahezu im Wortlaut in das Reichsopiumgesetz übernommen, das am 26. Juni 1929 vom Reichstag beschlossen wurde. »Eine Anhörung von Fachkräften oder ein eigener Ausschuss wurden aufgrund der Eindeutigkeit der Materie nicht für nötig befunden«, heißt es in der Vorlage.[10] Der deutschnationale Ernährungsminister, Martin Schiele, stellte dem Parlament das Gesetz vor und sprach ausführlich über den Schaden, der »unserem gesunden Volkskörper durch die zahlreichen Morphinisten zugefügt« werde. Was den Hanf betrifft, vermerkt das Protokoll, dass dieser aufgrund der Abkommen in das Gesetz einbezogen worden sei, »was allerdings keine wesentlichen Beschränkungen hinsichtlich der damit hergestellten Medikamente bedeute. Im Übrigen sei bekannt, dass hoffnungslose Fälle von Morphinisten, denen Morphium nicht mehr den ausreichenden Sinneskitzel beschere, sich gelegentlich eines Giftes namens Haschisch bedienten.«[11]

Hans-Georg Behr notierte dazu: »Die gesamte Ministerrede dauerte zwölf Minuten, dann wurde das Gesetz beschlossen, mehrheitlich, nachdem der Minister versichert hatte, es sei, als ein vorläufiges, zu verstehen. Es hielt bis zum Jahr 1972.«[12]

In seinen Grundzügen, können wir ergänzen, hält es bis heute. Und auch wenn die Ursachen der Drogenprohibition, wie dieser kurze Abriss zeigt, nicht nur auf ein einzelnes Motiv oder einen Akteur zurückzuführen sind, haben sich ihre Grundpfeiler bis heute gehalten: Die Vereinigten Staaten sind nach wie vor »der schlimmste Drogensüchtige der Welt« – sie stellen fünf Prozent der Weltbevölkerung und konsumieren über 25 Prozent aller illegalen Substanzen –, und sie sind nach wie vor der Antreiber des globalen »Kriegs gegen Drogen«. Insofern hat sich an der Aussage von Dr. Hamilton Wright, dem ersten Drogenkrieger der modernen Geschichte, in hundert Jahren nichts geändert.

Auch an der Prognose seines Präsidenten Theodor Roosevelt aus dem Jahr 1906 gibt es wenig zu rütteln: »Mit Aktionen gegen den Opiumhandel verbessern wir unsere Position (in Asien) in zweifacher Hinsicht. Die darunter leiden, werden unsere natürlichen Verbündeten, und wir schwächen außerdem die Ökonomie der Kolonialmächte.« Denn ein Jahrhundert später haben alle alten Kolonialmächte ihre imperialen Aspirationen zugunsten der nunmehr einzigen kolonisierenden Weltmacht USA weitgehend aufgeben müssen. Aus amerikanischer Sicht kann also der außenpolitische Schachzug, Anfang des 20. Jahrhunderts mit der Drogenprohibition ein erstes globalpolitisches Instrument geschaffen zu haben, nur als äußerst erfolgreich bezeichnet werden. Als Führer des globalen War on Drugs gerieren sich die Vereinigten Staaten nach wie vor als sittenstrenger moralischer Saubermann und fühlen sich berufen, den Rest der Welt mit Demokratie und (Drogen-)Freiheit zu missionieren, notfalls mit Militärgewalt.

Wenig geändert hat sich unterdessen an der Methode der alten

Kolonialpolitik, ihre Pfründe aus dem Drogengeschäft zu ziehen, auch wenn dies nicht mehr ganz so direkt und unverblümt geschieht wie im 19. Jahrhundert mit der britischen East India Company und den Kanonenbooten Ihrer Majestät. Dass aber heute die Central Intelligence Agency (CIA) im globalen Drogengeschäft kräftig mitmischt, ist kein Geheimnis und vielfach dokumentiert.[13] Es ist also kein Zufall, dass die Opium- und Heroinströme auf die Schwarzmärkte der westlichen Welt seit Jahrzehnten immer genau daher kommen, wo die US-Armee militärisch gerade ihre Wirtschaftsinteressen verteidigt: in den sechziger und siebziger Jahren des letzten Jahrhunderts aus Vietnam und dem Goldenen Dreieck, heute aus Afghanistan und Pakistan. Und ganz ähnlich wie das britische Empire sein koloniales Reich nur dank der Geldströme aus dem Drogengeschäft halten konnte, kann heute das US-amerikanische Imperium seine Stellung etwa im Nahen und Mittleren Osten nur halten, weil es verbündete Warlords und Geheimdienste mit Opium und Heroin handeln lässt.

Insofern hat der epochale Machtwechsel im 20. Jahrhundert zwar die Namen der Global Players geändert, nicht aber die außenpolitische und wirtschaftliche Bedeutung des Drogengeschäfts. Was für das 19. Jahrhundert Englands Opiumkriege und die »zwangsweise Verbreitung« von Opium in China waren, waren im 20. Jahrhundert der mit dem Vietnamkrieg der USA einsetzende Heroinboom im Westen und die »Crack«-Epidemie in den US-amerikanischen Metropolen Ende der achtziger Jahre, nachdem die CIA ihren außenpolitischen Verbündeten, den »Contra«-Terroristen in Nicaragua, den Kokainexport in die USA gestattet hatte. Derart klandestine Außenpolitik – und die Möglichkeit, mit Drogenprofiten Putschisten, »Freiheitskämpfer« genannte Terroristen und verdeckte Militäroperationen im Ausland zu finanzieren, die ein rechtsstaatliches Parlament schwerlich genehmigen würde – macht das Drogengeschäft nach wie vor zu einem zentralen Faktor imperialer Machtausübung. Und heute trifft auf die USA zu, was Hamilton Wright der *New York Times* 1911 in Bezug auf England sagte, als er über die Folgen sprach, die eine Abkehr von dieser Ressource bedeuten würde: »Die dadurch entstehenden Finanzprobleme sind einige der schwierigsten, die eine Nation jemals lösen musste.«

Prohibition als außenpolitisches Machtinstrument und innenpolitisches Law-and-Order-Vehikel

Was der Arzt Hamilton Wright und Bischof Charles Brent als erste Apostel und Evangelisten der globalen Drogenverfolgung vor hundert Jahren in die Welt setzten – das Dogma der Prohibition, dass der Missbrauch von Rauschmitteln am besten durch ihr Verbot zu verhindern sei –, konnte von Anfang an einer empirischen Überprüfung nicht standhalten. Das »ehrenwerte Experiment«, wie die von 1919 bis 1933 in den Vereinigten Staaten bundesweit geltende Prohibition von Alkohol genannt wurde, erbrachte dann mit seinen fatalen Folgen den definitiven Beweis. Zwar ist die gängige Volksmeinung, dass noch nie so viel gesoffen wurde wie während der Prohibition, falsch: Die medizinischen Statistiken etwa zeigen, dass Todesfälle durch Leberzirrhose, eine typische Alkoholikerkrankheit, in dieser Zeit zurückgingen, doch die Nebenwirkungen des Alkoholverbots erwiesen sich bald als weitaus schlimmer als die schädlichen Folgen des legalen Ausschanks.

Innerhalb weniger Jahre entstand eine illegale Alkoholindustrie, die von organisierten Banden betrieben wurde, die ihre Ware über ein Netz von illegalen Kneipen vertrieb. Allein in New York gab es in den zwanziger Jahren des 20. Jahrhunderts nach Schätzungen der Polizei 32 000 solcher Speakeasys[14] – doppelt so viele wie legale Kneipen vor der Prohibition. Kleinkriminelle Migranten wie Al Capone in Chicago oder Mafiagruppen wie die italienische Cosa Nostra und die jüdische Kosher Nostra in New York stiegen zu einflussreichen, millionenschweren Kartellen auf, die um ihre Marktanteile gegeneinander in Straßenschlachten kämpften. Und alle miteinander korrumpierten dank der außergewöhnlichen Profitspannen ihres Geschäfts zahlreiche Polizisten, Prohibitionsagenten und Politiker.

Es konnte zwar als Erfolg verbucht werden, dass der Alkoholverbrauch pro Kopf während der Jahre der bundesweiten Prohibition niedriger lag als zuvor, doch dafür stieg in dieser Zeit der Konsum hochprozentiger Spirituosen, die leichter zu schmuggeln waren. Auch die medizinischen Verschreibungen von Alkohol erhöhten sich – um 400 Prozent –, was zeigt, dass sich der Verbrauch auf eine andere Ebene verlagerte, aber letztlich nicht wirkungsvoll eingedämmt werden konnte. Die aus gesundheitspolitischer Sicht leichte Verbesserung der Gesamtsituation konnte indes die Nebenwirkungen der Gefahren nicht aufwiegen, die der Einfluss der kriminellen Syndikate mit sich brachte. »Noch zehn weitere Jahre Prohibition und der Mob übernimmt alle Macht im Staat!«, warnte ein Zeitungskommentar 1929.

Die ersten zehn Jahre hatten schon ausgereicht, um aus kleinkriminellen Migrantengruppen jüdischer, italienischer und irischer Abstammung professionell organisierte kriminelle Großkonzerne werden zu lassen, denen die Re-Legalisierung des Alkohols dann nicht mehr viel anhaben konnte. Zum einen investierten sie ihre Gelder in nunmehr legale Destillen, Lokale und Casinos – so entstand, finanziert mit Mafiageldern, aus dem Kaff an einer Straßenkreuzung in der Wüste hinter Los Angeles die amerikanische Glitzerstadt schlechthin: Las Vegas.[15] Zum anderen übernahmen sie nun in illegalen Fabriken die Produktion und Distribution von Heroin und Kokain, mit denen noch höhere Gewinnspannen zu erzielen waren als zuvor mit geschmuggeltem Alkohol.

Schon das Langzeitexperiment Alkoholprohibition hätte also zeigen können, dass der Versuch von Nüchternheitsaposteln, Puritanern und anderen ehrenwerten Moralisten, die die Menschheit mit Verboten vor den Verführungen des Rauschs schützen wollten, gescheitert war und die wenigen vor dem Alkoholmissbrauch geretteten Seelen als Gewinn bei weitem nicht den Schaden aufwiegen konnten, den diese Rettungsmaßnahme verursachte. Doch so wie sich die missionarische Haltung der USA in der Opiumfrage außenpolitisch als nützlich erwiesen hatte, hatte sich das Prohibitionsdogma auch innenpolitisch bewährt. Es hatte die Autorität des Staats auf einem Feld erweitert, für das bis dahin allein die Medizin- und Sozialfürsorge zuständig war, und so eine neue Kontroll- und Repressionsbürokratie geschaffen. Hatte diese sich zuvor in Sachen Opium nur diskriminierend gegen die »moralschwachen« Chinesen gerichtet, so galten nun alle Amerikaner als moralisch zu schwach, um den Versuchungen von Alkohol und Drogen zu widerstehen. Das Scheitern der Alkoholprohibition und die Rückkehr zu einem regulierten Verkauf änderten also nichts an der Fortsetzung des »ehrenwerten Experiments« in Bezug auf andere Genussmittel, zumal mit dem Ende der Alkoholverbote viele tausend Prohibitionsagenten und diverse staatliche Behörden beschäftigungslos zu werden drohten.

Diese drohende Arbeitslosigkeit wurde aufgefangen durch die Gründung des Federal Bureau of Narcotics (FBN) im Jahr 1930 – dem Vorgänger der heutigen Drug Enforcement Administration (DEA). Damit trat das Zeitalter der Prohibition in eine neue Phase. Hatten sich die Verbote bisher vor allem auf Substanzen wie Opium und Alkohol gerichtet, die bei übermäßigem Gebrauch zu einer Gewöhnung und gesundheitlichen Problemen führen können, geriet nun eine Pflanze in das Visier der Prohibitionisten, die bis dahin allenfalls als Textilrohstoff, Heilkraut und billiger Tabakersatz bekannt war, aber nicht als suchterzeugendes »Rauschgift«: Hanf.

In die Umsetzung der Haager Opiumbeschlüsse in nationale Gesetze der USA durch den »Harrison-Act« 1914 war Cannabis – die Hanfpflanze – nicht aufgenommen worden, was den ersten Direktor des Federal Bureau of Narcotics, Harry J. Anslinger, vor ein Problem stellte. Um die Bedeutung seines neugegründeten Büros und seiner Rolle als erster Narcotics-Commissioner des Landes zu erhöhen, bedurfte es eines publikumswirksamen Kreuzzugs, der gegen eine uralte Nutzpflanze namens Hanf aber schwer vorstellbar war. Wie sollte man die Bevölkerung vor den großen Gefahren einer Pflanze warnen und sie durch ein Verbot vor ihr schützen, die als Rohstoff für Seile und Segel, für Leinen und Papier, als bevorzugtes Futter für Vögel und als Bestandteil zahlreicher bewährter Medikamente weit verbreitet war?

Ohne Dramatisierung des Problems und Propaganda in den Medien kann Politik sich nicht als Lösung verkaufen. Dass derlei Klappern zum politischen Handwerk gehört, war Anslinger und seinen Männern bekannt, und die Kampagne, die sie daraufhin ersannen – den Kreuzzug gegen eine neue »Mörderdroge« namens »Marihuana« – darf mit Recht als eine der erfolgreichsten Marketingaktionen des gesamten 20. Jahrhunderts bezeichnet werden.

Anslingers FBN wurde schnell zur erfolgreichsten Strafverfolgungsbehörde des Landes und brachte mehr Delinquenten hinter Gitter als der Konkurrent FBI (Federal Bureau of Investigation), und Hanf dient bis heute als die am meisten beschlagnahmte Substanz als Garant für Erfolgsmeldungen und beschert den Drogenkämpfern ständig wachsende Budgets. In der heute als »Reefer Madness«-Ära[16] bekannten Zeit von Anslingers Amtsantritt im September 1930 bis 1937, als mit dem »Marihuana Tax Act« der Hanfanbau in den gesamten USA zum Erliegen kam, wurde das Wort Hanf durch das mexikanische Slangwort Marihuana ersetzt und in den Medien wie eine völlig neue Droge behandelt, deren Konsum unmittelbar zu Wahnsinn und Mordlust führe. Anslingers Agenten zogen mit Vorträgen durchs Land, bei denen Fotos von grausam verstümmelten Mordopfern gezeigt wurden. Regelmäßig verbreitete sein Büro dramatische Meldungen, die von den Zeitungen bundesweit übernommen wurden: »Schockierende Gewaltverbrechen nehmen zu. Metzeleien, grausame Verstümmelungen, Verunstaltungen, kaltblütig durchgeführt, als würde ein hässliches Monstrum in unserem Lande umgehen. (...) Diejenigen, die süchtig nach Marihuana sind, verlieren nach einem anfänglichen Gefühl von Lustigkeit bald jegliche Hemmung. Sie werden zu bestialischen Dämonen, voll irrer Lust zu töten.«[17]

Als erfahrener Bürokrat – Anslinger hatte zuvor in den US-Konsulaten in Deutschland und Venezuela gearbeitet und seit 1926 als Vizedirektor der »Prohibition Unit« des Finanzministeriums – wusste der FBN-Chef auf der Klaviatur der Öffentlichkeit zu spielen: den Medien sensationsheischende Berichte und Statistiken zu präsentieren, damit seinen befreundeten Law-and-Order-Politikern Zündstoff für populistische Kampagnen zu liefern sowie drittens die Interessen von Industrie und Establishment zu bedienen und zu verteidigen. Dass er den bedeutenden Posten eines »Drogenzars« mit Agenten im In- und Ausland überhaupt bekommen hatte, verdankte er dem Onkel seiner Frau, dem Finanzminister, Multimilliardär und Banker Andrew Mellon. Dieser beziehungsweise seine Großklienten, der Chemieriese DuPont und der Pressemagnat und Papierproduzent Hearst sorgten dann auch dafür, dass Anslingers dem Finanzministerium unterstelltes Büro in Zeiten der »Großen Depression« Unterstützung für seine Marihuanakampagne erhielt – von DuPont mit einer großzügigen Geldspende und von Hearst mit nahezu täglichen Berichten über die Marihuanagefahr. Über die Wirtschaftsinteressen der Chemie- und Ölindustrie habe ich an anderer Stelle ausführlich geschrieben: Sie hatten gerade die synthetische Kunstfaser (Nylon) entwickelt und wollten sich eine grüne Konkurrenz vom Acker vom Leibe halten, die dank moderner Maschinen und Verfahren seit Ende der zwanziger Jahre erstmals großindustriell verarbeitbaren Hanffasern. Henry Ford hatte das »Auto, das vom Acker wächst«, erfunden – die Karosserie war aus Hanf und anderen Faserpflanzen hergestellt, der Motor lief mit Pflanzenöl – doch das Hanfverbot machte die Weiterentwicklung dieses frühen »Öko«-Autos zunichte.[18]

Wie schon bei der erfolgreichen Opiumprohibition war auch bei der Hanfverfolgung ein Bündel von Motiven und Interessen im Spiel. Während sich im Zuge der Wirtschaftskrise alle Behörden und staatlichen Institutionen zur Validierung ihrer Tätigkeiten heranziehen lassen, sparen und viele Beamte entlassen mussten, konnte Harry Anslingers Büro mit seiner Antihanf-Kampagne klotzen und kam dank Unterstützung durch die Boulevardzeitungen des Hearst-Konzerns nahezu täglich in der Zeitung vor. Wie schon bei der Kriminalisierung des Opiums bewährte sich auch hier die rassistisch aufgeladene Zuspitzung des »Problems« auf einen Sündenbock, und die Rolle der Chinesen übernahmen in Sachen Marihuana die aus Mexiko und Puerto Rico eingewanderten Latinos und die Schwarzen. Dass »Neger« und »Chicanos« das Mörderkraut rauchten, um dann bevorzugt weiße Frauen zu vergewaltigen und zu ermorden, dieser Horrormythos wurde rasch zu einem Standard der Berichterstattung. Da keine Wissenschaftler oder Mediziner von Rang Anslingers völlig überzogene Behauptungen über die Gefährlichkeit des Hanfkrauts stützten, war er auf andere Wege der Beweisführung angewiesen und fand sie.

Mit einem Sonderetat von 100 000 Dollar – in Zeiten der Großen Depression eine erkleckliche Summe – startete er 1931 eine bemerkenswerte Aktion. Er ließ ein Rundschreiben an alle Polizeidienststellen und Boulevardjournalisten verschicken, versehen mit zahlreichen Freikuverts und der Bitte, »alle Fälle zu sammeln, die eine Gefährlichkeit von Marihuana beweisen können, insbesondere Verbrechen, Fälle von Wahnsinn u. ä.«. Mit dieser Sammlung von Horrorgeschichten – etwa von einem Beilmörder, der vier Tage vor der Bluttat einen Joint geraucht hatte – zog Anslinger vor die Ausschüsse des Kongresses. Als belegte Tatsache behauptete er, dass rund fünfzig Prozent aller Schwerverbrechen von »Chicanos, Mexikanern, Latinos, Filipinos, Schwarzen und Griechen« verübt würden und diese Taten unmittelbar auf den Konsum von Marihuana zurückzuführen seien. Ohne Widerspruch trug Harry Anslinger 1937 dem von Südstaatlern dominierten Kongress Geschichten von »Negern mit Wulstlippen« vor, die weiße Frauen mit Marihuana und Jazzmusik gefügig machten. Die Ungeheuerlichkeit, dass diese teuflische Droge weiße Frauen offenbar so enthemme, dass sie bereit waren, einen »Neger« anzufassen, verschlug den Abgeordneten die Sprache – und Anslinger bekam sein Gesetz, mit dem Anbau, Einfuhr und Handel von Hanf unter Kontrolle gestellt wurden.

Auch die Einsprüche des Sprechers des amerikanischen Ärzteverbands AMA (American Medical Association), William C. Woodward, halfen nicht mehr: Er beschwerte sich, dass die amerikanische Ärzteschaft erst zwei Tage vor der Anhörung erfahren hätte, dass es sich bei dem »tödlichen Kraut aus Mexiko«, von dem in der Presse seit Jahren die Rede sei, um Cannabis handele, eine Heilpflanze, die in Amerika seit über hundert Jahren gegen zahlreiche Krankheiten eingesetzt werde. Doch dieser Einspruch wurde von Harry Anslinger und seinen rassistischen Freunden im Ausschuss kurzerhand abgetan – unter anderem mit dem Verweis auf den Gutachter des Gesundheitsministeriums, Dr. James A. Munch, einen Psychologieprofessor und Mitstreiter Anslingers, der die These aufgestellt hatte, dass bereits ein Zug aus einer Marihuanazigarette zu temporärem Wahnsinn führe.

Ähnlich wie sein Vorkämpfer Hamilton Wright dreißig Jahre zuvor einen Dämpfer in seinem Prohibitionsenthusiasmus erhalten hatte, als ihm eine Studie über den amerikanischen Konsum und Handel von Opium präsentiert wurde, blieben auch Harry Anslingers Mörderkraut-Geschichten, die er mit rassistischen Argumenten durch den Kongress gepaukt hatte, nicht unwidersprochen. Doch wie Hamilton Wright damals ließ sich auch Anslinger von den Ergebnissen einer Studie über die Gefährlichkeit von Cannabis nicht beirren, die der New Yorker Bürgermeister, Fiorello Enrico »Henry« LaGuardia, 1939 bei einem Team von Professoren in Auftrag gegeben hatte. Die Untersuchung bestätigte die auch von der heutigen Forschung anerkannte relative Unbedenklichkeit von Cannabis. Doch Anslinger fand eine Hintertür: Die Ergebnisse seien nicht relevant, da die Studie mit synthetisch hergestellten Cannabiswirkstoffen durchgeführt worden sei. Der »Mörderfaktor« des Marihuanas aber stecke in einer noch unentdeckten Substanz, deshalb sei das natürliche Kraut weitaus gefährlicher als der synthetische Wirkstoff.

Damit schlug er zwei Fliegen mit einer Klappe: Er entkräftete ein seriöses wissenschaftliches Gutachten zu seinen Gunsten und sorgte zu Gunsten seiner Geldgeber aus der chemisch-pharmazeutischen Industrie dafür, dass synthetisch hergestellte Cannabispräparate nicht unter die Prohibition fielen. Weiterhin setzte er durch, dass 1942 sämtliche medizinischen Präparate, in denen natürliches Cannabis enthalten war, vom Markt genommen werden mussten. Vor dem Gesundheitsausschuss bezeugte Anslingers »Sachverständiger« Dr. Thomas Munch, dass Hanf »keinerlei medizinisch-therapeutischen Wert habe«.

Rückblickend scheint es heute kaum fassbar, wie mit Schnipseln aus Boulevardpresse und Trivialliteratur, pseudowissenschaftlichen Gutachten und rassistischen Diskriminierungen solche Gesetze durch ein Parlament gebracht werden konnten. Aber es geschah genau so, und Harry Anslinger gab nach seiner Pensionierung selbst eine Antwort darauf, warum er mit der Sache so reibungslos durchkam: »Sicherlich ist Marihuana eher harmlos. Aber die Sache war ein Beispiel dafür, dass ein Verbot die Autorität des Staates stärkt.«

Hans-Georg Behr vermerkte dazu: »Wer ihn heute als Film- und Fernsehkonserve sieht (auf YouTube gibt es dazu einiges, M. B.), ist erstaunt über die Koketterie, über die zähnebleckende Eitelkeit, mit der er sich immer präsentierte. Aber die zum Lächeln gefletschten Zähne sind eine allgemeine amerikanische Erfolgspose, und so gesehen hatte Harry dazu jedes Recht. Sollte einmal die Geschichte der Bürokratie geschrieben werden, wird er als Muster von höchstem Wert zu schildern sein. Seine Tricks werden bereits weltweit angewendet – Originalton Anslinger: ›Man muss nur eine Sache als Problem bezeichnen und sich anbieten, sie zu lösen, dann ist man auch kompetent.‹« [19]

Dieser Satz könnte gut als Motto für die Jubiläumsfeiern »hundert Jahre Prohibition« gelten, wenn es denn irgendetwas zu feiern gäbe, denn die Prohibition bietet seit nunmehr hundert Jahren eine Lösung an, die keine ist. Weil sie nicht dem Schutz der Opfer dient, sondern, wie schon in ihrer Entstehungsgeschichte angelegt, den Interessen ihrer Verfolger: außenpolitischem Machtgewinn, innenpolitischer Law-and-Order-Autorität und den Bilanzen der Pharmaindustrie. Und diese Interessen sind es, die das untaugliche Konzept seit einem Jahrhundert am Leben erhalten. Und nur weil er als stramm rechter Republikaner (O-Ton Anslinger: »Wenn sich ein Gesetz nicht gleich durchsetzen lässt, muss man mit noch härteren Strafen an die Sache rangehen«), als begnadeter Bürokrat und als Protegé eines milliardenschweren Tycoons alle diese Interessen perfekt bediente, konnte ein Mann wie Harry J. Anslinger zum Schöpfer eines Systems werden, auf dessen Fundament die globale Drogenpolitik bis heute steht.

Anfang der vierziger Jahre des 20. Jahrhunderts hatte sich Anslinger in Sachen Hanfverfolgung in eine regelrechte Manie gesteigert, unter anderem hatte er alle prominenten Jazzmusiker bespitzeln lassen, weil sie in ihrer »satanischen Voodoo-Musik« Marihuana verherrlichten, und er ließ eine »Akte Popeye« anlegen, weil er »Spinat« für einen Codenamen für Marihuana hielt. Doch derlei Marotten waren für die Regierung kein Grund, ihn nicht weiter zu fördern und in die Leitung des Drogenkommissariats der neu gegründeten UNO zu entsenden. Diese neue Behörde wurde von Anfang an vom Federal Bureau of Narcotics (FBN) dominiert, und Anslinger konnte nunmehr international umsetzen, was er zuvor im eigenen Land vorexerziert hatte: Die 1961 beschlossene, von 108 Ländern unterzeichnete »Single Convention« der Vereinten Nationen, in der alle vorherigen Vereinbarungen zu verschiedenen Drogen in einer Deklaration zusammengefasst wurden, krönte sein Lebenswerk. »Nun kann mir niemand mehr innenpolitisch kommen«, sagte er danach – stolz, seinen Standpunkt »weltweit durchgesetzt« zu haben: »Wer nun noch in den USA Marihuana legalisieren will, verstößt gegen internationale Übereinkommen.«[20]

Harry Anslinger war seit 1930 über drei Jahrzehnte der einflussreichste und durchsetzungsfähigste Akteur der internationalen Drogenpolitik, sein Engagement gegen seine Lieblingsfeindin – die Hanfpflanze – ist bis heute in globale Gesetze gegossen, und seine Kampagne gegen eine der wichtigsten Arzneipflanzen und einen bedeutenden Rohstofflieferanten der Natur hat noch immer fatale Folgen. Als 1993 unser Buch *Die Wiederentdeckung der Nutzpflanze Hanf*[21] erschienen war, erhielt ich etliche Anfragen von Ärzten und Pharmazeuten, die während ihres gesamten Studiums kein Sterbenswort über die einzigartigen Wirkungen von Cannabis als krampflösender, übelkeitshemmender und entspannender Medizin gehört hatten. Was die chinesischen Ärzte seit über 3000 Jahren, was von Hippokrates über Galen, Paracelsus bis zu Hildegard von Bingen in der gesamten westlichen Medizingeschichte selbstverständliches Wissen über eine der wertvollsten Medizinpflanzen war, war dank der »Mörderkraut«-Kampagne Anslingers in der zweiten Hälfte des 20. Jahrhunderts aus sämtlichen medizinisch-wissenschaftlichen Lehrbüchern verschwunden. Es dauerte bis 1996, bis in Deutschland zumindest der synthetisch hergestellte Hanfwirkstoff THC (Tetrahydrocannabinol) wieder als Arzneimittel zugelassen und in Kalifornien in einer Volksabstimmung »Medical Marihuana« legalisiert wurde. Ein erster entscheidender Schritt, das von Anslinger festgezurrte Rad zurückzudrehen, dem zahlreiche US-Bundesstaaten mittlerweile gefolgt sind.

Die ganz im Geiste Anslingers regierende Bush-Regierung ließ allerdings die in den einzelnen Bundesstaaten entstehenden Abgabestellen regelmäßig durch die Bundespolizei FBI überfallen und die Betreiber verhaften, da nach Bundesrecht Hanf ja nach wie vor in jeder Form verboten sei, was zu zahlreichen föderalen Rechtsstreiten führte. Dies ging so weit, dass der Polizeichef von San Francisco erklärte, die benötigte Medizin für die zahlreichen Aids-Kranken der Stadt künftig mit den Streifenwagen verteilen zu lassen, wenn die Bundesregierung den nach kalifornischem Recht legalen Verkehr mit Marihuana weiter behindere. Erst Mitte 2009 sanktionierte Präsident Obama die seit 13 Jahren in mittlerweile über einem Dutzend US-Staaten getroffenen Regelungen für Patienten, ohne indessen an dem Verbot durch den Bund etwas zu ändern.

Das Vermächtnis Anslingers lebt also immer noch fort, und so absurd das Verbot dieser Pflanze (jeder natürlichen Pflanze!) ist und so tragisch, dass wegen nichts als Hanf weltweit Hunderttausende in Gefängnissen schmachten, so fatal sich also die Auswüchse seiner Hanfverfolgung bis heute auswirken, ein anderer Aspekt der von Anslinger installierten Prohibitionspolitik ist noch schlimmer und für die Gegenwart und Zukunft bedrohlicher: der doppelte Standard, das zweierlei Maß, das sein FBN von Beginn an bei der Drogenverfolgung anlegte. Denn so rigide und sensationsheischend Anslinger Drogen öffentlich verteufelte und sich weltweit zu ihrem obersten Verfolger aufschwang, so still und heimlich zog er seine Agenten immer wieder zurück, wenn Interessen der »nationalen Sicherheit« und der Außenpolitik betroffen waren. Die Belege und Dokumente darüber, dass während seiner gesamten Amtszeit diverse Großhändler von Opium und Heroin Protektion genossen, sind naturgemäß nicht in den Akten seiner Behörde enthalten, die er dem DEA-Museum und Bibliotheken vermachte. Doch der Autor und Historiker Douglas Valentine hat in einem enormen Kraftakt zahlreiche der Agenten des FBN aufgespürt und interviewt und 2004 die erste umfassende Geschichte dieser Behörde vorgelegt: *The Strenght of the Wolf – The Secret History of Americas War On Drugs*[22].

Diese »case-making agents« waren mutige Detektive, die im In- und Ausland als Lieferanten oder Käufer auftraten, die Mafiagruppen infiltrierten, Produktionsstätten und Lieferwege auskundschafteten, um daraus einen Fall für den Staatsanwalt und eine Verurteilung zu machen: »Die Moral ihrer Geschichte ist einfach: Im Verlauf ihres Vordringens in die Mafia und die ›French Connection‹ deckten die Agenten die Verbindungen des Establishments zum organisierten Verbrechen auf; und das war ihr großes Verhängnis. Und hier ist auch der Punkt, an dem die CIA ins Spiel kommt. Dieses Buch zeigt, dass die Drogenverfolgung des Bundes im Wesentlichen eine Funktion der nationalen Sicherheit ist, im weitesten Sinne dieses Begriffs. Und der lautet, Amerika nicht nur vor fremden Feinden zu verteidigen, sondern seine traditionellen Werte von Klasse, Rasse und Geschlecht zu Hause zu erhalten und im Ausland seinen militärischen und wirtschaftlichen Einfluss auszuweiten.«[23]

So hatten die »Wölfe«, die einsamen Detektive und allein agierenden Undercoveragenten Anslingers, schon 1932 herausgefunden, dass der allergrößte Teil des in die USA geschmuggelten Opiums und Heroins von der Regierung des nationalistischen China geliefert wurde und dass Chiang Kai-Shek, Chef der nationalistischen Partei Kuomintang (KMT), und sein Finanzminister persönlich in die Geschäfte involviert waren. Doch weil die USA Chiang Kai-Shek gegen Maos Kommunisten unterstützten, sorgte Anslinger dafür, dass nicht weiter ermittelt wurde, und lancierte stattdessen Artikel, in denen »Rotchina« als Opiumlieferant attackiert wurde. Die massiven Geschäfte konnten weiterlaufen und ermöglichten der KMT, mit 31 Millionen Dollar amerikanische Waffen und Flugzeuge zu bezahlen.

Als in einem anderen Fall zwei Jahre später der Agent Maurice Helbrant einem Heroingroßhändler auf die Spur kam und in dessen

Wohnung Stoff im Wert von 100 000 Dollar beschlagnahmte, wurde er von dem Fall abgezogen. Der Profit war für den honduranischen Oppositionsführer bestimmt, an dessen Wahlsieg die US-amerikanische Industrie und das State Department großes Interesse hatten und dem man diese diskrete Einnahmequelle als Wahlkampfhilfe zukommen ließ. Und so wie in den Anfangsjahren von Anslingers Federal Bureau of Narcotics ging es weiter bis zu dessen Auflösung im Jahr 1968, wie Douglas Valentine in seiner 500-seitigen Studie dezidiert aufzeigt. Kaum waren die »Wölfe« einem größeren Schmugglerring auf der Spur, stellten sie fest, dass die CIA involviert war.

Douglas Valentine: »Als Teil ihres verdeckten Kriegs gegen Terrorismus heuerte die CIA Waffenschmuggler an, um Waffen an Aufständische in Dutzende anderer Nationen zu bringen, und im Gegenzug erlaubte man den Waffenschmugglern, Drogen herauszubringen. Ein CIA-Offizier besteht darauf, dass der Drogenschmuggel nicht beabsichtigt sei, sondern das Ergebnis skrupelloser Mitarbeiter, die ihre unkontrollierten Reisemöglichkeiten ausnutzen: ›Nur weil sie dealen, heißt das ja nicht, dass sie für ihren ehrenwerten Geheimdienst dealen, oder?‹ Wozu ein anderer CIA-Mann anmerkt: ›Es ist doch immer schön, wenn man etwas glaubhaft bestreiten kann.‹«

Die Ausnahmen, die Anslingers FBN bei der Verfolgung von Drogenströmen immer wieder machte, waren keine Einzelfälle, sondern die Regel. Sie waren nicht die unvermeidlichen Unschärfen am Rande eines im Ganzen funktionierenden, integeren Systems, sie waren der eingebaute Fehler, der das gesamte System von Anfang an desavouierte. Um »Fälle« zu machen, brauchten die Agenten zuverlässige Informanten, und diese mussten, um Zugang zur Szene zu haben, in der Regel selbst mit Drogen handeln. Ihren Zuträgern, Spitzeln und Helfern den Drogenhandel zu gestatten und ihn undercover auch selbst zu betreiben, waren tägliche Routine für die »case agents« – und nichts anderes wurde von Anfang an auf internationaler Ebene praktiziert: von den Kuomintang in China zu den Anti-Castro-Kubanern in Miami, die für die Stürmung der Insel in der »Schweinebucht« (1961) trainierten, über die Killer der korsischen

Mafia, mit denen die CIA zur Zerschlagung der linken Hafen-Gewerkschaften in Marseille zusammenarbeitete und ihnen dafür den Heroinhandel gestattete (woraus die später auch im Film berühmte »French Connection« entstand), über die »Partner« in Burma und im Dschungelkrieg in Vietnam, für die US-Geheimdienste und Militär die Logistik des Heroinexports organisierten, bis zu den Contra-Terroristen in Nicaragua, deren Finanzierung durch Kokainimporte in die USA unter der Regierung Reagan/Bush als Iran-Contra-Skandal berüchtigt wurde. Am Ende dieser langen Liste der Ausnahmen, die uns im Folgenden noch häufiger beschäftigen wird, stehen aktuell die faschistischen Milizen in Kolumbien sowie die Warlords und Drogenbarone in Afghanistan, Pakistan und Usbekistan – und diese notorischen Ausnahmen sind es, die die Integrität der Drogenprohibition von Beginn an unterminierten. Der doppelte Standard ist quasi ein eingebauter Fehler der gesamten Institution und gleichzeitig ein Stachel für die Moral und Ehrlichkeit der »Wölfe«.

Denn was sollte so ein Agent von diesem System halten, wenn ihm von Anslinger einerseits eine Mindestanzahl an Beschlagnahmen und Verhaftungen pro Monat vorgeschrieben war, er aber andererseits wegzuschauen hatte, wenn er auf einen der großen Drogenströme und ihre Verteiler stieß, die Protektion genossen? Nicht viel, und es scheint verständlich, wenn es bei den Agenten mit der Identifikation mit dem Arbeitgeber und seiner Mission nicht allzu weit her war. Nicht von ungefähr wurde das FBN (wie schon sein Vorgänger, die »Narcotics Unit« und sein Nachfolger DEA) zu einer der am stärksten von Korruptionsskandalen erschütterten Behörden des Landes. Was nicht nur wegen der hohen Profitmarge des Geschäfts an den entsprechenden Bestechungssummen lag, sondern auch an den neuen Formen der Undercoverermittlungen, die die Drogenjäger entwickelt und kultiviert hatten.

Ein Agent, den Douglas Valentine interviewte, drückte es so aus: »Die meisten ließen sich von den Verlockungen der Unterwelt bestechen. Sie dachten, sie könnten ihre Moral an der Tür abgeben – rausgehen und lügen, betrügen und stehlen – und dann zurückkommen und sie wiederhaben. Aber das kann man nicht. Wenn du erfolgreich bist, weil du lügen, betrügen und stehlen kannst, dann werden diese Mittel auch zu deinen Werkzeugen in der Behörde.«

Korruption in epidemischem Ausmaß war schon eine der fatalen Nebenwirkungen der Alkoholprohibition gewesen. Und aus der Tatsache, dass man sie auch bei der Drogenprohibition in den folgenden Jahrzehnten riskierte – was so weit ging, dass Ende der sechziger Jahre des 20. Jahrhunderts ungefähr die eine Hälfte der New Yorker Drogenfahnder gegen die andere Hälfte ermittelte –, lässt darauf schließen, dass auch diese üble Nebenwirkung für höhere Zwecke in Kauf genommen wurde.

Einer der Interviewten bringt diese höheren Zwecke auf den Punkt: »Du kannst keine Weltmacht sein ohne Drogengeschäft.«

Professor Carl A. Trocki kommt in seiner historischen Untersuchung des britischen Weltreichs zu einem ähnlichen Schluss: »Ohne Opium hätte es kein Empire gegeben«, und er führt weiter aus: »Der Handel mit diesen Drogen führt üblicherweise zu einer Form von Monopol, das nicht nur den Drogenverkehr zentralisiert, sondern auch die Strukturen der damit verbundenen sozialen und ökonomischen Bereiche verändert. Die zwei wichtigsten Wirkungen sind die Schaffung eines Massenmarktes und der Zufluss enormer, wirklich beispielloser Geldmengen. Die Existenz eines solchen Monopols führt zur Anhäufung riesiger Reichtümer. Eine solche Anhäufung von Reichtümern durch den fortgesetzten historischen Drogenhandel zählte zu den ersten Grundpfeilern des globalen Kapitalismus.«[24]

Im Folgenden werden wir sehen, warum an diesem ökonomischen Grundpfeiler bis heute nicht gerüttelt wird.

2 There's No Business Like Drug Business

Nur weil die Drogenprohibition von Anfang an einen Systemfehler enthielt, konnte sie zu einem Instrument globaler, geopolitischer Machtausübung werden und bis heute bleiben. Hätten die »Wölfe«, die als FBN-Agenten die großen Opium- und Heroinlieferanten infiltriert und ausgekundschaftet hatten, diese wirklich verfolgen und ans Messer liefern dürfen – die großen Drogenwellen in der zweiten Hälfte des 20. Jahrhunderts hätten nicht stattgefunden. Wenn man diese dunkle Seite der internationalen Drogenverfolgung seit ihrem Entstehen betrachtet, kann man durchaus zu dem Schluss kommen, dass es bei diesem Projekt niemals wirklich um eine Verhinderung des Zuflusses von Drogen ging und auch nicht um eine Minderung des Schadens, der durch ihren Missbrauch entsteht, sondern um nichts anderes als um eine Monopolisierung und Kanalisierung des Geschäfts und seiner gigantischen Profite.

Hanf, Mohn und Koka sind einfache und billige Agrarpflanzen, ihre Blätter und Blüten und die daraus gewonnenen Stoffe sind ebenso einfache und billige Naturdrogen und seit Urzeiten in menschlichem Gebrauch. Erst das Industriezeitalter machte aus ihren natürlichen Wirkstoffen starke und profitable Drogen, und erst die Prohibition machte sie zu den profitabelsten Produkten des Planeten. Keine noch so exklusive Ware weist Handelsspannen auf wie Heroin und Kokain: In der Herstellung kostet ein Kilo reiner Stoff etwa 1000 Dollar – im Straßenverkauf in London, Berlin oder New York werden daraus 120 000 Dollar. Diese Profite von mehr als 1000 Prozent sind es, die den Handel mit diesen Waren einfach unwiderstehlich machen: There's no business like drug business.

Wie der Narco-Dollar regiert

Um die exorbitanten Dimensionen dieses Geschäfts besser zu verstehen, blenden wir einmal kurz ein paar Jahrzehnte zurück zu einer kleine Geschichte: Es ist an einem Sommertag Ende der vierziger Jahre des vergangenen Jahrhunderts. Zwei Kaufleute stehen an den Docks von New Orleans und warten, dass ihre Schiffe entladen werden. Der eine von ihnen, Sam, handelt mit Zucker, den er in Lateinamerika anbauen und raffinieren lässt und dann importiert. Er verkauft ihn an einen Zuckergroßhändler zum Preis X, der etwa dreißig Prozent über seinen Kosten liegt. Von diesem Betrag bezahlt er den Anbau des Rohstoffs, die Produktion des Zuckers, die Frachtkosten, seine Angestellten, die Bürokosten und Steuern. Außerdem investiert er noch etwas in die Entwicklung besserer Erntemaschinen. Je nachdem wie geschickt Sam seinen Handel betreibt, bleiben ihm am Ende fünf bis zehn Prozent des Betrags, den er pro Schiffsladung erhält, als Nettogewinn.

Sein Kollege Dave handelt ebenfalls mit einem Agrarprodukt aus Übersee; das Schiff mit seiner Lieferung, das im Hafen anlandet, sieht genauso aus wie das von Sam. Auch der Anbau des Rohstoffs und die Veredelung zu einem weißen Pulver läuft so ähnlich wie die Zuckerproduktion, und auch Dave hat einen Großhändler, der ihm die Ware abnimmt. Es handelt sich um Kokain, und der Preis Y, den Dave für seine Schiffsladung erzielt, ist mindestens fünfzigmal so hoch wie der Betrag X, den Sam für seinen Zucker erhalten hat. Auch Dave hat Kosten für Anbau, Herstellung und Fracht zu tragen, außerdem Bestechungsgelder für Zoll, Polizei, verschwiegene Mitarbeiter und seine Rechtsanwälte. Er investiert in neue Erntemaschinen und bessere Radarausrüstung. Steuern zahlt er keine, die stattdessen anfallenden Kosten für die Geldwäsche liegen unter Sams eigentlichem Steuersatz. Die Nettomarge, die Dave am Ende bleibt, liegt bei mindestens zwanzig bis dreißig Prozent des Betrags, den er pro Schiffsladung erhält.

Mit jedem Schiff, das im Hafen einläuft, nimmt Dave also nicht nur das Fünfzigfache von dem ein, was der Zuckermann Sam erhält, nach Bezahlung aller Kosten bleibt auch ein mindestens doppelt so hoher Nettogewinn hängen. Mit jedem Schiff kann Dave also einen Betrag auf sein Privatkonto schieben, der hundertmal größer ist als der, den der erfolgreiche Zuckerhändler Sam verdient hat.

Nun sollten wir, fordert die US-amerikanische Ökonomin Catherine Austin Fitts, die sich dieses Beispiel ausgedacht hat[1], die folgenden Fragen beantworten:

> »Wer ist besser im Geschäft, Sam oder Dave?
> Wer ist bei seiner lokalen Bank beliebter, Sam oder Dave?
> Wer hat das größere Aktiendepot bei einem führenden Investmenthaus, Sam oder Dave?
> Wer spendet mehr für Politiker, großzügiger für die Wohlfahrt, kann sich bessere Rechtsanwälte leisten, Sam oder Dave?
> Wer würde irgendwann wessen Firma aufkaufen, der Zuckermann Sam die Drogenfirma oder der Drogenmann Dave das Zuckerunternehmen? Wen würden Banker, Investoren, Politiker bei dieser Übernahme unterstützen?«[2]

Und Catherine Austin Fitts rät für die Beantwortung der Fragen: »Hören Sie nicht auf mich. Und hören Sie nicht auf (die bekannten Medienleute) Peter Jennings, Dan Rather oder Tom Brokaw. Was glauben Sie, wer deren Gehälter zahlt? Wem die Unternehmen gehören, für die sie arbeiten? Sam oder Dave?

Hören Sie auf überhaupt niemanden. Sehen Sie sich die Zahlen an, und hören Sie auf sich selbst. Was glauben Sie?

Wie das Geld im Drogenhandel arbeitet, können Sie selbst ziemlich leicht durchschauen, wenn Sie die Ökonomie von Sam und Dave und ihren Schiffsladungen mit weißen Agrarprodukten über einen Zeitraum von fünfzig Jahren verfolgen. Es ist die Magie des Zinseszins.«[3]

Ein halbes Jahrhundert und viele Schiffsladungen später: Der Markt für illegale Agrarprodukte aus Mohn, Koka und Hanf ist in den USA auf über 200 Milliarden Dollar pro Jahr gewachsen, global auf 400 bis 500 Milliarden. Fitts hat versucht auszurechnen, was Dave in dieser Zeit erwirtschaftet hat: »Ich habe einmal eine Exceltabelle angelegt, um die Gesamtsumme des ›Narco-Kapitals‹ zu berechnen. Die Zahlen zeigten, dass der Drogenmann Dave nicht nur Sams Zuckerfirmen aufgekauft hatte, sondern – zusammen mit dem Cashflow seiner kriminellen Kollegen – alle wichtigen Aktiengesellschaften an der New Yorker Börse kontrollierte.«[4]

Ist das nicht stark übertrieben? Nur wenn wir »*Pop*« aus dem Spiel lassen und die Rolle, die dieser magische Mechanismus an der Börse spielt und wie eine heiße Herdplatte ein Maiskorn zu einem Popcorn aufbläht. Denn Aktiengesellschaften werden an der Börse nicht zu ihrem realen Wert gehandelt, sondern zu einem imaginären Wert, der die Hoffnungen und Zukunftsaussichten in das betreffende Unternehmen widerspiegelt. Eine der wichtigsten Maßzahlen für die Bewertung ist dabei der Jahresgewinn und sein Verhältnis zum Aktienkurs. Beträgt dieses sogenannte Kurs-Gewinn-Verhältnis (KGV) zum Beispiel zwanzig, wird das Unternehmen mit dem Zwanzigfachen seines aktuellen Jahresgewinns bewertet – eine derzeit für große Unternehmen durchaus übliche Bewertung. Steigt also der Gewinn einer börsennotierten Firma um 100 000 Dollar, bedeutet das für die Aktien dieses Unternehmens eine Wertsteigerung von zwei Millionen.

Wie mühsam es ist, bei einer Nettomarge von fünf bis zehn Prozent einen solchen Gewinn zu erwirtschaften, hatten wir am Beispiel von Sam gesehen – auch wenn er es mittlerweile an die Börse geschafft hat und sein solider Zuckerkonzern mit einem KGV von zwanzig bewertet wird. Hier kommt nun Dave ins Spiel mit einer Idee: Wie wäre es, die Aktienmehrheit von Sams Firma zu kaufen – und dann dafür zu sorgen, dass 100 000 Dollar bis zum Jahresende auf die Gewinnseite der AG-Bilanz geschleust werden?

»Kein Problem«, meint Daves Finanzberater, »wir müssen nur Arthur Andersen mit der Wirtschaftsprüfung beauftragen, es kostet ein bisschen was, die Summe unauffällig in die Bilanz einzuschleusen, ein paar von Sams Controllern und Buchhaltern müssen auch etwas abkriegen, aber bei einem ›Pop‹ von zwanzig können wir uns das locker leisten.«

Gesagt, getan – und nachdem das so prima funktioniert, empfiehlt Daves Berater, noch eine börsennotierte Kette von Restaurants oder Motels zu übernehmen, da sich hier das Schwarzgeld noch viel leichter einschleusen lässt als bei einer Zuckerfirma …

Nach Schätzungen des US-Justizministeriums fließen in den USA jedes Jahr mindestens 500 Milliarden Dollar Schwarzgeld in den legalen Finanzverkehr ein, wovon mindestens die Hälfte aus dem Drogenhandel stammt. Eine gigantische Summe, von der ein Teil sich dank des Aufpoppens an der Börse ins wahrhaft Astronomische steigert. Dass Dave nach fünfzig Jahren Geschäft mit weißen Agrarprodukten die größten Dow-Jones-Unternehmen kontrolliert, ist deshalb keine Übertreibung, sondern durchaus realistisch. Dank der Illegalität dieser Produkte kann er mit jeder Schiffsladung nicht nur eine weitaus höhere Profitmarge als Sam einfahren, sondern gewaschen und eingeschleust in die Bilanzen eines Börsenunternehmens vervielfachen sich diese Profite dann auch wie von selbst weiter. Die eigentliche Macht des Narco-Dollars, so Catherine Austin Fitts, liegt »in der Kombination von Drogenhandel und Börse«.

Zu Hause an ihrer Straßenecke konnte sie folgende Rechnung anstellen; »Gegenüber von unserem Haus in Philadelphia handeln zwei oder drei Teenager mit Drogen. Wir fanden heraus, dass sie mit ihrem Lieferanten einen Fünfzig-Prozent-Deal hatten, jeder pro Tag etwa 300 Dollar Umsatz machte und 250 Tage im Jahr arbeitete, so dass ihr Lieferant seinen Nettoprofit von etwa 100 000 Dollar pro Jahr in ein Fastfood-Restaurant fließen lassen konnte, das einem börsennotierten Unternehmen gehört. Angenommen, das Unternehmen hat einen Börsenwert, der zwanzig- bis dreißigfach über seinem Jahresgewinn liegt, dann generiert eine Handvoll leseunfähiger Teenager zwei bis drei Millionen Dollar Aktienwerte für ein Großunternehmen, abgesehen von den schönen Provisionen für die Banken und Versicherungen …«

Dank Fitts' Schnellkurs fit in Narco-Ökonomie, können wir jetzt verstehen, was der kleine Heroindealer an der Ecke mit dem Dow-Jones-Index und dem DAX zu tun hat und warum seine süchtige Kundschaft für die Börse unverzichtbar ist.

THERE'S NO BUSINESS LIKE DRUG BUSINESS

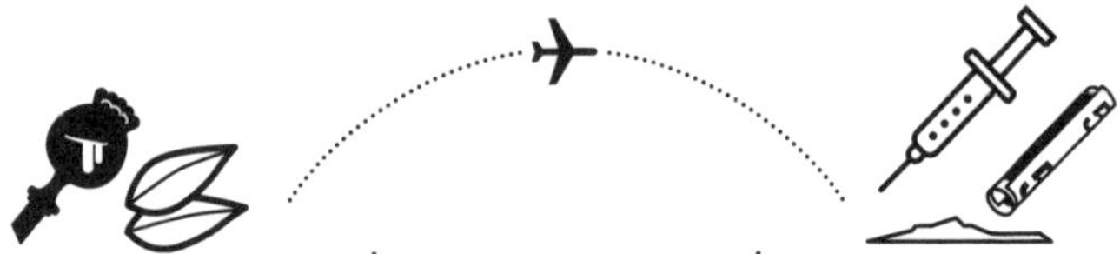

	Kokain	Heroin
Rohstoff ab Bauernhof	$ 650 KOKABLÄTTER	$ 550 OPIUM
Produkt ab Fabrik	$ 1 000 KOLUMBIEN	$ 2-4 000 AFGHANISTAN
Import	$ 15-20 000 MIAMI	$ 35 000
Grosshandel KILO	$ 33 000 CHICAGO	$ 50 000 LONDON
Grosshandel UNZE	$ 52 000 CHICAGO	$ 65 000
Strassenverkauf	$ 120 000 CHICAGO	$ 135 000 LONDON

There's no business like drug business: Kein anderes Produkt verspricht höhere Gewinnspannen als illegale Drogen. Die Erhebungen beziehen sich auf den Preis (circa 2001) für ein Kilogramm reines Kokain beziehungsweise Heroin, der Großhandel per Unze (28,3 g) und der Straßenverkaufspreis (per Gramm) bezieht die durch Streckungsmittel erhöhte Menge mit ein.
(Quellen: DEA; EMCDDA; UNODC)

Denn was würde passieren, wenn Daves weiße Agrarprodukte ab morgen legal verkauft würden? Die Margen seines Importgeschäfts würden auf das Niveau von Sams Zuckerimport sinken, und 250 Milliarden – zwanzigmal aufgepoppt wären das fünf Billionen Dollar Börsenwert – gingen der Wall Street per anno verloren. Welchen Crash schon die Ankündigung eines solchen Ereignisses auslösen würde, können wir uns leicht vorstellen. Danken wir also dem Junkie am nächsten Bahnhof – er hält mit seinem erbettelten oder geklauten Geld die Aktienkurse am Laufen. Danken wir den Millionen Abhängigen in aller Welt, die mit ihrem letzten Hemd aufopferungsvoll den Cashflow in Daves Geldmaschine bedienen und so den Shareholder Value der Blue Chips hoch halten. Vertrauen wir auf die Selbstkontrolle der Banken, und hüten wir uns vor schärferen Gesetzen gegen Geldwäsche und gegen die Graubanken in der Karibik. Vertrauen wir auch den Politikern, die den Krieg gegen Drogen ständig weiter verschärfen wollen, sie verhindern, dass Daves Profitmarge sinkt. Und wundern wir uns nicht mehr, warum der Krieg gegen Drogen gesundheits- und sozialpolitisch kontraproduktiv ist und mehr Elend produziert als verhindert, denn es geht in diesem Krieg nicht um die Minimierung von Leiden, sondern um die Maximierung von Gewinn.

Ein Farmer in Afghanistan bekommt für zehn Kilo Opium 500 Dollar, weitere 500 bis 1000 kostet es, daraus ein Kilo Heroin zu machen, das im Endverkauf an der Straßenecke in Philadelphia 100 000 Dollar einbringt – und zwei Millionen Aktienwert, wenn dieser Betrag in das System der Börse eingebracht wird. So lässt sich denn auch das Mysterium besser verstehen, warum seit dem Einmarsch der USA und der NATO in Afghanistan fast nichts in dem zerstörten Land wieder in Gang gekommen ist – außer dem Opiumexport, der 2005 um vierzig Prozent, 2006 um weitere sechzig Prozent gestiegen ist. 2007 betrug der Zuwachs 17 Prozent, 2008 nochmals 19 Prozent.[5] There's no business like drug business – die Narco-Ökonomie regiert. Und wenn Sie wissen wollen, warum Sie davon noch nichts gehört haben und warum eine vernünftige, schadensmindernde Drogenpolitik nicht durchsetzbar ist: Fragen Sie Dave!

Seit Richard Nixon den War on Drugs ausrief und damit bestimmten Drogen offiziell den Krieg erklärte, sind mehr als vier Jahrzehnte vergangen, und es werden weltweit mehr Drogen konsumiert als je zuvor. Milliarden wurden in dieser Zeit investiert, um Polizei, Justiz und Militär für diesen Krieg aufzurüsten, dessen erklärtes Ziel es ist, sowohl Anbau und Produktion als auch den Vertrieb und Konsum von bestimmten Drogen weltweit zu eliminieren. Dass sich der Krieg gegen Drogen mit jedem Jahr weiter von diesem Ziel entfernte und dafür sorgte, dass der Markt für diese Drogen auf mittlerweile über acht Prozent des gesamten Welthandels angewachsen ist und aus diesen gigantischen Umsätzen organisierte Kriminalität und Terrorismus massiv gespeist werden – diese bittere Wahrheit hat auch nach dem 11. September 2001, der die Weltöffentlichkeit mit einer neuen Dimension des Terrors konfrontierte, nicht zu einem Umdenken geführt.

Angeführt von den USA, steht der Drogenkrieg nach wie vor

auf der Agenda der internationalen Politik, und seine untauglichen Rezepte werden von den Vereinten Nationen hinunter bis in die lokalen Kreis- und Kommunalparlamente weiter mit Inbrunst heruntergebetet. Der Dealer und Rauschgifthändler als Schurken rangieren auf der Skala des Abscheus gleich nach dem Kinderschänder und dem Selbstmordbomber, die Drogenmafia gilt nebst den Terroristen als Ausgeburt des Bösen schlechthin, und auch wenn die Gipfeltreffen der Politik noch so disparat und einigungslos verlaufen, für eine Erklärung, im Krieg gegen Drogen gemeinsam und entschlossen vorzugehen, reicht es allemal.

Wenn wir uns dann Dave, den erfolgreicheren der beiden Kaufleute aus unserer Geschichte, vor dem Fernsehapparat vorstellen, wie er derlei Verlautbarungen zur Kenntnis nimmt, können wir uns seinen entzückten Gesichtsausdruck leicht vorstellen: Seine Handelspannen und Geschäftsgewinne sind gesichert. Dass in den Slums und auf den Bahnhofstoiletten weiter gestorben wird, dass ein Cracksüchtiger seine Großmutter wegen zwanzig Dollar erschlägt, dass Millionen von Drogenkonsumenten nicht nur sich selbst mit gestrecktem und verunreinigtem Stoff zerstören, sondern Gewalt und Beschaffungskriminalität auch die Gesellschaft insgesamt bedrohen – über diese katastrophalen Folgen des Drogengeschäfts muss Dave als cooler Geschäftsmann natürlich hinwegsehen. Diese Unmoral mag man zynisch nennen, doch aus der Sicht von Dave ist sie verständlich: Wenn er sich wegen moralischer Bedenken aus dem Geschäft zurückziehen würde, stünden morgen zehn gierige Kollegen bereit, seine Rolle zu übernehmen.

Ein schlechtes Gewissen muss sich Dave auch deshalb nicht machen, weil er mit seinem Angebot an weißen Agrarprodukten schließlich nur eine Nachfrage erfüllt; nicht er, seine Kunden verlangen nach dem Zeug und sind bereit, exorbitante Preise dafür zu zahlen. Am Drogenelend würde sein Rückzug also überhaupt nichts ändern, also bleibt Dave im Geschäft, spendet weiter an Politiker aller Parteien und sorgt dafür, dass sich an den Rahmenbedingungen der Politik nichts ändert. Denn die Prohibition ist der Garant seiner Profite, ohne sie wäre der Handel mit Mohn- und Kokaprodukten nichts anderes als der mit Zucker oder Kaffee: Peanuts. Wenn also Richard Nixon diese aggressivste Form der Prohibition, den Krieg gegen Drogen vor vierzig Jahren nicht ausgerufen hätte – Dave hätte ihn erfinden müssen. Sein Geschäft hat sich seitdem vervielfacht und wirft Gewinne ab wie kein anderes Produkt auf Erden:

Wir erinnern uns an die entsetzte Frage von Senator John Kerry im Iran-Contra-Ausschuss: »(...) Ist es wahr oder ist es nicht wahr, dass nahezu alle politischen Gruppen, ob revolutionär oder nicht, Profite aus Drogengeschäften nutzten, um Waffen zu kaufen und ihre Operationen zu finanzieren?«[6] Es war klar, dass es sich dabei um eine rhetorische Frage handelte. Denn sie definitiv zu beantworten, war ihm als Leiter des Untersuchungsausschusses nicht möglich.

Wie Robert Parry schreibt, der für die Nachrichtenagentur AP und das Nachrichtenmagazin *Newsweek* über den Iran-Contra-Skandal berichtete, riskierte John Kerry schon mit seinen Voruntersuchungen seinerzeit fast seine Karriere[7] – spätestens nachdem CIA-Chef William Casey am 9. Dezember 1986 glasklar zu Protokoll gegeben hatte, wo der Hammer hängt: »Meine Aktionen mögen als kriminell angesehen werden, weil sie zahllose Amerikaner zur Drogenabhängigkeit verdammen. Das ist mir egal. Jeder Krieg produziert Opfer. Grundsätzlich ist ein Krieg um so kürzer, je gewalttätiger er ist. Meine Wahl war, entweder einem andauernden Guerillaaufstand des Kalten Kriegs in Lateinamerika zuzuschauen oder die verfügbaren Mittel zu nutzen, um einen gewalttätigen Krieg von kurzer Dauer für die Demokratie zu finanzieren und zu führen. Ich stehe zu meinen Entscheidungen. Das Werkzeug ist Kokain. Der Trick ist zu verstehen, dass die Drogenkonsumenten die Freiheit der Wahl haben. Sie wählten die Droge. Und ich entschied, ihre Gewohnheit zu benutzen, um die Demokratie zu finanzieren, an der sich alle Amerikaner erfreuen. Und um diese Amerikaner vor der kommunistischen Bedrohung zu schützen, die an unsere Hintertür in Lateinamerika klopft. Um dies zu ändern muss der Drogenkonsument seinen gesellschaftlichen Beitrag leisten.«[8]

Auch wenn nach dieser deutlichen Ansage des CIA-Chefs klar war, dass die Untersuchung des wackeren Abgeordneten Kerry zum Scheitern verdammt sein würde, reicht das, was ans Licht kam freilich aus, um die Iran-Contra-Affäre zu einem der am besten dokumentierten Fälle staatlich organisierter Kriminalität zu machen. Dabei wurden Gelder aus illegalen Waffenverkäufen an den vom Ayatollah Khomeini regierten Iran und Einnahmen aus der Einfuhr von Kokain in die USA dazu verwendet, die Terrorgruppen der Contras zu finanzieren und auszurüsten, die die linke Regierung Nicaraguas stürzen sollten. Die im großen Stil ablaufende Kokaineinfuhr über den Flughafen Mena (Arkansas) wurde Ende der neunziger Jahre nicht nur von einem internen Untersuchungsbericht der CIA bestätigt, sondern auch von den Veröffentlichungen einiger Beteiligter und den Recherchen investigativer Journalisten.

Dabei wurde dann auch deutlich, dass der Iran-Contra-Ausschuss unter John Kerry damals zurückgepfiffen wurde, um außer den Bauernopfern nicht auch die Spitzen des Staats in den Strudel drogenfinanzierter Terrorunterstützung hineingeraten zu lassen. So berichtet Daniel Hopsicker in seiner Biographie des Chefpiloten der Iran-Contra-Operation, Barry Seal, von der Durchwahlnummer, die der langjährige CIA-Pilot in seinem Notizbuch mit sich führte, als er erschossen wurde. Sie führte direkt ins Büro des damaligen Vizepräsidenten George H. W. Bush – der damals größte Drogenschmuggler der USA stand also in Kontakt mit dem Weißen Haus. Aus den Tagebüchern und Aufzeichnungen Barry Seals, die Hopsicker auswerten konnte, geht hervor, dass bei den von Seal im Auftrag des State Departments organisierten Flügen Anfang der achtziger Jahre wöchentlich bis zu 1500 Kilo Kokain eingeflogen wurden. Als er einmal auf dem Flughafen in Mena (Arkansas) versehentlich mit einer heißen Ladung verhaftet wurde, kam er nach wenigen Tagen wieder frei – dank einer Initiative des damaligen Generalstaatsanwalts von Arkansas, des karrierebewussten jungen Juristen namens Bill Clinton.[9]

Es geschieht nicht nur in Zentralamerika und im Fernen Osten, dass der Narco-Dollar Regierungen und Justizbehörden kauft – es geschah (und geschieht) auch in den Provinzen der USA ebenso wie in Europa. Und das ist kein Wunder. Wenn Korruption fast immer nur eine Frage der Nullen vor dem Komma ist, dann ist der Handel mit illegalen Drogen wegen seiner unvergleichlichen Profitspannen einfach das beste Mittel zur Beschaffung von Schmiergeldern. Da niemand so große Profite macht wie Dave, kann auch kaum jemand großzügiger sein im Verteilen von Gefälligkeiten: von Großspenden für soziale Projekte, die sich die regionalen Abgeordneten an den Hut heften, über die Förderung aufstrebender Jungpolitiker und Entscheidungsträger, bis hin zur Finanzierung der klandestinen Außenpolitik mit Terroristen, die »Freiheitskämpfer« genannt werden.

Die Opiumkonventionen mit denen zu Beginn des 20. Jahrhunderts die Prohibition bestimmter Drogen international vereinbart wurde, waren die ersten Schritte dessen, was heute Globalisierung genannt wird. Die Festlegung und Durchsetzung globaler Normen und Gesetze ist also keineswegs ein neues Phänomen, vielmehr steht mit der Drogenprohibition ein nunmehr knapp hundertjähriges Produkt des Globalisierungsprozesses zur dringenden Revision an. Eine Bewertung der internationalen drogenpolitischen Maßnahmen, wie sie hundert renommierte Wissenschaftler und Persönlichkeiten schon 1998 bei den Vereinten Nationen forderten, hat bis heute nicht stattgefunden – was ahnen lässt, dass diese Bilanz verheerend ausfallen würde. Nicht nur haben die Unsummen, die seit dem Zweiten Weltkrieg in die Drogenprohibition weltweit investiert wurden, die stetige Ausweitung des Drogenkonsums nicht verhindert, sie haben auch indirekt dafür gesorgt, dass dieser Markt zu einer Brutstätte von Epidemien und Elend, von Kriminalität, Terrorismus sowie einer Schattenwirtschaft gigantischen Ausmaßes werden konnte. Das Geschäft mit illegalen Drogen ist mit über acht Prozent des Welthandels größer als der gesamte globale Markt für Autos oder für Textilien. Doch anders als bei dem weltweiten Handel mit Kleidern, Hosen oder Fahrzeugen aller Art bleiben beim Handel mit Kokain, Heroin und illegalen Drogen aller Art ganz andere Gewinne hängen. Auch wenn die Weltmärkte für Waffen oder für Öl und Gas noch deutlich größer sind – die Differenz zwischen den Gestehungskosten dieser Produkte und dem Endpreis liegt bestenfalls bei einem Faktor von zwei bis maximal zehn, im Drogengeschäft jedoch bei fünfzig bis hundert.

Auch in einer weiteren Hinsicht ist die Drogenökonomie ziemlich einzigartig: Die exorbitanten Profite fallen nicht am Anfang der Wertschöpfungskette beim Produzenten an und auch nicht am Ende beim Endverkäufer – weder die Bauern, die den Rohstoff liefern, noch die Kleindealer, die das Produkt am Ende an den Kunden bringen, machen überdurchschnittliche Profite. Auch die Produzenten, die das Kokain aus den Kokablättern und Morphin und Heroin aus dem Opium gewinnen, zählen nicht zu den großen Gewinnern.

»Obwohl die Drogenmärkte Hunderte Milliarden Dollar Umsatz generieren und einigen Schmugglern große Vermögen eingebracht haben, ist es wichtig zu wissen, dass die überwältigende Mehrheit im Drogenhandel nur sehr bescheidene Einkünfte erzielt. Auch wenn zum Beispiel in Afghanistan der Opiumanbau profitabler ist als der von anderen Nutzpflanzen, hat ein durchschnittlicher opiumproduzierender Haushalt vermutlich weniger als 33 000 Dollar pro Jahr erwirtschaftet. Und am anderen Ende der Vertriebskette, auf den Verkaufsmärkten in reichen Ländern, haben die wenigen vorhandenen Studien über Drogenverkäufer in den USA Nettoeinkommen von einigen 100 000 Dollar per annum ermittelt. (...) Die übliche Erklärung für hohe Gewinne im Drogenhandel ist die Kompensation des Risikos. Es ist von daher erstaunlich, dass einige Untersuchungen über mittelgroße Dealer erbrachten, dass diese in der Tat sehr hohe Einnahmen erzielten, obwohl ihr Risiko einer Verhaftung oder von Gewalttaten sehr klein zu sein scheint.«[10]

Die im Auftrag der Europäischen Kommission erstellte Studie über die globalen illegalen Drogenmärkte, aus der dieses Zitat stammt, kommt zu dem nüchternen Schluss, dass »sich keine Belege dafür finden lassen, dass das globale Drogenproblem in der Periode von 1998 bis 2007 kleiner geworden ist« – was uns nicht überraschen kann, nachdem wir die Macht des Narco-Dollars und die Besonderheit der Drogenökonomie kennengelernt haben: eine sehr hohe Profitspanne, deren Löwenanteil aber nicht auf Seiten des Produzenten oder des Endverkäufers landet, sondern vor allem beim Importeur und Großhändler. Bei den Daves dieser Welt also, deren Risiko, mit heißer Ware erwischt zu werden, relativ gering ist, weil sie selbst als Makler und Manager im Hintergrund bleiben und nur durch Zufall ans Licht kommen, wie durch den Absturz einer Transportmaschine im nicaraguanischen Dschungel 1986, der den Iran-Contra-Kokainimport und seine Organisatoren im Weißen Haus auffliegen ließ. Auch in diesem sehr gut dokumentierten Fall von Drogenhandel im Namen des Staats geschah den Maklern und Managern im Hintergrund – Oberstleutnant Oliver North und seinem direkten Dienstherrn, Vizepräsident George H. W. Bush – nichts, alle wegen Mitwisserschaft und Vertuschung verurteilten hochrangigen Beamte wie der Exverteidigungsminister Caspar Weinberger, Sicherheitsberater Robert McFarlane und Admiral John Pointdexter und andere wurden wenig später von Bush sen. begnadigt. Fassen wir die Punkte noch einmal zusammen, die Heroin und Kokain, die umsatzstärksten Produkte des illegalen Drogenmarkts zu einem so einzigartigen Geschäft machen:

1. Der Rohstoff besteht aus einfach anzubauenden, billigen Agrarpflanzen, aus dem in einem ebenso einfachen chemischen Verfahren das marktfertige Endprodukt gewonnen wird.
2. Das Produkt ist kleinteilig, leicht zu verstecken und zu transportieren und der Schmuggel von daher kaum kontrollierbar.
3. Der hohe Gewöhnungsfaktor garantiert eine ständige Nachfrage auf Seiten der Konsumenten.
4. Aufgrund der Prohibition ermöglicht der Export und Import einzigartige Profitspannen.
5. Sie Illegalität dieser Profite prädestiniert sie zur Finanzierung von weiteren illegalen Aktivitäten: verdeckten Staatsoperationen, Finanzierung von Aufständen und Kriegen sowie organisierter Kriminalität.
6. Sie Legalisierung dieser Profite (Geldwäsche) ist ein Milliardengeschäft für die Banken ebenso wie ihr danach erfolgender Zufluss auf die Aktienmärkte.

Dieser letzte Punkt verdient im Zusammenhang mit der jüngsten Finanz- und Bankenkrise besondere Berücksichtigung. So appellierte die spanische Regierung im Herbst 2008 an Drogenhändler und Geldwäscher und sicherte ihnen Straffreiheit zu, wenn sie ihre Barreserven bei den Banken einzahlten, um so die Liquiditätsengpässe der Finanzmärkte zu entspannen.[11] Nach Schätzungen der europäischen Zentralbank lagerten zu dieser Zeit insgesamt 54 Milliarden Euro in 500-Euro-Scheinen in Spanien – fast die zehnfache Menge dessen, was Spanien bei der Einführung des Euro an 500ern erhalten hatte.

Die einzige Erklärung für die Konzentration der großen Scheine in Spanien ist neben dem mit Schwarzgeld finanzierten Bauboom im Lande das internationale Drogengeschäft, das sich nach der Euroeinführung vom US-Dollar als Standardwährung verabschiedete. Nicht wegen währungspolitischer Skepsis, sondern weil der Hunderter als höchste Dollarnote ein Vielfaches an Platz in Koffern oder Säcken beansprucht, weshalb der lilafarbene 500-Euro-Schein wegen seiner Eignung für klandestine Geschäfte von Scherzbolden auch schon »Bin Laden« genannt wird. Eine Million Euro in bar wiegen gerade einmal 2,28 Kilo. Da Spanien der Hauptumschlagplatz für kolumbianisches Kokain und marokkanisches Cannabis in Europa ist, stellt die Konzentration der mafiaaffinen 500-Euro-Noten auf der iberischen Halbinsel also keine Überraschung dar.[12]

Noch weitreichender und folgenschwerer als die Finanzierung des spanischen Baubooms mit Drogengeld ist unterdessen das System von sogenannten Graubanken und Finanzinstituten in den Steueroasen der Karibik und anderswo, die im Zuge der Finanzkrise 2008 unter Beschuss gerieten. Diese Geldhäuser unterliegen nicht den internationalen Bankgesetzen, unterhalten aber Konten bei den Großbanken und können darüber an den Finanz- und Aktienmärkten investieren. Wer allerdings hinter den Milliarden steckt, die eine Bank XY von den Cayman Islands oder den Antillen über ihr Konto bei der Deutschen Bank investiert, bleibt den Finanz- und Steuerbehörden verborgen. Als nach der Pleite der Lehman Brothers der deutsche Finanzminister Steinbrück und einige seiner Kollegen rigorose Maßnahmen gegen diesen Untergrund des legalen Banksystems forderten, ging dies zwar durch alle Medien. Auch wurden auf europäischer und internationaler Ebene einige vage Vereinbarungen getroffen, substantiell geändert aber hat sich an diesem System nichts.

Insofern kann es auch nicht überraschen, dass der UN-Beauftragte in Sachen Drogen und organisierter Kriminalität, Antonio Costa, im Dezember 2009 beklagte, dass die Rettung des internationalen Finanzsystems nicht allein durch staatliche Rettungspakete zustande kam, sondern durch Drogengelder von über 350 Milliarden Dollar gestützt wurde. Er habe »Beweise gesehen«, so Costa, lehnte es aber ab, Namen zu nennen, klar sei jedoch, dass Drogengeld »jetzt ein Teil des offiziellen Systems ist«.[13]

Wohl wahr, und nicht erst seit der gegenwärtigen Finanzkrise. Doch wie Anslingers »Wölfe«, die von den politisch opportunen Drogenströmen abgezogen wurden, sind auch die Drogenbekämpfer der UN seit je zahnlos und dürfen nicht einmal die Namen der Banken nennen, die derart süchtig nach Drogengeld sind, dass sie ohne seine Zufuhr offenbar nicht überleben können. »Too big to fail« – zu groß um unterzugehen – und »systemrelevant«, das waren die Schlüsselworte, mit denen die Milliarden von Steuergeldern erpresst wurden, die zahlreiche Regierungen in den letzten beiden Jahren an notleidende Banken ausschütteten. Die Klage des ranghöchsten Drogenbekämpfers der Welt unterdessen zeigt, dass nicht nur Banken zu groß sein können, um sie abstürzen zu lassen, weil sie das ganze Finanz- und Währungssystem in den Abgrund reißen würden. Auch die Drogen sind »systemrelevant«, und die Prohibition, die eine milliardenschwere Untergrundökonomie heraufbeschworen hat, ist to big to fail …

Prisons for Profit: die Gefängnisindustrie

»Zuerst eine Voraussetzung, die, wie ich glaube, viele Amerikaner nicht kennen. Wir haben fünf Prozent der Weltbevölkerung; wir haben 25 Prozent der bekannten Welt-Gefängnisbevölkerung. Wir haben eine Haftrate in den Vereinigten Staaten, der größten Demokratie der Welt, die fünfmal so hoch ist wie die Haftrate des Rests der Welt. Hier gibt es nur zwei Möglichkeiten: Entweder leben die bösesten Menschen der Erde in den Vereinigten Staaten, oder wir machen etwas dramatisch falsch im Zusammenhang mit unserem Zugang zur Verbrechensbekämpfung.

Der Elefant im Wohnzimmer ist bei vielen Diskussionen über das Strafrechtssystem der große Zuwachs an Haftstrafen für Drogen in den letzten drei Jahrzehnten. 1980 waren 41 000 Drogentäter in Haft, heute sind es mehr als 500 000, ein Zuwachs von 1200 Prozent ... und ein bedeutender Anteil von ihnen ist wegen Besitzes von Drogen oder nicht gewalttätigen Verstößen inhaftiert, die ihre Ursache in der Drogenabhängigkeit haben oder damit in Zusammenhang stehen.

(...) Es sind erstaunliche Statistiken, denen wir uns stellen müssen: Afroamerikaner bilden zwölf Prozent unserer Bevölkerung; entgegen vieler Behauptungen und Rhetorik ist die Höhe ihres regelmäßigen Drogengebrauchs etwa dieselbe wie in anderen Teilen unserer Gesellschaft, etwa 14 Prozent. Aber sie stellen 37 Prozent derer, die wegen Drogen verhaftet werden, 59 Prozent derer, die verurteilt werden, und 74 Prozent derer, die zu Haftstrafen verurteilt werden ...«

Senator Jim Webb (Virginia),
Rede vor dem US-Senat, 26. 3. 2009

Es war eine erstaunliche Rede, die der demokratische Senator von Virginia im März 2009 vor dem US-Senat hielt: »Man kam kaum überbetonen«, schrieb der politische Kolumnist Glenn Greenwald dazu, »wie politisch undankbar und riskant Webbs Herangehen an das Thema ist, sowohl im Allgemeinen als auch besonders für Webb. Obwohl es einige Entwicklung in der öffentlichen Meinung zu einigen Punkten der Drogenpolitik gibt, existiert praktisch keine organisierte Wählerschaft für eine Gefängnisreform. Im Gegenteil, sich durch Anschuldigungen, ›soft on crime‹ zu sein, angreifbar zu machen, ist seit Jahrzehnten die tödlichste Verwundbarkeit, an der

Politiker leiden können. Mehr noch, der privatisierte Gefängnisstaat ist eine boomende und hochprofitable Industrie mit einer Armee von Lobbyisten, Spenden und anderen gut finanzierten Waffen, um Kandidaten, die ihre Interessen bedrohen, ins Visier zu nehmen.«[14]

Willkommen in einem neuen Wirtschaftszweig, den der Journalist Eric Schlosser 1998 in einem Artikel für das *Atlantic*-Magazin The Prison-Industrial-Komplex taufte[15] – in Anspielung auf Präsident Eisenhowers Abschiedsrede 1961, in der er (leider vergeblich) vor dem »unbefugten Einfluss« des »militärisch-industriellen Komplexes« auf politische Entscheidungen warnte. Der Gefängnis-Industrielle-Komplex, heute einer der trotz Finanz- und Wirtschaftskrise weiterhin boomenden Industriezweige in den USA, entstand während der Regierung von Ronald Reagan[16] und seinem Vize George H. W. Bush mit der Privatisierung des Haftwesens – bei gleichzeitiger Verschärfung des Kriegs gegen Drogen. Bis dahin waren in den Vereinigten Staaten das gesamte 20. Jahrhundert über stets ebenso viele Menschen in Haft wie in Europa, etwa hundert pro 100 000 Einwohner. Von 1983 bis 1990 verdoppelte sich die Zahl der Inhaftierten, obwohl die Gewaltverbrechen in dieser Zeit nur um 24 Prozent zunahmen.

In den neunziger Jahren ging dieser Trend nicht etwa zurück, sondern kam erst richtig in Fahrt. Unter keinem Präsidenten der USA wurden mehr Gefängnisse gebaut als in der Ära Bill Clinton/Al Gore (1993–2001). Eines der ersten Gesetze, die Clinton 1994 unterzeichnete, war die »Omnibus Crime Bill«, mit der obligatorische Haftstrafen für Drogenvergehen eingeführt wurden – und ein 10,5-Milliarden-Fonds für den Bau der dafür benötigten neuen Gefängnisse. Noch vor dem Inkrafttreten versilberten die großen privaten Gefängnisunternehmen den absehbaren Goldrausch an der Börse und versorgten sich mit Kapital – allein der Marktführer Corrections Corporation of America (CCA) errichtete 1995/96 mehr als hundert neue Gefängnisse.

Mittlerweile sind ein Drittel aller Gefangenen in privaten Haftanstalten untergebracht, und jedes »Bett« mehr, das die Privatknäste bereitstellen, lässt die Börsenkurse klettern. Es handelt sich um ein todsicheres Geschäft: Die »Kunden« sind über Jahre oder

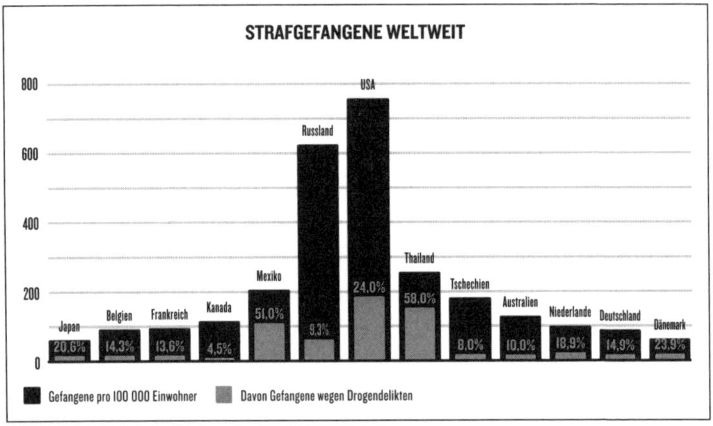

Etwa 10,65 Millionen Menschen waren 2008 weltweit inhaftiert, bezogen auf die Weltbevölkerung sind das 158 Gefangenen auf 100 000 Einwohner. In den USA sind es 758 und damit fast das Fünffache. Nahezu ein Viertel von ihnen sitzt wegen Drogendelikten im Gefängnis, in Thailand und Mexiko sogar mehr als die Hälfte. Deutschland liegt mit 14,9 Prozent Drogenhäftlingen im europäischen Mittelfeld. In 71 Prozent aller Länder nimmt die Gefangenenpopulation im Verhältnis zur Einwohnerzahl zu.
(Quellen: Roy Walmsley, Prison Population List, 2008; Dave Bewley-Taylor, Chris Hallam, Rob Allen: *The Incarceration of Drug Offenders*, London 2009)

gar Jahrzehnte fest eingebucht(et), die Tagespauschale zahlt der Steuerzahler, und die »tough on crime«-Lobby sorgt für einen nicht abreißenden Nachschub an Klienten. Vor allem in jenen US-Bundesstaaten, in denen in den neunziger Jahren die »Three Strikes«-Regel eingeführt wurde, nach der die dritte Verurteilung für ein Verbrechen automatisch zu lebenslänglicher Haft führt. Wer mit 18 ein Auto geklaut hat, mit 25 wegen einer Kneipenschlägerei verurteilt wurde und sich dann mit mehr als einer Unze Marihuana (knapp dreißig Gramm) erwischen lässt, wandert lebenslänglich hinter Gitter. Das ist kein theoretischer Fall, in den 13 Bundesstaaten, wo die Three-Strikes-Regel gilt, sitzen Tausende solcher »Schwerkriminellers« lebenslang, und wo sie nicht gilt, reicht auch schon der einmalige Besitz von Drogen für eine lange Haftstrafe.

Nach Bundesgesetz stehen auf den Besitz von fünf Gramm Crack fünf Jahre Haft ohne die Möglichkeit einer Bewährung, bei Kokain müssen es für dieselbe Strafe 500 Gramm sein. Der weißen Mittelklasse, die eher Kokainpulver benutzt, wird also hundertmal so viel zugestanden wie der Unterklasse von meist Schwarzen und Latinos, die das mit Natron zu Crack aufgebackene »Kokain für Arme« konsumieren.

Anfang des 20. Jahrhunderts wird »Drogensucht« als Krankheit klassifiziert und mit den »Drogensüchtigen« eine neue Klasse von Patienten und Kriminellen geschaffen, die nunmehr der zwangsweisen Behandlung durch Psychiatrie und Justiz unterworfen werden. Wir haben gesehen, wie die USA gegen das durch Opium finanzierte britische Imperium Anfang des Jahrhunderts einen »modernen« Imperialismus etablieren, der sich zwar das Verbot von Sklavenarbeit und Drogenhandel – die Menschenrechte – auf die Fahnen schreibt, unter der Hand aber den lokalen Bündnispartnern ihrer globalen Machtinteressen stets Drogengeschäfte ermöglicht. Mit den seit den achtziger Jahren immer drakonischeren Drogengesetzen und der Privatisierung des Gefängniswesens ist nun unter der Hand auch die Sklavenarbeit wieder zurückgekehrt.

Über eine halbe Million Drogenhäftlinge arbeiten als willkommene Arbeitskräfte in den privaten Gefängnissen – für wenige Cents die Stunde: »Wer investiert hier? Mindestens 37 Bundesstaaten haben Verträge über Gefängnisarbeit privater Firmen legalisiert, die innerhalb staatlicher Gefängnisse stattfindet. Auf der Liste dieser Unternehmen befindet sich die Crème de la crème der US-Konzerne: IBM, Boeing, Motorola, Microsoft, AT & T, Wireless, Texas Instruments, Dell, Compaq, Honeywell, Hewlett-Packard, Nortel, Lucent Technologies, 3Com, Intel, Northern Telecom, TWA, Nordstrom's, Revlon, Macy's, Pierre Cardin … und viele andere. Allein zwischen 1980 und 1994 stiegen die Umsätze von 392 Millionen Dollar auf 1,31 Milliarden Dollar. Insassen in Staatsgefängnissen bekommen normalerweise einen Minimumlohn für ihre Arbeit, aber nicht alle. In Colorado bekommen sie zwei Dollar die Stunde, was unter dem Minimum liegt. Und in privaten Haftanstalten erhalten sie gerade einmal 17 Cent die Stunde bei maximal sechs Stunden Arbeit pro

Tag, also so viel wie zwanzig Dollar im Monat. Das bestzahlende Privatgefängnis ist CCA in Tennessee, wo Gefangene bis zu fünfzig Cent für sogenannte ›höchst anspruchsvolle Positionen‹ erhalten.«[17]

Zwangsarbeit zu solchen Sklavenlöhnen – ohne Kosten für Krankenversicherung, Urlaub und dergleichen – macht den Betrieb privater Gefängnisse jenseits von Wirtschaftszyklen und Konjunkturgegebenheiten zu einer wahren Goldgrube. »Ein langer Aufenthalt im Gefängnis, so ein Branchenwitz, ändert sehr wenig, ausgenommen die Heterosexualität«, scherzte das Börsenmagazin *Barron's* im Oktober 2009 und empfahl die Aktien der Marktführer der Gefängnisindustrie – CCA, GEO Group (vormals Wackenhut) und Cornell Corrections – zum Kauf. Bei Kapitalrenditen von 25 Prozent per anno, wie sie von diesen privat betriebenen Anstalten erzielt werden, sicher keine schlechte Empfehlung. »Wer sagt, dass sich Verbrechen nicht lohnt?«, schließt das Magazin denn auch seinen Artikel.[18]

Erinnern wir uns an die beispielhaften Bilanzen von Sam und Dave, die beide mit einem begehrten weißen Pulver handelten, wobei die unterschiedlichen Gewinnspannen dem Drogenhändler Dave schon bald ermöglichten, die Aktien und die Firma des Zuckerhändlers Sam aufzukaufen. Die Ökonomin Catherine Austin Fitts hat dieses Beispiel konstruiert, um die Rolle des Narco-Dollars für die Börsen zu illustrieren, denn *den* Drogenhändler Dave gibt es natürlich nicht. Doch Fitts, die ehemalige Staatssekretärin im Bauministerium und Wall-Street-Bankerin, hat die Geschichte nicht einfach erfunden, wie eine Fallstudie zeigt, die sie am Beispiel der großen Investmentbank Dillon, Read & Co. erstellt hat, in deren Direktion sie selbst jahrelang arbeitete.

»In dieser einen Fallstudie sehen wir das Muster des herrschenden Geschäftsmodells unserer heutigen politisch gemanagten Ökonomie. Wir sehen, wie private Investoren neue Gesetze arrangieren, die dem Wohl der Gesellschaft zuwiderlaufen. Mit der Hilfe von Drehtüren zwischen Direktionsetagen, Anwaltskanzleien und hohen Regierungsämtern werden große Regierungsaufträge und Einkäufe in die Wege geleitet, die den Wert privater Aktieninvestitionen erhöhen. Diejenigen, die in den Genuss dieser hohen Börsengewinne kommen, lancieren dann große Spenden an die politischen Parteien und Politiker, die die Gesetze und Verträge machen«, erklärt Catherine Austin Fitts.[19]

Wie aus einer 2001 eingereichten Klageschrift[20] von zehn EU-Staaten hervorgeht, ist der Tabak- und Nahrungsmittelkonzern RJR Nabisco, einer der größten Kunden der Investmentbank Dillon, Read & Co., seit Jahrzehnten in Schmuggel- und Geldwäscheoperationen mit lateinamerikanischen Kokainkartellen, der italienischen und russischen Mafia und anderen kriminellen Organisationen verstrickt; durch Lieferung unversteuerter Zigaretten und »durch die Leitung, Organisation und Kontrolle von Geldwäsche. (...) Die Beklagten verkaufen ihre Produkte wissentlich an organisierte Kriminelle, arrangieren geheime Zahlungen von organisierten Kriminellen und waschen diese Einkünfte in den Vereinigten Staaten oder diskreten Offshore-Banken.«[21]

Da Banken und Finanzinstitutionen ihre Kontrollen in Sachen Geldwäsche immer weiter verschärft haben, verlegen sich Drogenschmuggler zum Waschen ihrer Einkünfte auf international operierende Firmen und hier, wie es in der Klageschrift heißt, »insbesondere auf die Beklagte«. Liest sich schon diese Klageschrift wie ein faktengesättigter Kriminalroman, so zeigt Catherine Austin Fitts mit ihrer Geschichte über Dillon, Read & Co., das Finanz- und Investmenthaus von RJR Nabisco seit den achtziger Jahren, dass es sich dabei auch um eine Art Familienroman handelt. Denn dieselben Figuren und Player tauchen von damals bis heute auf: als Aufsichtsräte, Investoren oder dann als Minister und Staatssekretäre, ob sie nun Hillary und Bill Clinton heißen oder George H. W. Bush.

Wir haben schon erwähnt, dass Barry Seal, Chefpilot der aus dem Weißen Haus von George H. W. Bushs Leutnant Oliver North organisierten Iran-Contra-Drogenflotte, einst in Mena (Arkansas) mit Säcken voll Geld und Kokain verhaftet und vom zuständigen Oberstaatsanwalt Bill Clinton schnell wieder auf freien Fuß gesetzt wurde. Schon in diese Geldwäscheoperationen bei den Iran-Contra-Geschäften in den achtziger Jahre waren, wie Fitts zeigt, führende Dillon-Read-Leute involviert. Darunter war auch der Tycoon Jackson

Stephens (siehe Kapitel 4), dessen Unternehmen wegen Diebstahls einer innovativen Finanzsoftware (PROMIS) für Geldwäschetransaktionen angezeigt und von einer aufstrebenden jungen Anwältin namens Hillary Rodham Clinton verteidigt wurde. Hier liegen die Wurzeln des Rätsels, warum der »progressive« Bill Clinton dann der privaten Gefängnisindustrie zu einem milliardenschweren Aufschwung verhilft, indem er ein Gesetz erlässt, das Bewährungsstrafen bei Drogendelikten ausschließt. Die Investoren, die die drei größten privaten Gefängnisunternehmen mit Kapital ausstatten und an die Börse bringen, sind die Dillon-Read-Vorstände und Jackson Stephens.

In dieser Geschichte, die Catherine Austin Fitts dokumentiert, haben wir wie in einer Nussschale die Faktoren versammelt, die den Krieg gegen Drogen und den Gefängnis-Industriellen-Komplex zu einem hochprofitablen Geschäft machen: ein nicht abreißender Zustrom von Drogen, dessen klandestine Kanäle auf höchster Ebene gedeckt werden (damals das Kokain der Contra-Terroristen, heute das Heroin der Warlords Afghanistans); Großkonzerne und Banken, die in die Schmuggelgeschäfte und Geldwäsche verwickelt sind (wie RJR Nabisco und mindestens ein halbes Dutzend Großbanken); ihnen verpflichtete Politiker und Präsidenten, die einerseits Ermittlungen verhindern (die EU-Klage wurde von US-Gerichten 2004 abgewiesen!) und andererseits mit verschärften Drogengesetzen Law-and-Order-Profil zeigen, was wiederum neue Massen von »Kriminellen« und einen Boom der privaten Gefängnisindustrie produziert. There's no business like drug business.

Als im Jahr 2000 der Marktführer im Gefängnisgeschäft, Corrections Corporation of America (CCA), ein 2000-Betten-Gefängnis für hundert Millionen Dollar in Kalifornien errichtete, ohne einen Vertrag mit den Vollzugsbehörden zu haben, gab sich der dazu befragte CCA-Manager im *San Francisco Chronicle* vom 1. August 2000 über die mögliche »Kundschaft« gelassen: »Wenn wir bauen, werden sie kommen.«

Wer da kommt, haben wir an den eingangs zitierten Zahlen gesehen, die Senator Webb in seiner Rede nannte: Es sind die Schwarzen und die Hispanics, und sie werden wegen nicht gewalttätiger

Drogendelikte eingesperrt. Seit 1875, als in San Francisco ausschließlich Chinesen der Konsum von Opium verboten wurde, hat sich an der Prohibition als Werkzeug zur Unterdrückung von Minderheiten und Armen wenig geändert. Und wenn wir dem Kriminologen Charles Whitebread von der University of Southern California folgen, kann dies auch gar nicht anders sein, weil zur Prohibition immer zwei Dinge gehören: ein hartnäckiges, schwieriges soziales, ökonomisches oder medizinisches Problem, das mit dem Erlass eines neuen Strafgesetzes »gelöst« wird – und das eine Klassentrennung aufweist, sozial und ökonomisch: Es ist immer »zwischen UNS und DENEN«.[22]

Es ist ein Ausstoßungs- und Reinigungsritual, in dem die elitäre »Aristocracy of Prison-Profits« es der archaischen Priesterkaste gleichtut, die sich einst zu den Profiteuren eines Opferrituals aufgeschwungen hat, bei dem Hunderttausende von Sündenböcken unter dem Vorwand im Kerker gehalten wurden, unendlichen Schaden von der Gesundheit und Sicherheit der Gemeinde abzuhalten. Tatsächlich geht es damals wie heute jedoch nur darum, unendliche Reichtümer in den Taschen einiger weniger zu versammeln. Und das Spiel, das gespielt wird, ist die alte, machiavellistische Dialektik der Macht: Fördere die These, fördere die Antithese, und halte im entstehenden Chaos die Synthese bereit. In diesem Fall: ermögliche den Zustrom verbotener Drogen, fördere gleichzeitig den »Krieg gegen Drogen« und halte für das entstehende Chaos (»Drogenproblem«) die Synthese in Form eines Geschäftsmodells bereit (Gefängnis-Industrieller-Komplex).

Die Privatisierung der Gefängnisse, der Profit mit dem Einkerkern von Menschen, markiert dabei nur die zynische Spitze des Eisbergs. Die Mehrheit der »Drogentäter« sitzt weltweit nach wie vor in staatlichen Haftanstalten, doch das amerikanische Geschäftsmodell des Drogenkriegs streckt bereits seine Fühler über die USA hinaus aus, etwa nach Australien und Neuseeland ebenso wie nach Großbritannien, wo bereits 12 private Gefängnisse operieren. »Nur zwei Gruppen wollen, dass sie gebaut werden«, notierte der *Guardian*, »die Minister und die Gefängnisunternehmen, denn sie sind eine exzellente Möglichkeit, Profit zu machen. Und die eigentliche Natur

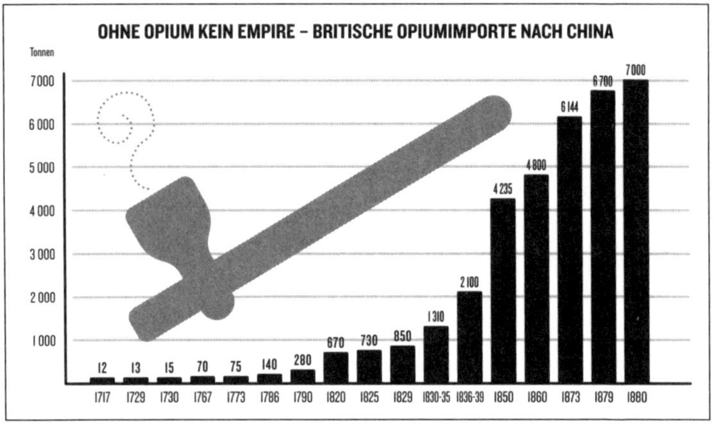

»Ohne Opium kein Empire«: Das Opiumgeschäft war die wichtigste Finanzierungsquelle des britischen Empires in Asien, zwischen 1780 und 1880 verhundertfachte sich die von Britisch-Indien nach China eingeführte Menge. In zwei Opiumkriegen wurde die Freigabe des Handels erzwungen. Der Höhepunkt des Geschäfts mit 7000 Tonnen im Jahr 1880 entspricht der Jahresproduktion in Afghanistan 2008.
(Quellen: *Meyers Konversationslexikon*, 1877; Matthias Seefelder: *Opium – Eine Kulturgeschichte*, 1996, UNODC: *Afghan Opium Survey 2009*)

der ›Privaten Finanzinitiative‹ (PFI), nach der die Regierung sich verpflichtet, 25 bis dreißig Jahre für die Dienstleistung zu zahlen – ob sie benötigt wird oder nicht –, schafft einen starken Anreiz, sicherzustellen, dass die Gefangenenzahlen nicht fallen. Das Biest muss gefüttert werden.«[23]

Nicht nur für die Unternehmen verspricht diese Fütterung exzellente Verdienstmöglichkeiten, auch für die Minister, die das Geschäftsmodell auf der legislativen Ebene auf den Weg bringen. Jüngstes Beispiel ist der 2007 mit Tony Blair ausgeschiedene britische Innenminister John Reid, der während seiner Amtszeit für das Gefängniswesen zuständig war und danach als »Konsultant« zu dem privaten Gefängnisbetreiber »G4S« wechselte. Die Drehtür zwischen Regierungsämtern und lukrativen Beratungs- und Direktionsposten in der »Wirtschaft« ist in diesem Krieg gegen Drogen und für private Profite ebenso gut geschmiert wie im Rüstungsgeschäft.

3 Drogen – Terror – Krieg

»Germans to the front!« – dieser Befehl eines alliierten Generals erschallte letztmals im Sommer 1900, als ein deutsches Kontingent die britischen Truppen gegen den sogenannten Boxeraufstand unterstützte, mit dem sich die Chinesen gegen die Besatzung der Kolonialmächte auflehnten. Vor den ausrückenden Truppen hielt Kaiser Wilhelm II. in Bremerhaven seine berüchtigte Hunnenrede: »Kommt Ihr vor den Feind, so wird er geschlagen! Pardon wird nicht gegeben; Gefangene nicht gemacht. Wie vor tausend Jahren die Hunnen unter ihrem König Etzel sich einen Namen gemacht, der sie noch jetzt in der Überlieferung gewaltig erscheinen lässt, so möge der Name Deutschland in China in einer solchen Weise bestätigt werden, dass niemals wieder ein Chinese es wagt, etwa einen Deutschen auch nur scheel anzusehen.«[1]

Von derlei martialischem Ton mögen wir 110 Jahre später zwar noch etwas entfernt sein. Eine dubiose Meldung aber – wie damals die Falschmeldung an den Kaiser, am Tag zuvor seien alle deutschen Botschaftsangehörigen in China ermordet worden – kann schon ausreichen, um bei der in Afghanistan stationierten Bundeswehr mal wieder den »Hunnen« aufblitzen zu lassen, wie das Beispiel des Raketenangriffs bei Kunduz im September 2009 zeigte. Wie damals geht es im Hintergrund des »Zivilisationskriegs«, den deutsche Soldaten nunmehr am Hindukusch führen, um eher unzivilisierte, konspirative Geschäfte, und wie in China um 1900 steht auch in Afghanistan hundert Jahre später dabei ein ganz besonderes Produkt im heimlichen Mittelpunkt: Opium.

»Es ist eine Forderung der Natur, dass der Mensch mitunter betäubt werde, ohne zu schlafen« – auch wenn man Goethes Erkenntnis als Plädoyer eines natürlichen Rechts auf Rausch auslegen kann, spielten die Deutschen im frühen Betäubungsmittelgeschäft der Kolonialmächte keine große Rolle, in China hinterließen sie nur ihr bis heute berühmtes Tsingtao-Bier und heimsten sich trotz Kaiser Wilhelms spontanen Hunnenausfalls dort keinen besonderen Ruf als Barbaren ein.

Anders die Engländer, die Ende des 17. Jahrhunderts ihren Handel mit China begannen, deren landestypische Waren wie Wolle und Eisen dort aber kaum gefragt waren. Um die begehrten chinesischen Seidenstoffe, Tee, Porzellan und Gewürze nicht in Silber zahlen zu müssen, beginnt die Britische Ostindien-Kompanie, aus ihrer frisch eroberten Provinz Bengalen Opium nach China zu exportieren. Sie lässt sich dabei auch von einem kaiserlichen Import- und Rauchverbot, das 1729 ergeht, nicht abhalten und liefert 200 Kisten Opium (13 Tonnen), 1767 sind es schon fünfmal so viel, 1820 werden 670 Tonnen, 1838 schon 2680 Tonnen nach China geliefert (siehe Tabelle Seite 68).

Damit ist Opium nun das umsatzstärkste Produkt der damaligen Weltwirtschaft, und als der aufrechte chinesische Beamte Lin Tse-Hu 950 Tonnen des lukrativen Stoffs vernichten lässt, beginnt England 1839 den ersten Opiumkrieg. An dessen Ende hatte es dank der überlegenen Schussgewalt seiner Kanonenboote Hongkong und weitere fünf chinesische Hafenstädte erobert und kurbelte das Geschäft weiter an. 1880 werden über 7000 Tonnen Opium aus Indien nach China geschifft, mindestens zehn Millionen Chinesen sind nunmehr opiumabhängig. Zum Vergleich: Hundert Jahre später, 1980, wurden für den medizinischen Weltverbrauch jährlich circa 1700 Tonnen Opium verwendet; 1999 produzierten afghanische Farmer nach Schätzungen der CIA 1670 Tonnen; für 2007 meldete der jährliche Drogenreport der UNO eine afghanische Opiumernte von 8850 Tonnen.

Die Drogenökonomie des Terrors

Das Geld für den Aufstieg der englischen Schäfer- und Fischerinsel zur Weltmacht kam also im Wesentlichen aus den schmutzigen Hinterhofgeschäften der British East India Company, und als die Chinesen derlei Zivilisationsleistungen des Westens endgültig überdrüssig wurden, trat für die Deutschen der »Bündnisfall« ein, und sie wurden, wenn auch nur für ein kleines Scharmützel, an die Front zitiert. Dass dann 2001 der britische Premier Tony Blair auf die Taliban als »die größten Heroinproduzenten der Welt« hinweist und für die Germans erneut der Bündnisfall eingetreten ist, entbehrt insofern nicht eines gewissen Déjà-vu – zumal wenn man sich anschaut, wie das Opium- und Heroingeschäft in der pakistanisch-afghanischen Region organisiert ist.

Als dort die Pioniere des psychedelischen Großhandels, die kalifornische Untergrundorganisation »Brotherhood of Eternal Love«, in den sechziger Jahren für erste internationale Nachfrage nach den lokalen Hanf- und Mohnprodukten sorgten, zahlten sie ein paar US-Dollar für ein Kilo Haschisch, für ein Kilo Opium zehn bis zwanzig Dollar. Die Wiederentdeckung dieser Substanzen in der westlichen Subkultur und die sich verschärfenden Prohibitions- und Kontrollmaßnahmen sorgten dafür, dass sich diese landwirtschaftlichen Produkte in den folgenden Jahrzehnten im Preis vervielfachten. Heroin jedoch spielte in der Region keine Rolle, was sich mit dem Einmarsch der Sowjetunion in Afghanistan 1979 aber ziemlich abrupt änderte. Entlang der Grenze wurden unter Supervision der CIA vom pakistanischen Militärgeheimdienst ISI (Inter-Services Intelligence) Heroinlabors angelegt.

Professor Alfred McCoy, Autor des monumentalen Standardwerks *Die CIA und das Heroin – Weltpolitik durch Drogenhandel*, schreibt dazu: »Diesen Heroinhandel kontrollierten CIA-Mitarbeiter. Bei ihrem Vorrücken auf afghanisches Territorium forderten die Mujaheddin die Landwirte auf, Mohn als Revolutionssteuer anzubauen. Entlang der Grenze in Pakistan operierten unter dem Schutz des pakistanischen Geheimdiensts Hunderte Heroinlabors. In dieser Dekade des völlig offenen Drogenhandels unternahm die US-Drug Enforcement Administration (DEA) in Islamabad nichts, keine Beschlagnahmungen oder Verhaftungen – die US-Regierung hatte untersagt, den Heroinhandel zu verfolgen, und den Krieg gegen Drogen dem gegen die Sowjetunion untergeordnet. 1995 gab der frühere CIA-Direktor der afghanischen Operation, Charles Cogan, zu, dass die CIA den Drogenkrieg tatsächlich dem Kalten Krieg geopfert hatte: ›Unser Hauptziel war, den Sowjets so viel Schaden wie möglich zuzufügen. Wir hatten nicht die Möglichkeiten, auch noch den Drogenhandel zu verfolgen. Ich denke, dafür müssen wir uns nicht entschuldigen. Jede Situation hat unerwünschte Nebeneffekte, einen Fallout … ja, es gab einen Fallout an Drogen. Aber das Hauptziel haben wir erreicht: die Sowjets verließen Afghanistan.‹«[2]

Der Fallout resultierte in diesem Fall in einem Wachstum von quasi null auf etwa 1,5 Millionen pakistanischer Heroinabhängiger sowie in einer weltweiten Heroinschwemme in den achtziger Jahren und in einer bis heute anhaltenden »Heroinisierung« der pakistanischen Wirtschaft. Nach Schätzungen der indischen Regierung war das Heroingeschäft Pakistans mit einem Volumen von elf Milliarden Dollar schon im Jahr 1999 um dreißig Prozent größer als der gesamte Staatshaushalt, der ohne diese Schattenfinanzierung nach zehn Jahren Rezession längst kollabiert wäre.[3] Dass der »Kollateralschaden« Heroin nach dem Sieg im Kalten Krieg in Pakistan genauso wenig gestoppt wurde wie die Ausbildung von »Freiheitskämpfern« in Terrorlagern, hatte mit ihrer fortgesetzten Nützlichkeit zu tun: Die islamistischen Krieger wurden noch für die Destabilisierung der ehemaligen Sowjetstaaten in Tschetschenien und anderswo gebraucht und die Heroin-Dollars zur Begleichung der pakistanischen Waffenkäufe (in den Neunzigern kaufte Pakistan für über dreißig Milliarden Dollar Waffen in den USA).

Wir können hier das seit Beginn des Prohibitionsregimes wiederkehrende Muster erkennen: Das Drogenverbot sorgt einerseits für exorbitante Profite und ermöglicht es dem Militär und den Geheimdiensten andererseits, strafverfolgungsfreie Zonen und Transportwege zu schaffen und die Drogenprofite ihren jeweiligen Bündnispartnern und Warlords zukommen zu lassen. Diese Politik der verdeckten Kriegsführung, mit der die CIA während des Kalten Kriegs an den asiatischen Rändern des Eisernen Vorhangs kämpfte – in Birma in den fünfziger Jahren, in Laos und Vietnam in den sechziger Jahren und in Afghanistan in den achtziger Jahren – führte zu einer engen Verschmelzung dieser geheimen Kriegsführung mit dem Drogenhandel und der organisierten Kriminalität. Die Mobilisierung von Stammesverbänden, regionalen Kriegsherren und Aufständischen, die unter der Hand mit Waffen, Logistik und geheimdienstlichen Informationen ausgestattet wurden, war aus Sicht der Realpolitik des Kalten Krieges ein wirksames Mittel, um entlang des 3000 Kilometer langen Gebirgsriegels vom Himalaja zum Hindukusch ebenso wie in Mittelamerika den antikommunistischen Kampf zu führen.

Die Drogenproduktion in diesen Regionen nicht nur zu dulden, sondern ihr Protektion und Förderung zukommen zu lassen – in Birma und Laos etwa stellte die CIA sogar die Transportflugzeuge für das Heroin zur Verfügung –, war dabei aus Sicht der Strategen ebenso unvermeidlich wie unverzichtbar, denn anders waren die Stammeskrieger und Rebellengruppen nicht finanzierbar. Und ähnlich, wie in den zwanziger Jahren als Nebenwirkung der Alkoholprohibition in den USA aus kleinen Gangstergruppen des jüdischen und italienischen Migrantenmilieus mächtige Mafiasyndikate wurden, die den Rechtsstaat und die öffentliche Ordnung weit stärker bedrohten als der Alkoholismus, wurden als Nebenwirkung des Kalten Kriegs in den unwegsamen Regionen des asiatischen Hochlands aus regionalen Stammesführern und Provinzfürsten mächtige Drogenbarone und Warlords; dasselbe geschah in Mittelamerika.

Dass es sich bei diesen Bündnispartnern in der Regel um Großkriminelle und brutale Feudalherren handelte, die die Protektion durch die Schutzmacht weidlich für ihre Zwecke ausnutzten, dieser unerwünschte Nebeneffekt musste dem großen Ziel des Kalten Krieges untergeordnet werden. Die Fahnder und Agenten der Drug Enforcement Administration (DEA) hatten sich wie ihre Vorgänger in Harry Anslingers FBN diesen außenpolitischen Gegebenheiten anzupassen – was im besseren Fall bedeutete, einfach nur wegzuschauen und nichts zu tun. Oder im schlechteren Fall für eine Marktregulierung zu sorgen, indem man die Konkurrenten der verbündeten Drogenhändler nun verschärft aufs Korn nahm.

Der Historiker Douglas Valentine beschreibt im Detail, wie, beginnend in den fünfziger Jahren, die Institutionen der Drogenverfolgung – zuerst das FBN, danach das Bureau of Narcotics and Dangerous Drugs (BNDD) und dann die DEA – sukzessive von der CIA unterwandert und für ihre außenpolitischen Interessen eingespannt wurden.[4] Unter dem Deckmantel der Drogenverfolgung hatten sich schon Anslingers FBN-Agenten im Ausland für geheimdienstliche Recherchen nützlich erwiesen, zumal in weniger befreundeten Ländern, wo die CIA nur schwer Zugang zu Informationen fand und eine offizielle Präsenz unmöglich war. Mit der Regierung Ronald Reagan/George H. W. Bush Anfang der achtziger Jahre wurden diese Tätigkeiten weiter ausgebaut und die DEA-Agenten gleichzeitig von der Verfolgung großer Drogenströme aus Übersee abgezogen. Die übernahm jetzt eine von Vize-Präsident Bush gegründete South Florida Task Force, die unter anderem dafür sorgte, dass Piloten wie Barry Seal tonnenweise Kokain ungehindert ins Land bringen konnten. Diese Jahre waren, wie Douglas Valentine schreibt, »das Requiem für die Wölfe«: das Ende der wirklichen Drogenfahndung und der »case making agents«. Es war die Phase, »in der die DEA ihre Seele verlor« und zu einem Erfüllungsgehilfen der CIA wurde. »Ich dachte eigentlich, dass wir das Drogengeschäft bekämpften«, sagte ihm ein altgedienter Agent in einem Interview, »aber nach der Gründung des BNDD realisierte ich, dass wir es fütterten.«

Eine kurze Geschichte der illegalen Außenpolitik

Der schon seit Anslingers Zeiten hinter den Kulissen geführte bürokratische Kampf über die Fahndungsbefugnisse und Mitteilungspflichten in Sachen Drogen zwischen Zollbehörde, FBI, CIA und DEA wurde in der Reagan/Bush-Ära endgültig entschieden zugunsten einer verdeckten militärischen Außenpolitik, die nicht von »übereifrigen« Drogenfahndern gestört werden sollte. Falls dies doch einmal geschah wie Ende 1990, als in Miami eine große Ladung Kokain aus Venezuela beschlagnahmt wurde und der neue DEA-Chef Robert Bonner Anklage erheben wollte, wurde er vom State Department und der CIA zurückgehalten, obwohl die Untersuchung ergeben hatte,

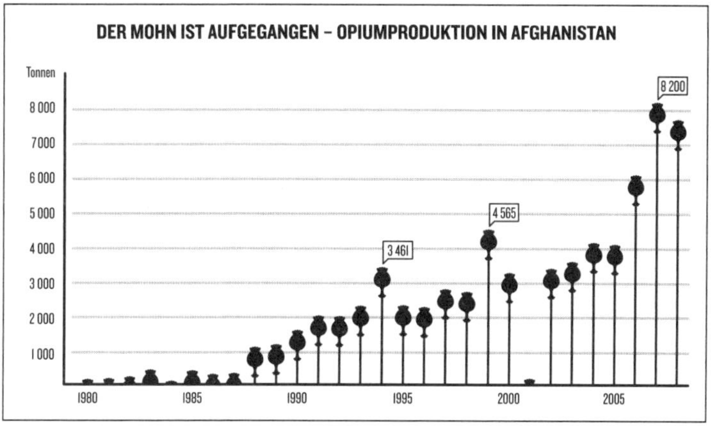

Erfreut meldete das Drogenbüro der Vereinten Nationen, dass die Opiumproduktion in Afghanistan 2009 zurückgegangen ist. Ursache dafür ist jedoch nicht ein Erfolg im *War on Drugs,* sondern schlicht der Markt: Die Preise waren 2009 so niedrig wie nie, und 12 000 Tonnen aus den Vorjahren liegen noch auf Lager. Der Straßenpreis für Heroin in Europa, der 1990 bei 260 US-Dollar pro Gramm lag, betrug 2008 nur etwa 60 US-Dollar.
(Quellen: UNODC: *Afghan Opium Survey 2009*; *World Drug Report 2009*)

dass auf diesem Weg im Lauf des Jahres über eine Tonne Kokain nach Miami geschmuggelt worden war. Doch die Lieferungen waren von dem CIA-Beamten Mark McFalin und dem venezuelanischen General Guillen Davila organisiert, den man nicht vor Gericht bringen wollte, weil er ein Partner im Kampf gegen die von Hugo Chavez geführte linke Bewegung war: »Wie Robert Bonner auf die harte Tour lernen musste, zogen Bush und die CIA ein von Drogen überflutetes Amerika einem kommunistisch regierten ölreichen Venezuela vor. Wie es am Anfang war, ist es heute und wird es immer sein: nationale Sicherheit geht über Drogenverfolgung.«[5]

Zur selben Zeit war der Kalte Krieg zwar formell beendet, und die Sowjets waren aus Afghanistan vertrieben – mithilfe der islamistischen Mujaheddin und des Heroingeschäfts, das nun aus dem afghanisch-pakistanischen Grenzgebiet bald für achtzig Prozent der Weltproduktion sorgte. In jedem von der sowjetischen Besatzung befreiten Landstrich hatten die von der CIA und dem pakistanischen ISI unterstützten Kämpfer unter dem Paschtunenführer Gulbuddin Hekmatyar die Bauern zum Mohnanbau und zur Entrichtung einer »Revolutionssteuer« in Form von Opium aufgefordert. Ähnliches geschah dann 2002 nach dem Einmarsch der USA und dem Vordringen der »Nordallianz« auf Kabul zur Vertreibung des Taliban-Regimes. Dieses hatte den Opiumanbau in den Jahren zuvor mit radikalen Maßnahmen stark reduziert. Doch als ein Taliban-Botschafter im Mai 2001 in Islamabad mit den Amerikanern über Entschädigungszahlungen für die Farmer verhandelte und ziemlich exakt die zwölf Milliarden Dollar, die das Heroingeschäft per anno abwirft, »für das afghanische Volk« forderte, wurden ihm zuerst 1,5 Millionen Dollar angeboten und dann 43 Millionen zugesagt und überwiesen.

Das eigentliche Geschäft freilich wurde nicht in Afghanistan selbst gemacht, sondern in den vom CIA-Partner ISI kontrollierten Labors entlang der Grenze und in der Distribution. In seinem allerletzten Interview Anfang September 2001, das der von zwei Selbstmordbombern wenige Tage später ermordete Chef der Nordallianz, Ahmed Shah Massud, gab, gewährte er zwei Reportern des Pariser *Figaro* und des *Rolling Stone* einen Einblick in diese Geschäfte: »Die Taliban haben ausreichend Vorräte, um noch zwei oder drei Jahre weiter zu exportieren. Es waren im Übrigen die großen Drogenhändler, die den Produktionsstop veranlassten, nicht Mullah Omar. Sie wollen, dass die Preise steigen. (...) Die Taliban kassieren zehn Prozent Landwirtschaftssteuer für die Opiumfelder ein. Dann kassieren sie eine Fabrikationssteuer: 180 Dollar pro Kilopaket, das offiziell abgestempelt wird. Dann folgen Verkaufssteuer und schließlich noch eine Transportsteuer, wenn die Ware mit dem Flugzeug erst nach Kabul und dann nach Kunduz geflogen wird. Ohne Stempel und Deklarationen der Taliban passiert kein Paket die Grenze.«[6]

Nach dem Ende des Taliban-Regimes, das den Mohnanbau 2001 auf 7600 Hektar heruntergebracht hatte – im Jahrzehnt zuvor waren jeweils zwischen 50 000 und 90 000 Hektar angebaut worden –, hat sich die Lage indessen keinesfalls verbessert, sondern dramatisch zugespitzt: 2004 wurde auf 131 000 Hektar wieder Opium geerntet, 2007 waren es 193 000 Hektar.

Und wer ermöglicht diese größte Opium- und Heroinschwemme aller Zeiten? Richtig – es sind die Militärs der USA, Großbritanniens und der deutschen Bundeswehr, die mit dem Geld ihrer Steuerzahler dafür sorgen, dass in Afghanistan so viel Opium und Heroin produziert wird wie nie zuvor. Vor der Invasion des Landes 2001 wurde in Afghanistan nur Mohn angebaut und Opium exportiert, jetzt verarbeiten Dutzende Fabriken den Rohstoff zu Heroin. Die Kolonnen schwarzer Jeeps, die den begehrten Stoff dann zum Beispiel über Usbekistan Richtung Westen transportieren, werden an der Grenze nicht kontrolliert – an dem hochmodernen, mit EU-Geldern finanzierten Kontrollequipment zur Eindämmung des Drogenhandels werden sie vorbeigewinkt.

Darüber berichtete der ehemalige britische Botschafter in Usbekistan, Craig Murray, der dieses Treiben von 2002 bis 2004 beobachtet hat, in einem erhellenden Artikel, den man jedem empfehlen kann, der noch immer mehr Truppen für Afghanistan fordert. Weil Murray außerdem noch ein nachvollziehbares Motiv für den in London vergifteten Ex-KGB-Agenten Alexander Litvinenko und ein Beispiel für die komplexen internationalen Verflechtungen des afghanischen Drogengeschäfts liefert, hier ein längerer Auszug aus seinem Artikel:

»Mein Wissen über all dies stammt aus meiner Zeit als britischer Botschafter in Usbekistan zwischen 2002 und 2004. Ich stand 2003 an der ›Friendship Bridge‹ in Termez und beobachtete Jeeps mit geschwärzten Fenstern, die aus Afghanistan Heroin brachten – auf den Weg nach Europa. Ich beobachtete Tankwagen mit Chemikalien (für die Heroingewinnung M. B.), die nach Afghanistan rollten. Aber ich konnte mein Land nicht davon überzeugen, etwas dagegen zu tun.

Alexander Litvinenko, der frühere KGB-, danach FSB-Agent, der im November 2007 in London an einer Vergiftung mit Pollonium 210 starb, hatte dieselbe Enttäuschung in derselben Sache erlebt. Es gibt einige Theorien darüber, warum Litvinenko aus Russland fliehen musste. Die populärste sieht den Grund darin, dass er die Annahme unterstützte, dass es FSB-Agenten waren, die Bomben in russischen Apartmenthäusern zündeten, um antitschetschenische Stimmung zu machen. Doch die Wahrheit ist, dass seine Entdeckung dieses Heroinhandels sein Leben in Gefahr brachte.

Litvinenko arbeitete 2001 und 2002 für den KGB in St. Petersburg. Er war besorgt über die großen Mengen von Heroin, die aus Afghanistan kamen, insbesondere aus dem Gebiet des Chefs der afghanischen Truppen, des Generals Abdul Rashid Dostum, im Norden und Osten Afghanistans. Dostum ist Usbeke, und das Heroin kommt über die ›Friendship Bridge‹ aus Afghanistan nach Usbekistan, wo es von Präsident Islam Karimovs Leuten übernommen wird. Es wird dann auf der Eisenbahn in Baumwollballen nach St. Petersburg oder Riga verschickt.

Die Heroinjeeps fahren von General Dostum zu Präsident Karimov. Großbritannien, die USA und Deutschland haben große Summen investiert und den usbekischen Zoll an der Grenze von Termez mit den modernsten Überwachungs- und Kontrollanlagen ausgerüstet, um den Heroinschmuggel zu stoppen. Aber die Jeepkonvois zwischen Dostum und Karimov werden einfach an der Anlage vorbeigewinkt.

Litvinenko deckte auf, dass die Transporte in St. Petersburg endeten, und war erstaunt, dass städtische Behörden, die lokale Polizei und die Sicherheitsdienste auf höchster Ebene involviert waren. Er berichtete darüber im Detail an Präsident Putin. Nun stammt Putin aus St. Petersburg, und die Namen der Leute, die Litvinenko nannte, gehörten zu seinen engsten Verbündeten. Das ist der Grund, warum Litvinenko, der sich schwer verrechnet hatte, aus Russland fliehen musste. Ich hatte bei dem Versuch, ein offizielles Vorgehen gegen diesen Heroinhandel zu erreichen, genauso wenig Glück wie Litvinenko. Am Ende in St. Petersburg fand er, dass die Beteiligten Protektion von ganz oben genossen. Und in Afghanistan ist General Dostum für Hamid Karzais Koalition lebenswichtig und für die Vortäuschung des Westens, dass es eine stabile, demokratische Regierung gebe.«[7]

So weit ein ehemaliger britischer Botschafter, der wie wir noch im Ohr hat, dass sein Premier Tony Blair den Westen 2001 dazu aufrief, gegen den Terror und »den größten Heroinproduzenten der Welt« in den Krieg zu ziehen. Craig Murrays Blog[8], in dem er den Skandal weiter thematisierte, ging 2007 kurzzeitig vom Netz, nachdem er den usbekischen Oligarchen und Gazprom-Milliardär Alisher Usmanov – einen Freund des Präsidenten Islam Karimov, der als dessen möglicher Nachfolger gehandelt wird – als »Gangster«, »Erpresser« und »Heroindealer« bezeichnet hatte. Murrays Internetprovider wurde durch das Anwaltsschreiben einer namhaften Londoner Großkanzlei erschreckt, die im Auftrag Usmanovs die Löschung forderte. Doch kurz darauf war der Beitrag wieder online, denn der Jurist und derzeitige Universitätspräsident Craig Murray wartet nur darauf, verklagt zu werden. Er ist sich sicher, genügend Beweise und Zeugen aufzubieten, um seine Behauptungen zu belegen.

Ein offenes Geheimnis ist auch, was der ehemalige Chef des pakistanischen Geheimdiensts ISI, Generaloberst Hamid Gul, der in dieser Eigenschaft von 1987 bis 1989 eng mit der CIA und den Mujaheddin-Kämpfern zusammenarbeitete, im Dezember 2009 in einem Gespräch mit der Zeitschrift *Foreign Policy* erklärte: »Abdul Wali Karzai (der Bruder des afghanischen Präsidenten, M. B.) ist der größte Drogenbaron Afghanistans«, sagte er unverblümt. Er setzte hinzu, dass die Drogenbarone ebenso im Waffenschmuggel tätig sind, einem »blühenden Handel« in Afghanistan. »Aber was aus meiner Sicht am meisten verstört, ist, dass auch Militärmaschinen, amerikanische Militärmaschinen, dazu benutzt werden …«[9]

Der Exgeheimdienstchef beteuert, er habe diese Information aus verlässlichen Quellen. Und tatsächlich scheint diese Transportunterstützung sowohl in die Tradition der verdeckten Kriegsführung der CIA zu passen, und sie bestätigt das Bild, das der britische Exbotschafter Craig Murray aktuell von der usbekisch-russischen Connection zeichnete.

Es zeigt sich also, dass es auch zwanzig Jahre nach dem offiziellen Ende des Kalten Kriegs nach wie vor Prioritäten gibt, für die das Drogengeschäft unverzichtbar ist, so dass die Probleme durch den Missbrauch immer billiger werdenden Heroins und Kokains in den westlichen Ländern billigend in Kauf genommen werden müssen – für das »höhere« Ziel geopolitischer Machtausweitung.

Dank der soliden Dokumentationen von Autoren wie Professor Alfred McCoy über die verdeckten Kriege der CIA, Douglas Valentine über die Geschichte und Intrigen des FBN und der DEA oder Peter Dale Scott über die »Tiefenpolitik« der USA kann kein Zweifel mehr daran bestehen[10], dass es die in den letzten Jahrzehnten aus imperialen Gesichtspunkten sehr erfolgreiche Taktik verdeckter, geheimer Kriegsführung in Asien und Lateinamerika strukturell mit sich bringt, mit »Hurensöhnen« – Kriminellen, Drogenhändlern, Waffenschiebern, tyrannischen Warlords und Terroristen – zusammenzuarbeiten. Und dass es die zur Finanzierung dieser Untergrundkombattanten geschaffenen rechtlosen Räume und prohibitionsfreien Korridore sind, über die die Drogenströme zu ihrer Kundschaft in den westlichen Ländern gelangen.

Wie unter dem Mikroskop haben wir hier die zwei »Großprobleme« unserer Zeit – Terrorismus und Drogen – und können erkennen, dass es sich um zusammenhängende und hausgemachte Phänomene handelt. Die Junkies in aller Welt wurden nicht nur dazu benutzt, korrupte Kriegsherren in Laos oder Vietnam zu finanzieren, sondern auch den Aufbau von Islamschulen und die Züchtung Tausender gehirngewaschener Dschihad-Krieger in Afghanistan. Wenn der berüchtigtste dieser von den USA produzierten Kriegsherren, Osama Bin Laden, nun standfest behauptet: »Weder ich noch meine Brüder haben jemals Geld von Amerika bekommen«, stimmt das nur insofern, als der damalige CIA-Direktor, Charles Cogan, nicht mit dem Cadillac in den Terrorlagern vorgefahren und das in den Heroinfabriken eingesammelte Geld Osama persönlich vorbeigebracht hat. Auch die Taliban, die bei ihrer Eroberung des Landes kaum einen Schuss abgeben mussten, weil sie einen gegnerischen General und Clanchef nach dem anderen mit einem Geldkoffer zum Überlaufen brachten, hoben diese Beträge nicht mit einer American-Express-Card ab – sie wurden ihnen von ihren pakistanischen Führungsoffizieren zugesteckt. Denn Onkel Sam hat natürlich weder mit Drogen noch mit Terrorismus irgendetwas zu tun – im Gegenteil. Ganz so wie einst die ehrenwerte British East India Company in London, die sich stets lautstark gegen den menschenverachtenden Opiumhandel aussprach, vor allem wenn sie gerade einen Krieg begonnen hatte, um ihr Monopol darauf auszuweiten.

Die anschließenden Friedensverträge garantierten dann nicht nur wachsende Drogenprofite, sondern auch andere Annehmlichkeiten der Zivilgesellschaft, wie ein prominenter zeitgenössischer Beobachter, Karl Marx, 1858 notierte: »Ein weiterer großer Erfolg des englischen Überfalls ist in Artikel 51 (des anschließenden Friedensvertrags mit China, M. B.) enthalten, wonach ›der Ausdruck Barbar auf die britische Regierung oder auf britische Untertanen in keinem von den chinesischen Behörden veröffentlichten offiziellen chinesischen Dokument angewandt werden darf‹.«[11]

Insofern werden wir auch hier und heute unsere wohlgesinnten Zivilisationsverteidiger aus Amerika und England (und ihre braven Helfer der deutschen Bundeswehr) nicht als Barbaren und finsterste Drogenpusher auf Erden beschimpfen, auch wenn sie mit ihrem aktuellen Krieg in Afghanistan die größte Heroinschwemme aller Zeiten produzieren und mit den Profiten rechtlose und ruchlose Kriegsherren, Milizen und Terroristen in aller Welt nähren. Doch so gute Absichten diese »Wohlgesinnten« auch immer haben mögen, durch die Komplizenschaft mit Kriminellen, Drogenhändlern und Terroristen werden sie in ihr Gegenteil verkehrt. Wenn das »Terrornetzwerk« unserer Tage, al-Qaida, deshalb von Kritikern schon lange »Al CIAda« genannt wird, ist das keine billige Polemik, denn wie im Gedicht vom »Zauberlehrling« – »die Geister, die ich rief, werd ich nun nicht los« – ist al-Qaida ein Relikt der verdeckten Kriegsführung, in deren Rahmen mit Geld aus dem Heroingeschäft islamistische »Freiheitskämpfer« herangezüchtet wurden.

Noch im Kosovo-Krieg Ende der neunziger Jahre kämpften diese Terroristen an der Seite von USA und NATO in Bosnien – und parallel zu dieser Einschleusung islamistischer Kämpfer nach Europa wurde eine neue Drogenroute eröffnet, mit der die albanische Untergrundarmee UÇK finanziert wurde. Seitdem kommt Heroin auf der Achse Kabul–Pristina nach Europa, und einmal mehr wurde aus dem regionalen Bündnispartner in einem verdeckten Krieg ein mächtiger krimineller Player, in diesem Fall die albanische Mafia, die mittlerweile im internationalen Heroinhandel eine bedeutende Rolle spielt.[12]

Der Zusammenhang von Drogengeschäft und verdeckter Kriegsführung, den wir hier am Beispiel Afghanistans geschildert haben, lässt sich Punkt für Punkt auch in Mittelamerika belegen – ob in Nicaragua in den achtziger Jahren, in Panama in den Neunzigern oder aktuell in Mexiko, wo der Drogenschmuggel derzeit in ganzen Provinzen für bürgerkriegsähnliche Zustände sorgt. Allein in der Stadt Ciudad Juárez an der US-Grenze wurden 2009 1500 Menschen ermordet, insgesamt fielen in der Region in den letzten Jahren über 13 000 Menschen den Kämpfen zwischen rivalisierenden Drogenbanden und der Polizei zum Opfer. Die Lösung des Problems freilich können die 8000 Soldaten, die von der Regierung zur Sicherung der Region geschickt worden sind, nicht sein – sie liegt auf der anderen Seite der Grenze, im texanischen El Paso und den USA. Denn für die USA sind die Drogen bestimmt, die in Mexiko verschoben werden, und aus den USA kommen die Waffen, mit denen die Banden um dieses Milliardengeschäft kämpfen.[13]

Selbst ein Ende der blutigen Konkurrenz unter den Drogenkartellen kann indessen das Grundproblem, die magnetische Wirkung der durch die Prohibition exorbitanten Profitraten des Drogengeschäfts, nicht lösen. Nachdem zum Beispiel in Kolumbien von den USA aufgerüstete paramilitärische Truppen 1993 den Drogenbaron und Boss des »Medellin-Kartells«, Pablo Escobar, zur Strecke gebracht hatten, kam dessen schwunghafter Kokainexport in die USA nicht etwa zum Erliegen. Der weltweit auf den Titelseiten der Zeitungen gefeierte »große Sieg« im Krieg gegen Drogen führte nur dazu, dass nun die Jäger des in Medellin als Robin Hood und Volksheld verehrten Escobar, die Paramilitärs, dessen Produktionsstätten übernahmen und seine ewigen Konkurrenten des »Cali-Kartells« den Export.[14]

»Die Amerikaner«, so fasst Professor Alfred McCoy seine jahrzehntelangen Analysen dieser CIA-Geschäfte zusammen, »stehen vor einer klaren Wahl. Sie können entweder dem Geheimdienst die Erlaubnis entziehen, verdeckte Operationen durchzuführen, oder müssen akzeptieren, dass eben diese Missionen die CIA in kriminelle Bündnisse verstricken. Diese Wahl hat natürlich eine moralische Dimension. Jede Nation braucht einen Geheimdienst, der sie vor künftigen Gefahren warnt. Aber Nationen im Frieden haben nach amerikanischen und auch nach internationalen Gesetzen kein Recht, ihre Außenpolitik mit verdeckten Operationen durchzusetzen, zu denen Lügen, Propaganda, Bestechung, Verbrechen, Mord und unerklärte Kriege gehören.«[15]

Würden die Bürger der USA wirklich vor diese Wahl gestellt, wäre eine Entscheidung gegen diese Außenpolitik wohl sehr wahrscheinlich. Die Verwalter und Oligarchen des US-Imperiums indessen würden die Sache ein wenig anders sehen und auf die großen Erfolge (und das günstige Kosten-Nutzen-Verhältnis) der verdeckten Operationen verweisen, ohne die der Aufstieg zur einzigen Weltmacht im 20. Jahrhundert nicht möglich gewesen wäre. Und ohne die auch Erhalt und Ausweitung des Imperiums – wie etwa durch den Zugriff auf die großen Ölreserven des kaukasischen Beckens – nicht zu haben sein werden. Natürlich werden diese klaren machtpolitischen Ziele nicht in derart machiavellistischer Nüchternheit geäußert, sondern mit wohlklingenden Vokabeln wie Freiheit, Demokratie und Menschenrechte verbrämt. Wenn aber der erste Akt der in Afghanistan installierten Karzai-Regierung dann ein Vertrag mit anglo-amerikanischen Konsortien über eine neue Öl-Pipeline ist[16], wird auch dem Letzten klar, dass eben zuerst das Business kommt und dann (irgendwann) die Moral.

Und eben deshalb wird auch das globale Prohibitionsdogma allen voran von den USA hochgehalten, denn nur ein möglichst striktes Verbot garantiert die einzigartigen Profitraten des Drogengeschäfts und macht die strafverfolgungsfreien Korridore, die die Geheimdienste dafür öffnen, für die Bündnispartner attraktiv.

Wie wir uns solche strafverfolgungsfreien Zonen vorzustellen haben, macht der folgende Report des amerikanischen Journalisten und Autors Daniel Hopsicker deutlich, der an einem der heißesten Punkte des staatlich sanktionierten Drogen-, Waffen- und Terrorgeschäfts seit Jahren recherchiert: dem Flughafen in der kleinen Rentnergemeinde Venice Beach, Florida. Dem Ort, an dem Mohammed Atta und die 9/11-»Hijacker« ihre Ausbildung erhielten. Doch dies ist nur der erschreckendste Fall in einer Kette verdeckter Operationen, die seit Jahrzehnten dort stattfinden.

4 Mikroanalyse staatlich sanktionierten Drogen- und Waffenhandels: von Mena über Venus nach Venice

Daniel Hopsicker zählt zu den letzten Überlebenden der aussterbenden Art des Investigativjournalisten, von deren Arbeit wir in der Regel nur noch über das Internet oder aus Büchern von Kleinstverlagen erfahren. Für einen zunehmend konformen Medien-Mainstream, in dem man »am besten nichts Neues« (Tom Schimmeck)[1] sagt, sind unerhörte Nachrichten wie die des Reporters Daniel Hopsicker zunehmend tabu. Nicht weil sie unseriös, schlecht recherchiert oder gar faktenfrei daherkommen, sondern im Gegenteil eher zu gut belegt und mit Zeugenaussagen und Dokumenten unterfüttert sind.

Das erfuhr der TV-Produzent und Wirtschaftsjournalist Daniel Hopsicker erstmals in den neunziger Jahren, als er die Lebensgeschichte des Piloten Barry Seal recherchierte, der von Jugend an bis zu seiner Ermordung 1986 für die amerikanischen Geheimdienste Waffen und Drogen geschmuggelt hatte. Als erstem und einzigem Journalisten hatte die Witwe Seals ihm Einblick in private Aufzeichnungen und Tagebücher gewährt – doch die TV-Sender und Kanäle, für die er seit Jahren arbeitete, weigerten sich, seine Dokumentation darüber auszustrahlen. Dass kriminelle Operationen und illegaler Drogenhandel im Namen des Staats systematisch und im großen Stil stattfinden – wie die Karriere Barry Seals eindrucksvoll beweist –, diese unerhörte Wahrheit war (und ist) einem größeren Publikum kaum zumutbar. Was auf dem kleinen Provinzflughafen in Mena, Arkansas, dem Knotenpunkt der von Barry Seal geleiteten Schmuggeloperationen geschah, wurde zwar in einer Untersuchung des US-Kongresses 1986 kurz auf-, doch dann sehr schnell auch wieder zugedeckt und unter der Decke gehalten. Dass der Milliardär Jackson Stephens, Finanzier der Wal-Mart-Kette und Tycoon von Arkansas, in die Vorgänge ebenso verwickelt war, wie Parteimitglieder der Republikaner und Demokraten – diese und weitere Enthüllungen Daniel Hopsickers konnte dann nur das Publikum im Internet auf der Homepage eines Kleinverlags erschüttern, in dem Hopsickers Buch *Barry & the Boys*[2] 2001 erschien. Der amerikanischen Öffentlichkeit blieben die unbequemen Wahrheiten über die überparteilichen kriminellen Machenschaften ihrer Repräsentanten erspart.

So erging es auch der nächsten großen Recherche Daniel Hopsickers, bei der er im Herbst 2001 ein Déjà-vu in mehrfacher Hinsicht erlebte. Denn wieder ging es um einen kleinen Provinzflughafen, wieder ging es um Drogenhandel und andere klandestine Machenschaften, und wieder geschah dies alles – vorbei an Zoll und Polizei – mit offensichtlicher Protektion von »ganz oben«. Doch dieses Mal handelte es sich um ein ungleich größeres Verbrechen als »nur« die staatsgesponserte Einfuhr illegaler Drogen, es ging um die Anschläge des 11. September 2001. Genauer: um Mohammed Atta und ein weiteres Dutzend der späteren »Hijacker«, die auf dem kleinen Flughafen in Venice, Florida, trainiert und fast ein Jahr dort gelebt hatten. Ausgerechnet in der kleinen Rentnergemeinde, in der sich Daniel Hopsickers Eltern nach ihrer Pensionierung niedergelassen hatten und die nun zum Mittelpunkt seiner Recherchen wurde.

Was er schon bei seinen ersten Gesprächen mit Nachbarn, Vermietern, Taxifahrern und anderen Kontaktpersonen der späteren »Hijacker« herausfand – etwa dass Mohammed Atta mit einer Strip-Tänzerin zusammenlebte, gern Alkohol trank, am liebsten »Spare Ribs« grillte und immer Kokain dabei hatte –, passte nicht so recht in das Bild »normaler« fundamentalistischer Islamisten, das die Großmedien von den Terroristen zeichneten. Und auch die Flugschule Huffman Aviation und ihr Besitzer Wally Hilliard entpuppten sich als alles andere als »normal«: Im Juli 2000 waren in einem seiner Learjets knapp zwanzig Kilo Heroin entdeckt worden. Auch wenn die ersten Fundstücke von Hopsickers Recherchen vor Ort kein eindeutiges Bild ergaben, bargen sie doch genügend Zündstoff, das in der Öffentlichkeit gezeichnete Bild von religiösen Fanatikern, die aus einer afghanischen Höhle gesteuert wurden, nachhaltig zu erschüttern – und gelangten nicht in die Nachrichten von CNN oder *Tagesschau*.[3] Wie schon bei den Recherchen in Mena und im Umfeld Barry Seals deutete auch in Venice und dem Umfeld von Mohammed Atta alles darauf hin, dass ihre Operationen Protektion von oben genossen. Und dass ein Bündel von Nationalinteressen, Geheimdienstaktivitäten und organisierter Kriminalität dafür sorgen, dass die höchst dubiosen Vorgänge auf diesem Provinzflughafen im Süden Floridas bei der Untersuchung der Verbrechen des 11. September 2001 unter den Tisch fielen.

Umso mehr freut es mich, dass Daniel Hopsicker meiner Bitte nachgekommen ist, für dieses Buch einen »Hot Spot« staatlich sanktionierter Kriminalität, den Flughafen Venice, Florida, unter die Lupe zu nehmen. Die großen Linien, in denen wir die Geschichte von hundert Jahren Drogenprohibition und ihrer staatlich sanktionierten Ausnahmen gezeichnet haben, kommen hier in einer Mikroanalyse auf den Punkt, denn nicht erst seit die 9/11-Hijacker dort trainierten ist dieses kleine Flugfeld in diesem beschaulichen Örtchen ein Knotenpunkt klandestiner Aktivitäten – und Drogengeschäfte waren von Anfang an im Spiel.

»Alle unsere Geheimnisse sind die gleichen«

Daniel Hopsicker

Im Sommer 2001 war ich in New Orleans und wartete auf das Erscheinen meines Buchs *Barry & the Boys*. Es handelte von Barry Seal, dem legendären Drogenschmuggler, von dem die Staatsanwälte nach seiner Ermordung im Jahr 1986 sagten, dass er der größte Drogenschmuggler Amerikas gewesen sei. In Gerichtsdokumenten heißt es, dass er während der koksgeladenen achtziger Jahre Kokain im Wert von fünf Milliarden Dollar in die Vereinigten Staaten brachte.

Bevor ich meine Recherchen begonnen hatte, waren schon vier Bestseller über Barry Seal erschienen. Aber irgendwie hatte es jeder dieser Autoren hinbekommen, Seals vorherige Beschäftigungen oder seinen Arbeitgeber nicht zu erwähnen. Bevor er Amerikas berühmtester Drogenpilot wurde, hatte Barry Seal nämlich bereits eine dreißigjährige Karriere als Pilot der CIA hinter sich.

Vielleicht hätte ich diesen Wink ernstnehmen sollen, denn in den Jahren nach dem Erscheinen von *Barry und die Boys* wurde es zwar zu einem Underground-Bestseller, aber es kam nicht in die großen Buchhandelsketten – und das für fünf lange, schmerzhafte Jahre, die mit teuren und unangenehmen Gerichtsverfahren gefüllt waren.[4]

Mein großer Fehler war, wie ich später realisierte, dass ich bei meinen Nachforschungen über das Leben Barry Seals das Interesse an den romantischen Abenteuergeschichten über den Drogenhandel verloren hatte, die die meisten Bücher über den Drogenschmuggel füllen: Drogenpiloten, die dreißig Zentimeter über den Wellen des Golfs von Mexiko gleiten und mit der Küstenwache und der DEA Katz und Maus spielen.

Mit den richtigen Verbindungen, so hatte ich herausgefunden, war der Lufttransport von Drogen in die Vereinigten Staaten nicht aufregender als ein normaler Verbindungsflug von Dallas nach Houston. Aber es gab etwas, das mich sehr viel mehr interessierte an diesem Handel, nämlich die Frage, wo das Geld landete. Ich begann, die Geldströme zu verfolgen zurück zu Hauptakteuren, deren Namen selten in der Zeitung auftauchen. Und damit wurde die Sache für mich zu einem echten Abenteuer.

Ich begann mit dem Hinweis eines verbitterten Iran-Contra-Akteurs: »Als der Skandal aufflog«, sagte er, »waren 5000 Jungs draußen, und als die Operation beendet wurde, bekamen nicht alle ›ihren Koffer‹.« Der »Koffer« war normalerweise gefüllt mit Bargeld. Ich fand den Hinweis schnell bestätigt: Barry Seals Drogengeld wurde über eine in Louisiana registrierte Tarnfirma gewaschen, die Trinity Energy hieß. Ich fand heraus, dass Trinity Energy von Barry Seals langjährigem Anwalt gegründet worden war, einem Mann, dessen Namen ich nicht mehr nennen darf als Teil einer Vereinbarung in einem der Prozesse nach Erscheinen von *Barry und die Boys*.

Als ich den Tentakeln von Trinity Energy folgte, stürzte ich bald in ein Kaninchenloch, das so tief war wie jenes, das Alice im Wunderland sah. Als ich wieder auftauchte, hatte ich den unwiderlegbaren Beweis, dass Barry Seals Drogenschmuggelorganisation Teil eines nebulösen kriminellen Unternehmens war, das »The Company« genannt wurde und das schon lange im Verdacht stand, von der CIA geführt zu werden (für die der Euphemismus »The Company« ebenfalls schon lange benutzt wurde); sowie, noch wichtiger, dass Barry Seal »enge Verbindungen« zu den beiden großen Parteien der Vereinigten Staaten unterhielt.

Seals Firma Trinity Energy wurde, um nur ein Beispiel zu nennen, von seinem Anwalt in Baton Rouge[5] 1995 (für 22 Millionen Dollar) an das Unternehmen ICF Kaiser verkauft, das von Jackson Stephens, dem Strippenzieher von Arkansas, kontrolliert wurde. Der Präsident von ICF war der ehemalige Kongressabgeordnete Tony Coelho. Heute weiß ich, dass die Drogenschmuggelorganisation Barry Seals Verbindungen hat, die sich zeitlich einerseits weit zurück erstrecken – nämlich bis zu der Intrige von Geheimdiensten und Mafia, die zum Mord an Präsident John F. Kennedy führte. Andererseits weist sie zeitlich aber auch weit voraus, und zwar zu dem kleinen Venice Municipal Airport, der Probebühne der 9/11-Anschläge. Dieser Zusammenhang bedeutet, dass es in den Vereinigten Staaten eine Organisation oder eine Gruppe von Akteuren gibt, die für einige der entscheidenden Ereignisse verantwortlich sind, die wir in den letzten Jahrzehnten erlebt haben. Wenn das wie eine Verschwörungstheorie klingt: Es ist keine. Es ist eine Verschwörungstatsache.

Wenn ich im Folgenden nur einige Punkte anführe, um dies zu belegen, ist dies meinem begrenzten Raum und der Zeit geschuldet. Was den Iran-Contra-Skandal in Mena, Arkansas, mit der Flugschule in Venice Municipal Airport verbindet, an der die 9/11-Terroristen trainierten, ist die Tatsache, *dass an beiden Plätzen Drogen geschmuggelt wurden: von derselben Organisation und denselben Leuten.* Im selben Monat, als Mohammed Atta an der Flugschule antrat, wurde am 25. Juli 2000 ein Learjet des Besitzers der Flugschule, des verschwiegenen Finanziers Wally Hilliard, auf der Landebahn von Orlando (Florida) von DEA-Agenten mit Maschinenpistolen umstellt. Die DEA-Agenten fanden an Bord zwanzig Kilogramm Heroin.

Als die Whittington-Brüder, zwei berüchtigte Rennfahrer und Drogenschmuggler, in den Achtzigern wegen Drogenhandels und Steuervergehen verurteilt wurden, ging ihr wertvoller Learjet an den Mann, der auf dem Weg war, zum größten Drogenschmuggler Amerikas zu werden: Barry Seal. Aus den Akten des Bundesgerichts über den Heroinfund in Wally Hilliards Learjet – laut *Orlando Sentinel* war es der größte in der Geschichte Zentralfloria das – geht nun hervor, dass Hilliards Learjet von denselben Whittington-Brüdern von der Firma World Jet in Fort Lauderdale kam, die zwanzig Jahre zuvor schon Barry Seal mit seinem Learjet versorgt hatten.

Wenn man dann zurückschaut und die Transkripte dessen liest, was am Tag nach dem 11. September 2001 gesagt wurde, entdeckt man, dass der Mann, der Mohammed Attas Flugschule leitete, Rudi Dekkers, am Tag danach Reportern berichtet, dass Mohammed Atta und sein Begleiter und Bodyguard Mahrwan Al-Shehhi nach seinem Wissen aus Afghanistan nach Venice gekommen waren. Sowohl damals als auch heute ist Afghanistans wichtigster und nahezu einziger Exportartikel Heroin. Stellen Sie sich vor, wie anders die Geschichte der Welt heute aussähe, wenn diese Nachrichten nach den 9/11-Anschlägen in den großen Medien aufgetaucht wären. Dass es eine wahrhaft freie Presse nicht mehr gibt, hat tragische Konsequenzen für uns alle.

Während ich *Barry und die Boys* schrieb, entwickelte ich eine unbeabsichtigte Expertise in einem Fach, das Soziologen »staatsgesponserte Luftfahrtverbrechen« nennen. Und ich wusste auch schon ein wenig über Venice. Als ich in New Orleans die Nachrichten über die 9/11-Anschläge verfolgte, das größte Verbrechen in der Geschichte der zivilen Luftfahrt, realisierte ich, dass die Vorbereitungen der Anschläge in einer kleinen Rentnergemeinde an der Westküste Floridas stattgefunden hatten. Drei der vier Terrorpiloten hatten, wie ich zu meinem Erstaunen hörte, in dem kleinen Städtchen Venice Beach Flugunterricht genommen. Dort, wo sich meine Eltern nach ihrer Pensionierung Anfang der achtziger Jahre niedergelassen hatten – und wohin ich nahezu jeden Winter von Los Angeles aus, wo ich als Autor und TV-Produzent arbeitete, quer durch das

Land geflogen war, um sie zu besuchen. Aus meiner eigenen Erfahrung wusste ich genug, um mit Sicherheit zu sagen, dass kein dreißigjähriger Mann hier freiwillig ein Jahr verbringen würde … wenn er denn eine Wahl hat. Es gibt mehr als 220 Flugschulen in Florida. Und es gibt – es sei denn, jemand hat eine besondere Schwäche für blauhaarige Witwen in den Siebzigern und darüber – keinen guten Grund, warum ein gesunder, junger Mann es sich aussuchen würde, ein Jahr in Venice Beach zu verbringen anstatt in Fort Lauderdale oder Miami.

Also machte ich mich von New Orleans auf nach Venice, um herauszufinden, was wirklich geschehen war. Und ich stellte bald fest, dass die Großmedien während der 9/11-Untersuchungen dieselbe absichtliche Blindheit an den Tag legten, die sie auch schon für den unpässlichen CIA-Hintergrund des Drogenschmugglers Barry Seal gezeigt hatten. Dass laut der offiziellen 9/11-Story das massenhafte Auftauchen von Mohammed Atta und seiner Terrortruppe auf dem Venice Municipal Airport reiner Zufall war, wurde von den großen Medien kein einziges Mal hinterfragt. Dass die Wahl der Terroristen auf Venice fiel, gilt so als ein historischer Unfall und hat mit den vorhergehenden Umständen von Verbrechen und Korruption, die es hier gegeben haben könnte, nichts zu tun. Nichts, so habe ich gelernt, ist weiter von der Wahrheit entfernt.

Der Flughafen, an dem drei der vier Terrorpiloten der 9/11-Anschläge fliegen lernten, war in den siebziger und achtziger Jahren ein Knotenpunkt für Operationen der »Company«, eine internationale Drogenschmuggelorganisation, die in Lexington, Kentucky, und in Mena, Arkansas, ansässig war. Ein Profil von »The Company«, deren Name oft als beschönigende Bezeichnung für die CIA Verwendung findet, wird in Sally Dentons Bestseller *The Bluegrass Conspiracy*[6] gezeichnet, in dem sie schon sehr begründete Hinweise zum Engagement der CIA in dieser Gruppe gab. Der Venice Airport tauchte kurz in den Nachrichten auf, als Oliver North bei den Iran-Contra-Untersuchungen verhört wurde, weil ein Mann namens Joe Duncan, der am Venice Airport eine Luftfahrtfirma unterhielt, von dort angeblich Waffen an die Contras verschifft haben soll. Die

Leute, die an dieser schattenhaften kriminellen Organisation in Venice beteiligt waren, hatten alle das Gefühl, grünes Licht für ihre »staatsgesponserten Luftfahrtverbrechen« zu haben. Sie waren keine Amateure oder Freischaffende, sondern Akteure der politischen Elite einschließlich Bürgermeistern, County Sheriffs, einem Generalstaatsanwalt von Florida und mindestens zwei Südstaaten-Gouverneuren.

Das Kontingent von »The Company« in Venice bestand in den siebziger Jahren aus einem Dutzend Piloten und ihren Mitarbeitern, die von einem mysteriösen Exilkubaner angeführt wurden, der das Pseudonym Frank Guzman benutzte. Zu ihnen gehörte unter anderen Stephen Ruth, über den ich in »Confessions of a CIA-Hitman«[7] früher schon berichtet habe. Guzman tauchte erstmals 1974 am Venice Airport auf. Er wurde umgehend eine Berühmtheit, weil er mit einer Innovation aufwartete: Er war der Besitzer des ersten Düsenjets, der auf dem Venice Airport stationiert war.

Eine mittlerweile eingestellte Zeitung in Sarasota, das *Sarasota Journal*, porträtierte Frank Guzman kurz nach seiner Ankunft unter der Überschrift »Jetflieger in Venice sorgt für Aufsehen«. Es war der Prototyp eines Marine-Kampfjets namens Super Pinto, einer von nur 14, die jemals hergestellt wurden, der vom Boden auf 10 000 Fuß in 55 Sekunden aufsteigen konnte. Guzman machte sich beim lokalen Establishment umgehend beliebt, indem er zustimmte, den Jet bei einer Luftfahrtshow zu wohltätigen Zwecken starten zu lassen. Wie er in den Besitz eines seltenen Marine-Kampfjets kam, blieb ebenso unklar wie Guzmans frühere Karriere. Er wurde ohne weitere Erklärung als »Fabrikant« bezeichnet. In dem Zeitungsartikel werden die Schwierigkeiten erwähnt, die Guzman bei der Ersatzteilbeschaffung für seinen Jet hatte, was häufigere Reisen zum Hersteller des Flugzeugs, Temco Co. (Texas Engineering & Manufacturing Company), in Dallas notwendig machte. Der Gründer von Temco (später LTV/Ling-Temco-Vought) war D. H. Byrd, dem das Texas School Depository, ein Lager- und Bürogebäude, in Dallas gehörte, aus dem auf Präsident Kennedy geschossen wurde; und wie ich in einer früheren Geschichte – »Big Safari, the Kennedy Assassination & the war for control of the Venice Airport«[8] – gezeigt habe, war der Flughafen Venice Airport auch der Ort, wo Byrds Regulus Raketen für die Air Force gestestet wurden. In den nächsten fünf Jahren betrieb Guzman seine Geschäfte am Venice Airport.

Dann, am 3. Mai 1979, geschah das Unglück. »Ehemaliger Geschäftsmann und Pilot aus Venice erschossen aufgefunden« lautete die Schlagzeile am nächsten Tag in der *Sarasota Herald Tribune*. »Ein ehemaliger Geschäftsmann und Pilot aus Venice wurde erschossen in einem Motelzimmer an der Ostküste aufgefunden. Nach Ansicht der lokalen Polizei handelte es sich um eine Hinrichtung im Zusammenhang mit Drogen«, berichtet das Blatt. »Die Polizei von Florida in Dana identifizierte den 49-jährigen Toten als Frank Guzman, den früheren Besitzer von Sun Air, einem Flugdienst am Venice Municipal Airport.«

Guzman war von einem Zimmermädchen auf dem Boden seines Zimmers im fünften Stock des Howard-Johnson-Hotels gegenüber dem Flughafen von Fort Lauderdale, Florida, gefunden worden. Irgendjemand – der Mörder wurde nie gefunden – hatte ihm eine 32er-Pistole an den Hinterkopf gehalten und den Abzug gedrückt. Das Motel sollte später noch in Verruf geraten, weil es während der Iran-Contra-Geschäfte der Treffpunkt von Oliver North und Söldnern auf dem Weg nach Honduras zur Unterstützung der Contras wurde. Ein »Mitarbeiter« von Frank Guzman in Venice und Fort Lauderdale, Joseph Brea, wurde vermisst und von der Polizei später für tot erklärt. Der Zeitungsbericht enthält die interessante Aussage eines Polizeibeamten, der vor Ort den Mordfall untersuchte: »Guzman hatte definitiv mit großem Geld zu tun«, so Lieutenant James Serpe vom Dana Police Department, »die Schuhe des Mannes kosten mehr als mein Auto.«

Die Hinrichtung zeigte alle Anzeichen eines professionellen Mords, und wie ein späterer Zeitungsbericht spekulierte, soll Guzman mit einer Schmugglergruppe namens »Black Tuna« verbunden gewesen sein.

Etwa ein Jahr später, in einem Artikel der *Sarasota Herald Tribune* vom 30. April 1980, kam die Wahrheit langsam ans Licht: »Aussagen bei einem Verfahren des Bundesgerichts in Indianapolis haben einen ermordeten Geschäftsmann aus Venice und einen Flugzeughändler aus Sarasota mit einem internationalen Drogenschmuggelring in Verbindung gebracht … Am Montag sagten Zeugen aus, dass Frank Guzman, der frühere Besitzer von Sun Air Enterprises in Venice, und Lee Cromwell, der Besitzer von Lemac Inc. in Sarasota, Mitglieder eines Drogenrings waren, der als ›The Company‹ bekannt war.«

Im Untersuchungsbericht der Warren-Kommission zur Ermordung John F. Kennedys entdeckten wir Hinweise, die belegen, dass Frank Guzmans wahrer Name Mario Silverio Villamia lautete. Bei der Beweisaufnahme über die Unterweltverbindungen von Jack Ruby, dem Mörder Lee Harvey Oswalds, hörte die Kommission damals Zeugenaussagen über Rubys Verbindungen zu einem texanischen Waffenschieber namens Robert McKeown, den Ruby wegen einer Lieferung Jeeps an Fidel Castro angesprochen hatte. Das Beweisstück der Kommission vom 7. April 1964 zeigt, dass McKeown wegen Waffenschmuggels 1958 verurteilt worden war, zusammen mit dem ehemaligen Präsidenten Kubas, Carlos Prio, und vier weiteren Männern, von denen einer Mario Silverio Villamia war, der auch unter dem Namen Frank Guzman bekannt war. Nach dem Beweisstück der Warren-Kommission war Villamia alias Frank Guzman zu diesem Zeitpunkt, 1964, 34 Jahre alt. Zehn Jahre später nun porträtiert die *Sarasota Herald Tribune* einen Frank Guzman, der unlängst in der Stadt aufgetaucht war und sie im Sturm erobert hatte, was zumindest teilweise damit zusammenhing, dass er der erste Pilot mit einem eigenen Jet am Venice Airport war. »Für den 44-jährigen Frank Guzman ist dieser Jet das Ergebnis seiner Suche nach einem aufregenden Leben«, so die Zeitung. Wir haben gerechnet – und es stimmte. Die Chance, dass zur gleichen Zeit zwei Agenten namens Frank Guzman in Florida unterwegs waren, ist gering. Aber das war noch kein wirklicher Beweis.

Diesen bekamen wir von einem ehemaligen Drogenpiloten der »Company« in Venice, dessen Beteiligung in den Zeitungsberichten aus dieser Zeit gut dokumentiert ist. Er sprach mit mir unter der Bedingung, anonym zu bleiben, denn nach einer Verurteilung wegen

Drogenschmuggels vor dreißig Jahren hat sich sein Leben normalisiert, und er lebt heute als angesehener Geschäftsmann in einer Stadt in der Nähe von Venice. »Frank kam aus Kuba, als Castro an die Macht kam«, bestätigte er. »Er hatte Verbindung mit dem früheren kubanischen Präsidenten Carlos Prio. Mit anderen Exilkubanern nahm er an der Schweinebucht-Invasion teil und arbeitete in den Sechzigern mit der CIA.«

»Ich bin mindestens hundertmal mit Frank Guzman geflogen, vom Venice Airport nach Kolumbien und zurück. Die Küstenwache hatte Radarstationen in Tampa und in Key West«, so der ehemalige Drogenpilot weiter, »wir konnten völlig unbemerkt ein- und ausfliegen. Venice war eine prima Sache, eine Art ruhiges Mena. Jackson Stephens hatte dieses große Hauptquartier neben dem Flughafen gebaut und er war der Verantwortliche. Aber ich erinnere mich, auch Porter Goss oft am Flughafen gesehen zu haben.«

Porter Goss und Jackson Stephens waren zwei berühmte Namen, mit denen ich schon vertraut war, denn beide waren in meinen Untersuchungen über Mena, Arkansas, und Barry Seal in *Barry und die Boys* aufgetaucht. Jackson Stephens war eine der Figuren in dem großen Skandal um Waffen- und Kokainschmuggel in Mena in den Achtzigern, die sowohl mit Iran-Contra als auch mit dem Whitewater-Skandal[9] zu tun hatten. Stephens, den Barry Seal den »alten Mann« nannte, stand im Zentrum dieser Machenschaften. In seinem interessanten Lebenslauf war er einst unter anderem der Zimmergenosse von Jimmy Carter in der United States Naval Academy. Und jetzt erfuhren wir, dass Stephens auch ein wichtiger Faktor, möglicherweise *der* Faktor, war, warum Mohammed Atta nach Venice, Florida, kam. Wäre Stephens auch in diesen Geheimdienstskandal verwickelt, wäre es der dritte oder vierte in Folge.

Ein Häuserblock vom Venice Airport entfernt steht ein großes, stattliches Kolonialgebäude, das unheimliche Ähnlichkeit mit der vornehmen Bude in dem Film *The Firm* mit Tom Cruise aufweist. Das elegante Gebäude wirkt ein wenig deplaziert neben den Grasflecken des Flughafenrands. Es wurde als Hauptquartier des großen Pflegeheim-Unternehmens »Beverly Enterprises« gebaut und gehört dem

Mann, dessen Name nahezu ein Synonym für verdeckte Operationen zu sein scheint. Strahlend wie eine Filmkulisse in der Sonne Floridas, ist das großzügige, dreistöckige Gebäude aus rotem Backstein ein Monument für die Geldströme, die durch das Finanzimperium von Jackson Stephens strömten, der mit jedem größeren amerikanischen Skandal der letzten Generation – von BCCI (Bank of Credit and Commerce International)[10] bis Contra-Kokain – zu tun hatte.

Was ist so merkwürdig, die ruhigen Straßen in der Gemeinde seiner pensionierten Eltern herunterzuschlendern, in der zufällig eine Bande von Terroristen ausgebildet wurde, und dann mitten in der Wildnis auf einen bewachten Palast zu stoßen, der aussieht wie Emerald City aus dem *Zauberer von Oz*? Heute beherbergt das stattliche Haus die frühere Anwaltskanzlei von Jackson Stephens, die lokalen politischen Strippenzieher Boone & Boone, die so eng mit ihrem Klienten Stephens zusammenarbeiteten, dass mindestens einer von dessen leitenden Angestellten ebenfalls hier untergebracht war. Dan Boone, der Gründer von dieser Kanzlei in Venice, war in Sachen College-Zimmergenossen auch nicht ohne: Sein Mitbewohner an der Universität Florida war der ehemalige Gouverneur von Florida, Lawton Chiles. Und um den Kreis zu schließen: Es war Lawton Chiles, der, obwohl Demokrat, der Republikanerin Katherine Harris (und späteren Innenministerin unter Gouverneur John Ellis »Jeb« Bush) zum Start ihrer Politkarriere verhalf und sie in den Aufsichtsrat des Museums Sarasota hievte. Korruption in Amerika hat nun mal stets überparteilichen Charakter.

»Ich glaube nicht, dass man sicher sagen kann, dass sie (Boone & Boone) hier in der Stadt alles machen«, erzählt uns ein lokaler Journalist, »aber man kann sicher sagen, dass sie fast alles machen. Sie üben hier einen starken Einfluss aus, auch am Flughafen.« Auch einige andere schreiben den Betrieb der Stadt der Anwaltskanzlei zu, wie ein Leserbrief im *Venice Gondolier* vom 7. November 2000 zeigt: »Ich denke, es ist eine unerhörte Schande, dass Dan Boone und seine Leute obszöne Geldmengen auftreiben, um die Wahl zu kontrollieren, und es für unabhängige Kandidaten unmöglich machen, für den Stadtrat zu kandidieren«, klagte ein Leser. »Wir könnten künftige Wahlen dann auch gleich ausfallen lassen.«

Es war schon eine ironische Wendung wie in einem Thriller von John Le Carré. Die Tatsache, dass Venice ein ungewöhnliches Ferienquartier für arabische Terroristen darstellt, war auch der Grund für das Hauptquartier eines Pflegeheimgiganten, dessen Besitzer als Synonym für verdeckte Operationen steht.

Und dann war da Porter Goss. Goss war während der siebziger und achtziger Jahre CIA-Agent und zuständig für Lateinamerika. Er war später Abgeordneter des Charlotte County, Florida, im US-Kongress und wurde Leiter des Geheimdienstauschusses »House Intelligence Committee«. 2002 wurde er von George W. Bush zum Chef der CIA ernannt. Und Porter Goss ist auf *dem* Foto, einem der wichtigsten Beweisstücke, die ich für *Barry & the Boys* entdeckte, und das die Verbindung von Barry Seal mit dem Kennedy-Attentat offenbarte. Das Foto wurde in einem Nachtclub in Mexico City aufgenommen und steckte in einem Rahmen, den Fotografen für Andenkenfotos benutzen. Das Datum war auf die Rückseite des Fotos gestempelt: 22. Januar 1963. Es zeigt Barry Seal, damals ein junger Pilot, an einem Tisch mit einer Gruppe von Leuten, die wie kubanische Exilanten, italienische Schlauberger und vierschrötige Militär- und Geheimdiensttypen aussahen.

Zusammen mit Barry Seal saßen da Personen, deren Leben und Karriere eng mit der geheimen Geschichte Amerikas verbunden ist: der bald darauf berüchtigt werdende Felix Rodriguez, der Che Guevara in Bolivien jagte; Frank Sturgis, berüchtigt für die Schweinebucht und das Kennedy-Attentat, sowie rechts von Barry Seal ein Mann, von dem wir erst viel später erfuhren, dass es sich um Porter Goss handelt. Als das Bild gemacht wurde, war Barry Seal 24, genauso alt wie Porter Goss. Als Spross eines patrizischen Elternhauses in Connecticut, nach Absolvierung einer Eliteschule und der Yale Universität kam Goss in dieses Spionagespiel mit hohen Einsätzen, das zwischen den Florida Keys und der Küste von Kuba gespielt wurde, nachdem der CIA-gestützte Coup in der Schweinebucht gescheitert war.

»Es stimmt, dass ich von Ende der Fünfziger bis Anfang der Siebziger in der CIA war«, gestand Goss seinem Antagonisten Michael Moore. Er gab zu, fremde Agenten rekrutiert und angewiesen zu haben, und meinte, er würde derzeit nicht so gern nach Kuba reisen, wolle aber nicht mehr sagen. Auch wenn zu der Zeit, als die Hearings zu Goss' CIA-Bestallung liefen, das Bild, das wir ausgegraben hatten, bekannt war, sahen die Medien keine Veranlassung, Goss deswegen unter Druck zu setzen.

»Porter J. Goss hat nur wenige Details über seine Beschäftigung bei der CIA geliefert, die etwa von 1960 bis 1971 dauerte«, heißt es in einem Porträt von *Associated Press*. *Reuters* nannte ihn einen »mystery man«, der »schweigsam über seine Vergangenheit« ist. In einem Interview mit der *Washington Post* scherzte Porter Goss, dass er sich mit Fotoanalyse und einem »Kleinboot-Betrieb« beschäftigt hätte, die »zu einigen sehr interessanten Momenten in Floridas Gewässern führten«.

»Mit der Ausbildung an einer Eliteschule und einem Abschluss in Griechisch von Yale ließ Goss das konventionelle Leben hinter sich und wurde ein CIA-Agent«, heißt es in einem typischen Nachrichtenticker. Tatsächlich deuten die Fakten doch stärker zu der Annahme, dass es »mit einer Eliteschule und einem Griechisch-Abschluss in Yale« in den Sechzigern ein völlig konventioneller Entschluss war, eine Karriere als CIA-Agent einzuschlagen, und dass die Ernennung von Porter Goss zum CIA-Chef verdeutlicht, dass das, was als öffentliches Leben Amerikas vor sich geht, in Wirklichkeit eher eine elaborierte Form von Inside Baseball ist.

Mohammed Atta und andere der Hijacker nutzten Goss' Wahlkreis Charlotte County südlich von Venice als Basis für ihre Operationen und mieteten ein Haus in Deep Creek, einige Meilen vom Charlotte County Airport. Goss kam oft mit seinem floridianischen Kollegen zusammen, dem demokratischen Senator Bob Graham, damals der Leiter des »Senate Intelligence Committee« und Leiter der Kongressuntersuchung der 9/11-Anschläge. Die beiden Männer teilen die zweifelhafte Auszeichnung, am Morgen des 11. September zusammen mit dem Mann gefrühstückt zu haben, der 100 000 Dollar an

Mohammed Atta überwiesen haben soll. Eine AP-Meldung berichtet: »Als die Nachricht (über die Anschläge auf das World Trade Center) kam, saßen die beiden Abgeordneten aus Florida, die den Geheimdienstauschuss des Kongresses und des Senats leiten, mit dem Chef des pakistanischen Geheimdiensts, Mahmoud Ahmad, beim Frühstück.«

»Wir sprachen über Terrorismus, besonders den von Afghanistan verursachten«, sagte Bob Graham später.

Unlängst erfuhren wir, dass die beiden Männer eine weitere zweifelhafte Auszeichnung teilen. Auch Bob Graham ist mit Drogenschmuggel in Verbindung gebracht worden. Während seiner Zeit als Gouverneur von Florida erschien die *Sarasota Herald Tribune* am 12. Februar 1982 mit der Schlagzeile »Wegen Schmuggels Angeklagter schuldig gesprochen«: »Der letzte von elf Angeklagten wurde wegen des Schmuggels von Drogen auf der Milchfarm von Gouverneur Bob Graham vom Gericht in Highland County schuldig gesprochen. Polizeibeamte waren in der Nacht des 12. März 1980 auf die Schmuggeloperation gestoßen, als die Mannschaft Grahams Milchfarm in der Nähe von Venus mit Lastwagen verließ, die knapp zwei Tonnen Marihuana und 48 000 Quaaludes (ein verschreibungspflichtiges Beruhigungsmittel, M. B.) geladen hatten.«

Ein anderer Zeitungsbericht vom 20. November 1981 berichtet etwas mehr über die Verbindung von Bob Grahams Milchfarm und »The Company«. »Richard Curry war ein prominenter Pilot eines internationalen Drogenrings, der ›The Company‹ genannt wird«, berichtete die Zeitung. »Er ist derzeit im Gefängnis von Highland County und erwartet seinen Prozess mit der Anklage, Flugzeuge mit Marihuanaladungen auf der Milchfarm von Gouverneur Bob Graham in der Nähe von Venus gelandet zu haben.«

Von Mena nach Venus. Als ich die Stadt Venus besuchte, in der Mitte des Staates Florida, kam ich in einen trockenen, flachen, heißen Ort, der von der Zivilisation etwa so weit entfernt ist wie Miami von Paris. Ein perfekter Platz, wenn man irgendwo mit einem Flugzeug landen will, ohne Aufmerksamkeit zu erregen. Es gibt weiterhin keine Hinweise, dass auch nur in Erwägung gezogen wurde, den

Gouverneur irgendeines Verbrechens zu bezichtigen, aber ein Drogenpilot, der Grahams Farm öfter ansteuerte, erzählte uns, dass dieser persönlich Zeuge der Landungen war. Doch wenn man Gouverneur des großartigen Staates Florida ist, sind zwei Tonnen Marihuana und 48 000 Quaaludes-Tabletten kein Verbrechen. Es ist ein kleiner *Fauxpas*.

Der älteste Bericht über Korruption und Kriminalität an dem Ort, der einmal der Venice Municipal Airport werden sollte, ist ein Magazinbeitrag der *Sarasota Herald Tribune* vom 28. August 1964. Unter dem Titel »Looking Back« berichtete die Zeitung, dass an diesem Tag vor dreißig Jahren (1934!) »ein Flugzeug, das Drogen schmuggelte, von der Bundespolizei bei Venice beschlagnahmt wurde«.

Ein weiteres Beispiel, das wir fanden und das sich zwei Jahre nach dem Zweiten Weltkrieg ereignete, macht wie im Schulbuch deutlich, wie Dinge am Venice Airport vertuscht werden: »Zwei Flugzeuge des Typs P-38, die angeblich als Unterstützung für die Revolution in Kuba gedacht waren, wurden in Venice beschlagnahmt«, berichtet die *Sarasota Herald Tribune* unter Bezug auf einen Artikel im *Miami Herald* am 16. März 1947. »Zwei weitere P-38 wurden in New Orleans beschlagnahmt, zusammen mit einer Ladung von Gewehren, Revolvern und Maschinengewehren, ebenso einige Panzer und amphibische Landungsfahrzeuge. Die Behörden geben keine Kommentare zu den in Miami und Havanna geäußerten Vorwürfen ab, dass die Flugzeuge Teil eines Umsturzplans gegen die kubanische Regierung gewesen seien. Die zwei in Venice gestellten Flugzeuge waren aufgetankt und startfertig zu einem Ziel, das die Zollbehörden nicht enthüllten.« Doch, so der *Miami-Herald*-Redakteur Stuart Morrison weiter, »wie ich aus zuverlässiger Quelle erfahren habe, sind die Flugzeuge zur Unterstützung eines Aufstands in Kuba bestimmt. Auch der *Miami Herald* hält fest, dass die Flugzeuge Teil eines Plots sind, um eine Revolution in Kuba zu starten.«

Die Flugzeuge, Panzer und Waffen gehörten einem gewissen William I. Marsalis aus Gulfport, der als »Präsident einer Firma, die Mahagoni-Geschäfte in Zentralamerika betreibt«, bezeichnet wird. »Firmensprecher sagten, die Gewehre seien für einen Jagdausflug.«

Dazu waren wohl auch die zwei P-38-Fugzeuge in Venice und zwei weitere in New Orleans, die Amphibienfahrzeuge sowie die Panzer gedacht und das »große Waffenlager«, das der Zoll in Marsalis Haus in Gulfport fand. Es war ein gut finanzierter Coup, Revolution, Putsch … was auch immer, und es bestand keine Notwendigkeit, sich in den Bergen zu verstecken und revolutionäres Bewusstsein aufzubauen. Nicht, wenn du Panzer hast.

Nach weniger als einer Woche veränderte sich die Story, zumindest in der *Sarasota Herald Tribune*. Die Waffen seien nicht für eine Revolution in Kuba bestimmt gewesen, berichtete das Blatt jetzt – weit entfernt: »Beschlagnahmte Flugzeuge in Venice sollten nach Honduras fliegen«, hieß es jetzt. »Es zeichnet sich die Möglichkeit ab, dass die Flugzeuge … für ein Landwirtschaftsprojekt in Honduras bestimmt waren.« Ein Offizieller der Marsalis-Firma in Honduras sagte, »die Maschinengewehre, Revolver und Flinten, die in Gulfport beschlagnahmt wurden, seien zum Schutz der Firmenarbeiter auf ihrer Farm in Honduras bestimmt«. Panzer und Amphibienfahrzeuge sollte zur Landgewinnung und Entfernung von Baumstümpfen dienen. Alles sei Teil einer Kampagne, um die Landwirtschaft dort voranzubringen. Zu den vier Kampfflugzeugen allerdings sagte der Sprecher nichts, und auch die *Sarasota Herald Tribune* schaffte es, diese Lücke nicht zu erwähnen. Vielleicht waren sie zum Beschuss von Kühen gedacht, wer weiß. Überhaupt erschien diese gesamte fadenscheinige Erklärung nur in der *Sarasota Harald Tribune*.

Und die Zeitung ging noch weiter in einer Folgegeschichte über »Zweifel, dass Venice Flieger Teil einer Verschwörung« seien – und versicherte, dass die Botschafter aus Nicaragua, Honduras und Costa Rica allesamt versichert hätten, nichts von Putschplänen gegen ihre Regierungen zu wissen.

Die *St. Petersburg Times* stellte die Sache dann unter der Überschrift: »Drei Verurteilte wegen Waffenschmuggel-Verschwörung« folgendermaßen dar: »Ein früherer Bomberpilot und zwei Partner einer ›Baufirma‹ wurden gestern vom Bundesgericht schuldig gesprochen, Kriegsmaterial nach Britisch-Honduras geschmuggelt zu haben, darunter Panzer und Bomben.« Wenn jemandes Tarnung als

Baufirma in der Zeitung in Anführungszeichen gesetzt wird, geht sie möglicherweise nicht so richtig durch. Zum Besitzer der Waffen heißt es weiter: »Marsalis erklärte, dass er Baumfällarbeiten in Honduras beginnen wolle und die Waffen benötige, um seine Arbeiter im Dschungel vor Eingeborenen und wilden Tieren zu schützen.«

Vor fünfzig Jahren scheinen Titelgeschichten in der Tat noch nicht sonderlich ausgefuchst gewesen zu sein. Es ist die Rolle, die die lokale *Sarasota Herald Tribune* dabei spielte, die diese Geschichte für Ereignisse wichtig macht, die dann mehr als fünfzig Jahre später am Venice Municipal Airport stattfinden.

Die bezeichnende Anekdote über die *Sarasota Herald Tribune* und ihren langjährigen Besitzer und Verleger, David Lindsay jr., wird noch bedeutsamer, wenn wir sie im Licht der Nichtberichterstattung betrachten, die die Zeitung der Verschwörung zukommen ließ, die sich 2000/2001 über ein Jahr lang in ihrem Hinterhof abspielte. Und was die Lokalzeitung nicht »weiß« ..., obwohl der Venice Municipal Airport regelmäßiger Gastgeber für Drogenschmuggel, Waffenschiebereien, den Start von Operationen in der Karibik, die Ausbildung von Söldnern und ähnlichen internationalen Intrigen waren, so hat auch *keine der großen Medienanstalten* über diese sehr auffällige Sache berichtet. Wie konnte eine solche Information, die entscheidend ist für ein Verständnis der 9/11-Anschläge, vor der Bevölkerung Amerikas und der Welt versteckt werden?

Ein Grund liegt schon in der Unterdrückung der Berichte von Roger Morris (in seinem Buch *Partners in Power*) und Sally Denton (in ihrem bereits erwähnten früheren Buch *The Bluegrass Conspiracy*) über die Vorgänge am Flughafen in Mena, der – mit einer so kleinen Landebahn, dass sie auf manchen Karten nicht einmal auftaucht – zum Umschlagplatz des internationalen Drogen- und Waffenschmuggels in den Achtzigern wurde. Ein weiterer liegt in sechs Jahrzehnten Zeitungsausschnitten der lokalen Zeitungen, die von einem Jahrzehnt zum nächsten ein bemerkenswert regelmäßiges Muster verdeckter Operationen am Flughafen Venice bestätigen. Leute mit schattenhaften Verbindungen zur CIA und später zur DEA tauchen in erschreckender Häufigkeit in Venice auf. Dies alles ergibt das Porträt einer schockierend korrupten Machtstruktur. Und die lokale Zeitung unterstützt und ermöglicht sie auf ihrem gesamten Weg. Diese eine Zeitung, die lokale *Sarasota Herald Tribune*, hätte der amerikanischen Bevölkerung und dem Rest der Welt die schmutzige Geschichte des Flughafens Venice Airport erzählen können, den Mohammed Atta »Heimat« nannte – doch es wurde unterdrückt.

Insofern hat sich nicht viel geändert, seit Barry Seal 1986 ermordet wurde. »Sie haben den Mann erwähnt, für den Barry arbeitete, David Ferrie«, sagte ein lebenslanger Freund Barry Seals, Joe Hurston. »Ich wusste, dass Barry einige ungewöhnliche Geldquellen hatte, denn mit 18 besaß er schon zwei Flugzeuge. Und ich kann Ihnen sagen, dass es da noch einiges gibt, was man nicht auf den ersten Blick sieht«, fuhr er fort. »Ich hatte ein Flugzeug, das mit sieben Menschen an Bord abstürzte, einer davon war ein Abgesandter des US-Finanzministeriums. Mein Flugzeug ging dabei drauf, und ich bin immer noch sehr besorgt um die Sicherheit meiner Familie.«

Dieser Mann, der bis heute noch so schwere Sorgen hat, war dabei, als Barry Seal seinen Teil im Watergate-Skandal spielte und zwei Wochen nach dem Einbruch mit 15 000 Kilo C4-Plastiksprengstoff verhaftet wurde, die als »Bum Bum Schweigegeld« für Anti-Castro-Kubaner bestimmt waren. »Mena ist sehr real«, fasst der Mann zusammen und wollte nicht weiter sprechen. »Was damals geschah, ist damit verbunden. Wenn du dich mit 1972 beschäftigst, beschäftigst du dich mit Mena, und Mena hängt direkt damit zusammen, was gegenwärtig vorgeht. Also da ist eine starke Verbindung, die solltest du beachten.«

»Sie meinen, das ist *alles* irgendwie verbunden?« fragte ich ungläubig.

»Wenn du eins berührst, berührst du alle«, versicherte er feierlich. »Alle unsere Geheimnisse sind die gleichen.«

5 Tendenzwissenschaft und Tabupolitik

»Wer Gott sagt, will betrügen«, wetterte der Aufklärer und Anarchist Pierre-Joseph Proudhon im 19. Jahrhundert gegen die Einflussnahme von Kirchen und Religionen auf den säkularen Staat. Ein Jahrhundert später äußerte der ebenso einflussreiche wie umstrittene Staatstheoretiker und Philosoph Carl Schmitt, der die Autonomie des Staats nun nicht mehr von Forderungen im Namen Gottes, sondern im Namen der »Menschheit« bedroht sah, folgende Variation dieser Aussage: »Wer Menschheit sagt, will betrügen.« Sein Diktum gegen einen den gesamten Globus beglückenden Kosmopolitismus scheint heute angesichts von (Öl-)Kriegen, die wie etwa die Irak-Kriege als »humanitäre Intervention« dekoriert werden, ebenso passend wie für das erste Gesetz globaler Menschheitsbeglückung, die Drogenprohibition. Der Versuch, das Angebot und die Nachfrage nach bestimmten Substanzen mit Polizei und Justiz zu bekämpfen, ist auf der ganzen Linie gescheitert, denn nie konsumierte die Menschheit, zu deren Schutz und Rettung das Verbot doch dienen sollte, so viele Drogen wie heute.

Dass es ohne Prohibition noch mehr wären, dieses immer wieder vorgebrachte Argument konnte zwar noch nie wirklich bewiesen werden, aber dafür kann es jetzt empirisch einwandfrei widerlegt werde (siehe Kapitel 10). Damit könnte nach hundert Jahren Prohibition tatsächlich langsam die Erkenntnis durchdringen, dass das Verbot und seine erfolglose Durchsetzung der Menschheit größere Probleme bereiten als die Drogen selbst – und dass es praktikable, schadensmindernde Alternativen zur Prohibition gibt. Auf wissenschaftlicher Seite haben schon lange Dutzende renommierter Forscher und zahlreiche Studien die Ineffektivität und Schädlichkeit der Drogenverbote aufgezeigt, doch auf Seiten der Politik haben diese Befunde noch keine Abkehr vom Prohibitionsdogma bewirkt.

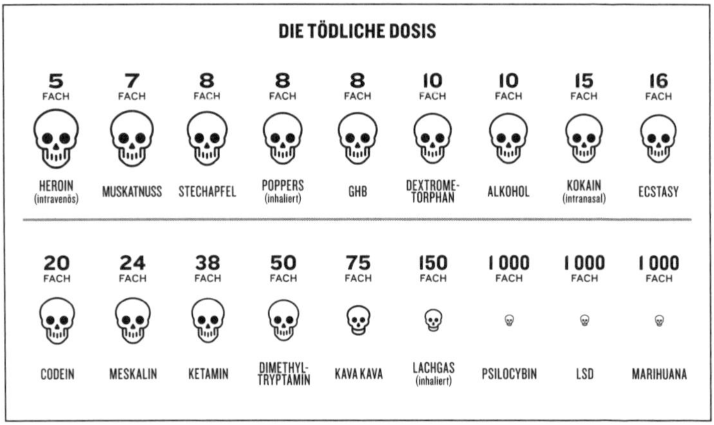

In der vom Drogenrat der britischen Regierung, dem Advisory Council on the Misuse of Drugs (ACMD), beauftragten Studie über die Gefährlichkeit einzelner Drogen wurden (auf einer Skala von 0 bis 3) sowohl individuelle gesundheitliche als auch gesellschaftlich-soziale Schäden einbezogen. Dabei wurde klar, dass von illegalen Substanzen wie Marihuana, LSD oder Ecstasy weitaus weniger Gefahren ausgehen als von den legalen Drogen Alkohol und Tabak und verschreibungspflichtigen Medikamenten.
(Quelle: *The Lancet*, Vol. 369, 24. März 2007)

Warum das Zeitalter der Aufklärung in Sachen Drogen immer noch auf sich warten lässt

Was geschieht, wenn dieses Dogma von berufener Stelle vorsichtig angezweifelt wird, musste im Oktober 2009 der Drogenbeauftragte der britischen Regierung, Professor David Nutt, erfahren. Dabei hatte er in einer Vorlesung nur gefordert, dass die Drogenpolitik an der Gefährlichkeit von Drogen ausgerichtet sein und sich die derzeitige Einteilung in legale und illegale Substanzen am wissenschaftlichen Erkenntnisstand orientieren müsse.

Doch schon das reichte als Affront – am Tag darauf erhielt er das Entlassungsschreiben von Innenminister Alan Johnson und musste sein Amt als Vorsitzender des Advisory Council on the Misuse of Drugs (ACMD) niederlegen. Man sei weiterhin entschlossen, so der

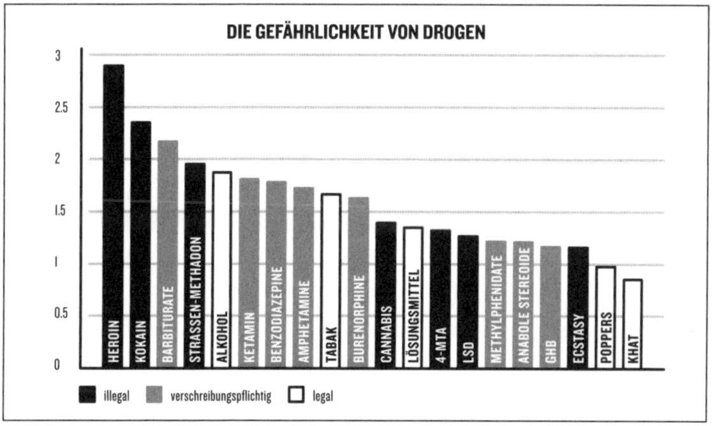

»Alles ist Gift, es kommt auf die Dosis an« – wie der Krieg gegen Drogen diesen Lehrsatz des Paracelsus ignoriert, zeigt diese Aufstellung über das Verhältnis von wirksamer und tödlich wirkender Dosis. Bei Cannabis, LSD und Psilocybin kann selbst eine 1000-fache Überdosierung nicht tödlich wirken, während bei Alkohol und rezeptfreien Hustenstillern schon die zehnfache Menge der wirksamen Dosis ausreicht. Bei Heroin reicht schon das Fünffache, dicht gefolgt von einer hochgiftigen Droge aus dem Küchenregal: Muskatnuss.
(Quelle: *American Scientist*, 5 / 2006)

Minister, »alle illegalen Substanzen zu bekämpfen« und »die Öffentlichkeit über die Gefahren von Drogen klar aufzuklären«. Wobei »klar aufklären« hier nichts anderes heißt, als an einer überkommenen Aufteilung in legale und illegale Drogen festzuhalten und wissenschaftliche Erkenntnisse über deren tatsächliche Gefährlichkeit weiterhin zu ignorieren.

Nichts anderes als solche Erkenntnisse hatte der ACMD in einer sorgfältigen, umfangreichen Studie gewonnen und die Ergebnisse publiziert. Alkohol steht danach in der Gefährlichkeit an fünfter Stelle nach Heroin, Kokain, Barbituraten und Methadon; Tabak kommt an neunter Stelle nach Ketamin (ein Anästhetikum), Benzodiazepin (ein Tranquilizer) und Amphetaminen. Cannabis dann an elfter Stelle vor LSD (14) und Ecstasy (18).

Warum stellt ein solcher wissenschaftlicher Befund über die Gefährlichkeit einzelner Substanzen eine derartige Tabuverletzung dar, dass die Regierung ihren Drogenbeauftragten umgehend entlässt? Was spricht dagegen, die Kontrolle und Repression von Drogen an ihrer tatsächlichen Gefährlichkeit auszurichten? Ein Grund dürfte sicher darin liegen, dass Drogenpolitik populistische Politik ist, die stets nur mit dem groben Keil argumentiert und faktenfrei einer gefühlten Gefährlichkeit das Wort redet. Die öffentlich gefühlte Gefährlichkeit von Drogen wird weitgehend von der Berichterstattung in den Medien gesteuert, und diese ist, um es zurückhaltend auszudrücken, ziemlich unausgewogen.

Das zeigt eine bemerkenswerte empirische Untersuchung, bei der Alasdair J. M. Forsyth von 1990 bis 1999 sämtliche durch Drogen verursachten Todesfälle in Schottland und ihre Wahrnehmung in den Zeitungen verglichen hat.[1] Von den 2255 Todesfällen in der toxikologischen Statistik wurden 265 auf das frei verkäufliche Schmerzmittel Paracetamol zurückgeführt. Doch die Redaktionen interessierte nicht, dass über zehn Prozent aller Drogentoten in Schottland einem frei verkäuflichen Schmerzmittel zum Opfer fielen: Nur ein Bericht dazu erschien. Zwölf Todesfälle durch Aspirin fanden gleich gar keine Erwähnung, und über 481 Todesfälle durch Diazepam (Valium) wurde zehnmal berichtet. Dagegen kamen auf 36 Todesfälle durch Amphetamine 13 Zeitungsberichte, und über die 28 auf MDMA (»Ecstasy«) zurückgeführten Todesfälle erschienen 26 Artikel. Das heißt: Fast jeder einzelne Fall, bei dem die verbotene »Partydroge« als mögliche Todesursache diagnostiziert wurde, war in den Medien präsent, was ihre gefühlte Gefährlichkeit in der Öffentlichkeit zwar dramatisch erhöht, mit der Realität aber kaum etwas zu tun hat.

Cannabis fehlt in der Liste, weil in der gesamten Medizingeschichte noch niemand davon ums Leben kam. Auch sucht man Alkohol vergeblich auf der »Todesliste«, auch wenn ihm im selben Zeitraum mindestens ebenso viele Schotten zum Opfer fielen wie allen legalen und illegalen Drogen zusammen, die auf der Liste auftauchen.

Doch es ist nicht nur die Einseitigkeit, mit der die Medien über die tatsächliche Gefährlichkeit von Drogen hinwegtäuschen und einen irrealen Status quo zementieren, auch die Wissenschaft ist daran beteiligt. »Es ist sehr leicht, Forschungsgelder zu bekommen, um zu zeigen, dass Drogen gefährlich sind«, so Professor David Nutt, »aber es ist sehr schwer, Unterstützung für Forschungen zu bekommen, die zeigen, dass sie es nicht sind. Viele der wissenschaftlichen Berichte über Drogen sind unausgewogen. Es gab einige fürchterliche Beispiele, wo sogenannte ›top‹-wissenschaftliche Zeitschriften minderwertige Forschungen über Cannabis oder Ecstasy publizierten und die Artikel manchmal sogar widerrufen mussten. Das Problem ist, dass man die Richtigstellungen nie sieht, du siehst die Titelseite, die sagt ›Ecstasy brät dein Hirn‹. Der Widerruf, der erklärt, dass bei dem Versuch versehentlich Metamphetamine anstatt Ecstasy verabreicht wurden, ist dann kaum noch sichtbar, wenn er überhaupt publiziert wird.«[2]

So weit der ehemalige Drogenbeauftragte der britischen Regierung, der seinen Job verlor, weil er eine faktenbasierte Drogenpolitik forderte und die Einseitigkeit von Medien und Wissenschaft kritisierte.

Pharmakos: der Sündenbock

Auch wenn wir bei unserem Rückblick auf die Geschichte der Prohibition gesehen haben, dass Drogenverbote nicht primär dem Gesundheitsschutz, sondern machtpolitischen Motiven dienen, kann das allein die Tabuisierung einer rationalen Drogenpolitik noch nicht erklären. Auch dass die Lobbyisten der mächtigen Pharma-, Alkohol- und Tabakindustrie alles dafür tun, die Willkür von guten, legalen und bösen, illegalen Drogen aufrechtzuerhalten, oder dass die Sicherheits- und Gefängnisindustrie nur bei strenger Verfolgung und hohen Strafen weiter expandieren kann und eine entsprechende Politik unterstützt – all diese Kräfte allein können nicht die Resistenz und Beharrlichkeit begründen, mit der sich das untaugliche Konzept der Prohibition nun schon länger als ein Jahrhundert hält.

Warum wird im Zeitalter von Rationalität und Kosten-Nutzen-

Optimierung eine ebenso nutzlose wie kostenträchtige und kontraproduktive Maschinerie wie der Krieg gegen Drogen immer weiter aufgebläht, ohne dass ein nüchterner Sparkommissar schon aus Kostengründen hier den Rotstift ansetzt? Wie kommt es, dass Wissenschaftler und Journalisten, die sich für rational und aufgeklärt halten und ihre Arbeit für objektiv und ausgewogen, de facto aber, wie das Beispiel der schottischen Drogentodesfälle zeigt, nicht der Realitätsbeschreibung und Wahrheitsfindung zuarbeiten, sondern einer Mythologisierung und Dämonisierung von Drogen? Und woher rührt die Bereitwilligkeit der Bevölkerung, diesen Mythen Glauben zu schenken und die Ineffektivität und Irrationalität der Drogenpolitik einfach zu akzeptieren ?

Wo Irrationales als sinnvoll und Ineffektives als vernünftig angesehen werden, kann eine Klärung nur in tieferen psychischen Schichten gefunden werden, in den Bereichen des Unbewussten und der Ängste und den archaischen Formen, mit ihnen umzugehen: dem Ritual. Mit Ritualen, zeremoniellen Handlungen versuchten die Priester-Ärzte der Frühzeit, die Unversehrtheit der Gemeinschaft und Individuen zu gewährleisten und Schaden von ihnen abzuwenden.

In allen Erdteilen und Kulturen wurden solche Rituale durchgeführt, und oft war ihr Vollzug mit einer Art von Opfer verbunden, im antiken Griechenland und anderswo etwa mit Menschenopfern. Bei diesem Ritual wurden missachtete oder missgestaltete Menschen mit Laub geschmückt und aus der Stadt getrieben, dort symbolisch mit den Übeln überhäuft, die der Gemeinschaft widerfahren waren, und getötet. Man glaubte, dass der Tod dieser mit allen Übeln und Sünden beladenen Opfer künftige Heimsuchungen von Krankheiten oder Hungersnöten verhindere und die Sünden der Vergangenheit auslösche – und feierte das getötete Opfer dafür als Helden. Das griechische Wort für den geopferten Menschen, der so zum Heilsbringer wird, ist bezeichnend für unser Thema: Es lautet Pharmakos.

Die etymologische Wurzel heutiger Begriffe wie Pharmakologie oder Pharmazie ist also der »Sündenbock«, wie der Pharmakos auf Deutsch genannt wurde, als man später statt »Sündenmenschen«

Ziegen oder Schafe verwendete. Etwa im sechsten Jahrhundert vor unserer Zeitrechnung erfährt dieser alte Begriff für Heilmittel dann einen Wandel und dient von nun an als Bezeichnung für die neuen, »modernen« Heilmethoden: Arznei, Droge, Medikament.

Der Tod, der das Leben schützt, das Übel, das Heilung und Heil bringt, das Opferlamm, das »hinwegnimmt die Sünden der Welt«, die Kreuzigung, die Erlösung bedeutet: Nicht nur in der christlichen Überlieferung ist die paradoxe Doppelnatur des Pharmakos-Rituals bis heute anwesend. Psychologie, Soziologie, Systemtheorie, Verhaltensforschung – alle mit Gruppendynamiken befassten Wissenschaften kennen die aktuellen Ausprägungen des Sündenbockphänomens, das Sigmund Freud zufolge der Entstehung von Vorurteilen zu Grunde liegt. Um aufkommende Aggressionen innerhalb der Gruppe zu vermeiden, werden sie auf eine Außengruppe übertragen, so können sie ausgetragen werden und den Zusammenhalt der Gruppe stärken. Die kollektive Konstruktion eines Sündenbocks erhält auf diese Weise eine wichtige, identitätsstiftende Funktion. Und wenn wir dem eingangs zitierten Carl Schmitt folgen, dann ist Stabilität im Inneren eines Staats überhaupt nur durch eine klare Unterscheidung von Freund und Feind möglich.

Wenn wir die lange historische Liste von Sündenböcken betrachten, die von Machthabern und Eliten konstruiert wurden (und werden), um Minderheiten im eigenen Land oder äußere Feinde für aktuelle Krisenerscheinungen verantwortlich zu machen, und feststellen, wie leicht es Ideologien und Propaganda immer wieder gelingt, diese Sündenbockkonstrukte als Realität zu verkaufen, dann kann man durchaus zu dem Schluss kommen, dass auch im 21. Jahrhundert das magisch-animistische Zeitalter noch andauert und die Tiefenstruktur des Pharmakos-Rituals weiterhin wirksam ist.

Allerdings mit einem entscheidenden Unterschied, auf den Thomas Szasz hingewiesen hat: »Wenn die alten Griechen einen Sündenbock sahen, konnten sie ihn wenigstens als das erkennen, was er war: ein Pharmakos, ein Menschenopfer. Wenn der moderne Mensch einen Sündenbock sieht, erkennt er ihn nicht oder weigert sich, ihn zu erkennen; stattdessen sucht er nach ›wissenschaftlichen‹ Erklärungen, um das Offenkundige hinwegzuerklären. So erscheinen die Hexen dem heutigen Denken als geistesgestörte Frauen, die Juden in Nazideutschland wurden zum Opfer einer Massenpsychose, unfreiwillige psychiatrische Patienten sind Kranke, die nicht wissen, dass sie der Behandlung bedürfen usw. (...) Im Gegensatz zu seinen primitiven Vorfahren ›weiß‹ der zivilisierte Mensch, dass Opium ein gefährliches Rauschgift ist; dass Leute, die es verkaufen, Bösewichter sind, die man zu recht mit Mördern gleichsetzt und entsprechend behandelt, und dass Drogenkonsumenten zugleich krank und süchtig sind und gegen ihren Willen zu ihrem eigenen Besten ›behandelt‹ werden müssen – kurz, er ›weiß‹, dass es sich bei keinem dieser Menschen um einen Sündenbock handelt.«[3]

Wie und warum wir heute »wissen«, dass es sich bei Ecstasy um eine gefährliche, todbringende Droge handelt und bei Valium, Paracetamol und Aspirin um segensreiche, risikolose Heilmittel, hat die Wissensvermittlung über schottische Drogentote in den Medien exemplarisch gezeigt. Unser »Wissen« beruht nicht auf tatsächlichen Gefahren und realen Risiken, sondern auf Desinformation und Glauben. Es hat weniger mit objektiver Wissenschaft und Pharmakologie zu tun als vielmehr mit einem archaischen Ritual und Sündenböcken.

Wenn in der Feudalzeit der Nachwuchs eines Adeligen, der bei Hof mit den Kindern der Bediensteten aufwuchs, etwas ausgefressen hatte, verbot es die Hierarchie, dass Untergebene den blaublütigen Balg bestraften. Stattdessen nahm sich der Gärtner oder Kutscher einen der nichtadeligen Spielkameraden vor, den Prügelknaben. Ein innerhalb des feudalen Systems nicht austragbarer Konflikt wurde so auf einen Sündenbock übertragen und gelöst – nicht zur Zufriedenheit der geprügelten Knaben, aber zum Erhalt des Systems, des Tabus der Züchtigung des Adels durch Leibeigene.

Wenn nun die heutige Drogenpolitik ebenfalls alle Züge eines Sündenbockrituals trägt, müssen wir fragen, welches System, welche Hierarchie, welcher Zusammenhalt es ist, die eine derartige Abstoßungs- und Reinigungszeremonie erfordern. Welche Übel, welche Sünden sind es, die die Gesellschaft bestimmten Drogen, bestimmten »Drogensüchtigen«, bestimmten »Drogenkriminellen« auflädt, sie jagt und verfolgt und mit Gefängnisstrafen oder gar dem Tod bestraft? Warum sind »Drogen« der Prügelknabe der Neuzeit, über dessen rituelle Abstrafung sich die Politiker aller modernen Staaten und jeder politischen Couleur einig sind mit vielen Kapazitäten der Medizin und den Vertretern sämtlicher Religionen?

Vermutlich seit die ersten frühen Menschen die bewusstseinsverändernde Wirkung des Alkohols entdeckten, weil sie gegorene Früchte gegessen hatten, hat es auch einen leichtfertigen und missbräuchlichen Umgang mit Drogen gegeben. Auch dass die regelmäßige Einnahme bestimmter Substanzen zu einer Gewohnheit werden kann, die gesundheitliche Schäden nach sich zieht, ist seit Menschengedenken bekannt. Ebenso alt und aus allen Kulturen und Religionen geläufig sind Speisevorschriften sowie Einschränkungen und Verbote bestimmter Nahrungsmittel und Substanzen, die neben rituellen und religiösen Motiven immer auch der sozialen Kontrolle dienten.

Neu allerdings und eine Erfindung des 20. Jahrhunderts ist es, die gewohnheitsmäßige Einnahme bestimmter Substanzen als Drogen*sucht* zu bezeichnen und als *Krankheit* zu klassifizieren. In den medizinischen und psychiatrischen Lehrbüchern zu Beginn des Jahrhunderts kommt der Begriff Sucht noch nicht vor – dort ist bisweilen von Alkoholwahnsinn (wie auch vom Masturbationswahnsinn) die Rede, auch »chronische Rauschzustände« und »Morphinismus« werden erwähnt, von Drogen*sucht* oder Drogen*missbrauch* aber ist noch nirgendwo die Rede. Wie Thomas Szasz gezeigt hat, tauchen diese Begriffe erst ab den dreißiger Jahren erstmals in den Fachbüchern auf und werden erst in der zweiten Hälfte des 20. Jahrhunderts zu einem allgemeinen Standard. Zur selben Zeit also, als die bei den Opiumkonferenzen beschlossenen Prohibitionsmaßnahmen Platz greifen, entdeckt auch die medizinische Wissenschaft die Drogensucht und definiert die gewohnheitsmäßige Einnahme bestimmter Substanzen als behandlungsbedürftige Krankheit, der man notfalls mit Zwangsmaßnahmen beikommen muss.[4] Die Klienten werden als Rauschgiftsüchtige oder Drogenabhängige stigmatisiert, die ähnlich wie Geisteskranke nicht mehr Herr ihrer

Sinne sind. Tatsächlich besteht die »Krankheit« eines Heroinabhängigen nur darin, dass es ihn nach seiner täglichen Dosis Heroin verlangt – wobei die übliche Sündenbocktherapie bis heute so abläuft, dass man ihn dafür einsperrt und ihm einen nicht weniger suchtbildenden chemischen Cousin – Methadon – verabreicht.

Auch wenn man die radikal-libertäre Position von Professor Thomas Szasz nicht in allen Punkten teilt, ist sein Vergleich der Zwangspsychiatrie und des Index verbotener Drogen – der »Pharmakratie« – mit der Inquisition und der gewaltsamen religiösen Bekehrung nachvollziehbar und aufschlussreich. Denn wohl nicht zufällig fällt die Erfindung des Sündenbocks Drogensucht Anfang des 20. Jahrhunderts in einen Zeitraum, in dem die letzten Exemplare der zuvor über Jahrhunderte von der pharmakratischen Inquisition verfolgten Sündenböcke endgültig ausgerottet sind: die »Hexen«.[5]

6 Heile und herrsche

Fast tausend Jahre lang, die wir das dunkle Zeitalter nennen, waren es die »weisen Frauen«, die das Wissen um die Pflanzen und Heilmittel bewahrt und erweitert hatten, während die offizielle Medizin des Abendlandes wegen des christlichen Obduktionsverbots nicht weitergekommen war. Allenfalls Könige oder Adelige, die sich arabische oder jüdische Ärzte leisten konnten, durften auf medizinische Behandlung hoffen. Dem gemeinen Volk blieb bei Krankheit nur das Beten und Weihwasser – sowie der (illegale) praktische Rat der kräuterkundigen Heilerinnen, Zauberinnen, Hexen.

»Die Zauberinnen sollen getötet werden, weil sie Diebe sind, Ehebrecher, Räuber, Mörder … Sie schaden mannigfaltig. Also sollen sie getötet werden, nicht allein weil sie schaden, sondern auch weil sie Umgang mit dem Satan haben«, predigte Martin Luther 1526[1] und sorgte somit dafür, dass die Verfolgung in den protestantischen Regionen noch stärker wütete als in den katholischen. Dass Paracelsus, dessen wertvollstes, geheimes Arzneimittel die Opiumtinktur war – »Ich hab ein Arkanum und heiß es Laudanum« –, dass also der größte Arzt der Epoche und Urvater der Pharmakologie 1527 verkündete, er habe »alles von den Zauberinnen (den guten Hexen)« gelernt, half da wenig. Der klassische Sündenbockmechanismus, der vor allem in den Notzeiten des Dreißigjährigen Kriegs (1618–1648) und der großen Pestepidemien im 14. Jahrhundert für diese Katastrophen nach einem Objekt verdeckter Aggressionsentladung suchte, fand in diesen oft alleinstehenden, weisen Frauen, die dank ihres Kräuter- und Heilwissens über eine gewisse Macht verfügten, ein prädestiniertes Opfer. Vor allem weil die bewusstseinsverändernden, magischen Pflanzen – Drogen – ihr Fachgebiet waren, traute man ihnen mächtige »Schadzauber« zu.

Lorenz Böllinger, Professor für Kriminologie an der Universität Bremen, hat dazu die These aufgestellt, »… dass schon seit Jahrtausenden von den sozialen Kontrollinstanzen einschließlich der Religion und den je zeitgemäßen Medien bestimmte Wahrnehmungen, Bedeutungen und Definitionen hinsichtlich psychotroper Substanzen transportiert und in die Individuen hinein transferiert worden sind. Gerade in voraufklärerischen Zeiten eigneten sich diese Substanzen in besonderem Maße, ihnen magische, übermenschliche Kräfte zuzuschreiben. Die Wahrnehmung von Gefahren, die von andern Menschen ausgehen, war immer irgendwie durch Projektion und Einfühlung, also durch relativ realistische Wahrnehmungen begrenzt. Die von Gegenständen und Substanzen ausgehende Gefahr hingegen kann – ähnlich den unsichtbaren Göttern und Dämonen – als grenzenlos phantasiert werden. Der Zusammenhang mit psychotropen Substanzen war ein wesentlicher Grund für die Hexenverfolgung: psychologisch gesehen der Abwehrmechanismus der Angstabwehr durch Schuld- und Aggressionsverschiebung. Etwas von dieser überschießenden Machtzuschreibung an die Drogen scheint erhalten geblieben zu sein.«[2]

Das Ende des Schamanismus und der Beginn der Drogenpropaganda

Woher diese tiefsitzende »überschießende Machtzuschreibung« kommen könnte, haben wir schon in der Einleitung angedeutet: Es ist das biblische Verbot der bewusstseinserweiternden Drogen vom Baum der Erkenntnis und die nach seiner Übertretung erfolgende Vertreibung aus dem Paradies. Es ist die Frau, verführt von der »teuflischen« Schlange, die als erste Wissen darüber erlangt. Die Schlange, die in der jüdisch-christlichen Mythologie dem Reich des Bösen zugeschlagen wird, ist ein altes Symbol der Erde, des Lebens, der Heilkraft und Weisheit der Natur, des Gifts, das Leben nehmen kann und retten – und als solches bis heute als Markenzeichen am Stab des Äskulap an jeder Apotheke präsent.

Das Wissen der Schlange über die bewusstseinsverändernden Eigenschaften bestimmter Pflanzen im Garten Eden, das sie an Eva weitergibt, ist das Wissen der alten Religion. Diese war in der vormosaischen Zeit eine Religion der »Großen Mutter«, deren Sakrament, wie der Pilzforscher Gordon Wasson und andere Autoren gezeigt haben, im Verzehr psychoaktiver Pilze bestand.[3] Vom »Soma« in Indien über den Fliegenpilz der Schamanen in Sibirien zu den mexikanischen Zauberpilzen und dem LSD-haltigen Erleuchtungstrank im griechischen Eleusis, dem wichtigsten Heiligtum des antiken Abendlands: Überall auf der Welt sind die frühen Religionen pflanzenbefeuert und pilzinspiriert. Und wo es nicht das purpurne »Männlein im Walde« ist – der bis heute janusköpfig als Gift- und Glücksymbol auftauchende Fliegenpilz –, wächst in den archaischen Hirtenkulturen, wo die lebensspendenden Rinder verehrt werden, bevorzugt auf ihrem Dung der »Spitzkegelige Kahlkopf« (Psilocybe semilanceata oder sein tropischer Verwandter Psilocybe cubensis).

So unübersehbar der pharmakologische Zusammenhang der Geschichte vom Baum der Erkenntnis im Buch Genesis ist, so deutlich wird er auch in einer weiteren berühmten Episode des Alten Testaments, in der Geschichte vom Goldenen Kalb. Zweitausend Jahre Theologie haben uns eingeschärft, dass mit dem Tanz um das Goldene Kalb nur ein gottloser Tanz ums Geld, um materielle Werte gemeint ist. Weil es sich um etwas Goldenes handelt und weil offenbar kaum jemand die Geschichte aus dem Buch Exodus noch nachliest, gilt diese Auslegung heute als selbstverständlich.

Doch in Wirklichkeit berichtet die Bibel etwas ganz anderes: Während Moses‘ Abwesenheit hatte das Volk von seinem Bruder Aaron neue Götterbilder verlangt, die dieser verweigerte. Als das Drängen stärker wurde, schob Moses Statthalter mangelnde Finanzmittel vor, doch das Volk war bereit, dafür alle seine Wertsachen (Gold) herzugeben, aus denen Aaron dann die Statue eines Kalbs gießen ließ. Als Moses mit den Gesetzestafeln vom Berg Sinai zurückkommt, hört er sein Volk schon von weitem »lärmen und jauchzen« und ein »lautes Singen«: »Er näherte sich nunmehr dem Lager und sah das Kalb und die Reigentänze; da entbrannte der Zorn des Moses, und er schleuderte die Tafeln aus seiner Hand. Dann nahm er das Kalb, das sie verfertigt hatten, ließ es im Feuer verbrennen und zermalmte es zu feinem Staube, den er in Wasser schütten ließ, und gab den Israeliten davon zu trinken.« (Exodus, 32)

Hier wird deutlich, dass es in dieser Geschichte weniger um den schnöden Mammon geht, sondern abermals, wie schon im Garten Eden, um eine Drogenrazzia. Das Volk tanzt nicht um das Gold, es hat im Gegenteil all sein Gold hergegeben, um wieder um das Symbol der alten Göttin tanzen zu können, um die alte Muttergottheit der Ägypter zu feiern, Hathor, die zwischen ihren Hörnern die Sonne trägt und manchmal auch als Kuhfigur dargestellt ist: die Göttin der Liebe, der Musik und des Rauschs.

Die neuen ekstatischen Werte, die die Abkehr vom Gold dem Volk einbringt, sind so gewaltig, dass Moses sie bei seiner Rückkehr zuerst für Kriegslärm hält – so begeistert wie mit der neuen, alten Göttin (und ihren magischen Ritualen) hatten die Kinder Israels wohl seit langem nicht mehr gefeiert. Auch wenn von psychoaktiven Pflanzen im Text nicht explizit die Rede ist – das Symbol des Kalbs und die ekstatischen Reigentänze sprechen ebenso für sich wie Moses unzweideutige Reaktion: Er vernichtet das Kalb und verteilt an das Volk ein verdünntes Ersatzgetränk. Wäre mit dem Tanz um das Kalb wirklich die Verehrung des Goldes gemeint, wäre dieser Schluss der Geschichte völlig überflüssig und unsinnig. Nur das fortan illegale »Fleisch der Götter« der alten Pflanzenreligion gibt der Verteilung einer merkwürdigen Ersatzdroge, eines Placebo-Sakraments, einen Sinn. Vor allem wenn wir den erschreckenden Fortgang dieser Drogenrazzia betrachten, als sich ein großer Teil des Volks mit dem verordneten Ersatzstoff offenbar nicht zufrieden geben will und Moses ihnen daraufhin »die Leviten« liest.

Was sich heute nach strenger Strafpredigt anhört, war in Wahrheit ein brachialer Massenmord: »Da stellte sich Moses an das Tor des Lagers und rief: ›Wer für den Herrn ist trete her zu mir!‹ Da scharten sich die Leviten um ihn. Er sprach zu ihnen: ›Es gürte ein jeder sein Schwert um die Hüfte! Zieht hin und her im Lager von Tor zu Tor! Es töte jeder selbst seinen Bruder, Freund und Nächsten!‹ Die Leviten handelten nach des Moses Befehl. So fielen an jenem Tag vom Volk gegen 3000 Mann.« (Exodus 32)

Es ist diese Todesschwadron, die den mosaischen Kult von seinen Ursprüngen – der alten Pilzreligion der Großen Mutter – endgültig abschneidet. Zwar suchen in der Folgezeit auch im Rahmen der jüdisch-christlichen Tradition immer wieder pflanzenbefeuerte Ekstasen den Durchbruch zur Innenwelt, doch gleich, ob es sich um die frühchristlichen Gnostiker, die tanzenden Sufis des Islams oder die Hexen des Mittelalters handelte, sie wurden stets aufs unnachgiebigste verfolgt. Überall wo Menschen künftig auf dem Weg zur Transzendenz den Interspezies-Kanal des Pflanzenreichs anzapfen, schlagen Jehovas Sturmtruppen dazwischen.

Dieses Tabu scheint der Preis zu sein, mit dem die mosaische Religion – und ihre christlichen und muslimischen Nachfolger – ihren zivilisatorischen Fortschritt bezahlt: die Abschaffung des Opfers. Dass in den Pharmakoi, den geopferten Menschen oder Tieren, kein Heil liegt und dass der eine namen- und bilderlose Gott nicht durch aufwendige Opfer- und Tempelkulte geehrt werden muss, sondern durch reines Nichtstun am Sabbat sowie Einhaltung der Gebote – darin bestanden die zwei großen Modernisierungen, die Moses patriarchale Religion zum Erfolgsmodell machten. Doch diese Rationalisierungsmaßnahme erforderte eine radikale pharmakologische Kontrolle jener bewusstseinsverändernden Pflanzen, deren Wirkstoffe als Mittler zu den Stimmen der Natur, der alten Erdgottheit, gedient hatten. Die Ersatzdroge, die Moses seinem Volk verabreichen lässt, reicht an deren Wirkung ganz offensichtlich nicht heran, und der Massenmord, der sich daraufhin ereignet, zeigt, dass es hier nicht um simple Geschmacksfragen geht. Welche sichere Überzeugung aber hatten diese 3000 Israeliten, dass sie sich dafür von den Killerkommandos ihres Führers ermorden ließen?

Der Ethnopharmakologe Christian Rätsch hat Teilnehmer an heutigen Pilzritualen befragt und ihre Antworten können verdeutlichen, dass es diesen Märtyrern in der Tat um Essentielles ging – nicht um einen Glauben, sondern um Wissen, nicht um einen dubiosen Donnergott, sondern um konkrete Erfahrung mit dem Geist der Natur: »Die Pilze sind Geschenke der Götter beziehungsweise der Erdgöttin Gaia und dienen dem Menschen, ein ökologisches und schamanisches Bewusstsein zu erlangen.« – »Die Pilze sind ein Geschenk der Natur und verbinden den Menschen mit der inneren und äußeren Natur.« – »Die Pilze sind intelligente Wesen, die unser Gehirn benötigen, um sich ihrer selbst bewusst zu werden.« – »Die Pilze sind Tore zur Anderswelt oder zum Wunderland; sie offenbaren die wahre Wirklichkeit.« – »Die Pilze sind Heilmittel, die nicht nur Krankheiten und Symptome heilen können, sondern den gesunden Menschenverstand heiler werden lassen.« – »Die Pilze erweitern die Wirklichkeit, fördern die Spiritualität und vertiefen das Naturverständnis.« – »Der Pilz ist der Baum der Erkenntnis; jeder der davon nascht erkennt das Göttliche.« – »Die Pilze sind Lehrmeister oder Pflanzenlehrer, die vertiefte Erkenntnisse über den Menschen im Universum vermitteln.«[4]

Man muss die weitreichende These des Pilzforschers und Autors Terence McKenna nicht teilen, dass es erst Psilocybin-Pilze waren, die in der Evolution des Menschen für den »geistigen Quantensprung« sorgten und aus unseren affenähnlichen Vorfahren menschliche »Intelligenzbestien« machten und ihm zur Sprache verhalfen.[5] Doch ist von der Forschung mittlerweile gut belegt, dass das »Fleisch der Götter«, so ein aztekischer Name für die magischen Pilze, ebenso wie andere psychedelische Drogen für die Urerfahrung und das Weltbild des Schamanismus – und somit für die Grundlagen unserer heutigen Religionen – verantwortlich waren. Und die erstaunlichen Aussagen und Einschätzungen der Teilnehmer heutiger Pilzrituale über ihre Erfahrung scheinen diesen historischen Befund ebenso zu bestätigen wie die wirkungslose Ersatzdroge, die Moses verteilt und die bis heute in dem mit Wasser verdünnten Wein und der Hostie – dem »Leib und Blut Christi« – als Placebo in der christlichen Liturgie anwesend ist.

Wenn unsere Interpretation der von Theologen und Bibelforschern ignorierten Zeile über Moses Verteilung einer Ersatzdroge zutrifft – und eine andere Erklärung, als dass es sich um den Ersatz für etwas handelt, was sein abtrünniges Volk vor dem rauschenden Fest eingenommen hat, scheint es tatsächlich nicht zu geben –, dann stellt dies einen völlig anderen Bedeutungszusammenhang der Geschichte her. Es geht hier nicht um eine Bestrafung für die Gier nach Materiellem – im Gegenteil hatte das Volk ja all dem entsagt und gerade sein ganzes Gold hergegeben! Es geht um Bewusstseinskontrolle, um ein Verbot der Grenzüberschreitung, der Öffnung der Sinne für die Stimmen der alten Gottheit, des Geists der Natur. Bestraft wird der rituelle Übertritt in eine Zone, die nicht mehr von Menschen und ihrem Normalbewusstsein regiert wird, sondern von der Göttin Demeter, die oft mit einer Roggenähre und einer Mohnkapsel dargestellt ist, und ihrem Sohn Dionysos, dem Gott der Freude, des Weins und der Ekstasen (und – wie seine indogermanischen Pendants Shiva und Odin – dem Gott der Schamanen), sowie seinem Ziehvater Pan, dem bocksbeinigen, gehörnten Gott der Weiden, Wiesen und Wälder.

Dieser steht mit seinen Begleitern, den Nymphen und Satyrn, nicht nur für Lust und Leidenschaft und wird oft mit einem riesigen Phallus dargestellt, sondern er gebietet auch über die »Weisheit des Weltnabels«, die bewusstseinsverändernden Drogen, die das Orakel von Delphi mit Bilsenkraut befeuern und das Mysterium von Eleusis mit dem aus dem Mutterkorn-Pilz gewonnenen heiligen Trank. Dass der griechische Pan später zum Vorbild für die klassischen Darstellungen des gehörnten, klumpfüßigen Teufels wird, kann in diesem Zusammenhang nicht mehr wundern, denn Pan ist der Repräsentant der alten, matrilinearen Naturreligion und ihrer Kräfte, die vom patriarchalen Monotheismus und der Autorität der mosaischen Gebote bekämpft und abgelöst werden. Dieser blutige Krieg gegen die »heidnische« Kultur und ihre »Pflanzenlehrer« ist der Anfang des Kriegs gegen Drogen, und die 3000 Mann, die Moses hinrichten ließ, können als die ersten Opfer in diesem Krieg gesehen werden.

Dieser Massenmord setzte das mahnende Ausrufezeichen, das archetypische Ereignis, dessen Angst und Schrecken sich seitdem tief in die menschliche Psyche eingegraben und das Tabu bewusstseinserweiternder Pflanzen aufgerichtet haben, das bis heute für die »überschießende Machtzuschreibung an die Drogen« verantwortlich ist und jene weit verbreitete, tiefsitzende Angst – vor dem Unbekannten, Unerwarteten, Unheimlichen –, die eine rationale, vernunftgemäße Drogenpolitik verhindert.

Wer in den halb göttlichen, halb animalischen Bereich des Pan geriet, ohne ihm Verehrung zu zollen, der wurde in einen Zustand des jähen, grundlosen Entsetzens versetzt, in dem schon ein zitterndes Blatt oder das Knistern eines Zweiges ein Grauen heraufbeschwören konnte. Und so wie wir heute bestimmte Substanzen und ihre Benutzer als Pharmakoi missbrauchen und unsere gesellschaftliche Konsumsucht in einem grausamen Reinigungsritual an »Drogensüchtigen« abarbeiten und zu erlösen suchen, so ist der gesamte Diskurs über Drogen nach wie vor zutiefst von der Gemütsbewegung geprägt, in die der große Pan seine Feinde versetzte und die immer noch nach ihm benannt ist: Panik.

7 Don't panic, it's organic

»Don't panic, it's organic«, war denn auch passenderweise einer der Slogans auf den Flugblättern, die ich Mitte der neunziger Jahre mit meinem Koautor Jack Herer an der Strandpromenade von Los Angeles in Venice verteilte, um für die Volksabstimmung über »Medical Marihuana« in Kalifornien zu werben. Anders als mit Information, Aufklärung im klassischen Sinne, können Angst und Panik nicht überwunden werden: »Und du musst die Information wieder und wieder und wieder wiederholen«, so Jack Herer.

Dafür hatte er seit 1979 jedes Wochenende seinen Infostand aufgestellt und Flugblätter über »die Nummer eins der Nutz- und Heilpflanzen«, Hanf, verteilt. Dem ersten Flyer folgten weitere, daraus wurde eine fotokopierte Broschüre, die immer weiter anschwoll, bis 1984/85 die erste Ausgabe des Buchs *The Emperor Wears No Clothes* herauskam, das die Renaissance des Hanfs als Heil- und Nutzpflanze einläutete. Zunächst in den USA, und als 1993 die deutsche Ausgabe, nochmals angereichert und über 500 Seiten stark, erschien, auch in Deutschland und Europa.[1]

Jack Herer und die Wiederentdeckung des Hanfs

Bei einem weiteren Besuch in Los Angeles 1999 erzählte mir Jack Herer in einem Interview, wie es zu diesem bahnbrechenden Buch kam:

Ich eröffnete 1979 einen Infostand auf der Promenade in Venice Beach, wo ich die Flyer und Broschüren mit der Hanfinformation verteilte und Unterschriften für die Wählerinitiative sammelte. Dort entdeckte mich ein Reporter der *Los Angeles Times*, und der schrieb 1981 einen dreiseitigen Artikel … der erste Artikel in einem Mainstreammedium, der zugeben musste, dass wir in jedem Punkt recht hatten. Und hatten wir bis dahin vielleicht hundert Leute überzeugt, waren es jetzt schon einige tausend.

Aber es gab noch kein Buch, nur Flugblätter, Broschüren und diesen Los-Angeles-Times-*Artikel …*

Ich fand gar keine Zeit, mich hinzusetzen und ein Buch zu schreiben. Aber 1984 ging ich ins Gefängnis, nicht wegen Marihuana, sondern weil ich schon vorher zehnmal wegen meines Infostands mit Bußgeldern belegt worden war. Auf der Strandseite der Venice-Promenade waren damals keine Stände erlaubt, nur auf der Landseite, aber diese Buden musste man teuer mieten. Ich bestand aber darauf, dass mein Hanfstand nichtkommerziell und der politischen Information diene, und baute jedes Wochenende dort auf. Ja, und nachdem man mich zehnmal gezwungen hatte, ihn wieder abzubauen, wurde ich dann verurteilt: weil ich nach Einbruch der Dunkelheit auf öffentlichem Gelände Stimmen für die Wählerinitiative gesammelt hatte. Die Strafe betrug fünf Dollar, der Tarif aus dem Jahr 1943. Seitdem wurde er wohl auch nicht mehr angewendet, weil dieser Straftatbestand etwas mit der Verdunklung während des Zweiten Weltkriegs zu tun hatte, aber für mich, für den Hanfkrieg, wurde er wieder ausgepackt. Ich verweigerte die Zahlung und auch die einjährige Bewährung, die damit verbunden war, und wurde deshalb zu 14 Tagen Gefängnis verurteilt, in Terminal Island, Long Beach.

Den Infostand aber gibt es bis heute – auf der Strandseite, die jetzt auch voll ist mit anderen Ständen …

Ja, das haben wir dann gegen die Stadtverwaltung endgültig durchgesetzt, der Prozess wurde gewonnen.

Aber erst mal gab's Knast wegen der Verstoße der Hanfaufklärung gegen das Verdunklungsgesetz. Wie war das ?

Am ersten Tag im Gefängnis las ich Cowboyromane, etwas anderes gab's nicht, von Fernsehen und Radio ganz zu schweigen. 15 Minuten am Tag kam man aus der Zelle: fünf zum Duschen, fünf zum Hofgang, fünf zum Telefonieren. Am zweiten Tag wurde mir das zu blöd mit den Cowboyromanen, und ich setzte mich hin und begann zu schreiben. Von morgens um acht bis abends um neun schrieb ich in diesen zwei Wochen alle unsere Hanfinformationen in einer längeren Version nieder – das war die Rohfassung des »Emperors«. Ich war die meiste Zeit völlig ungestört, nur ab und zu wurden mal andere Häftlinge in meine Zelle verfrachtet, meist spanisch sprechende Ladendiebe oder Bankräuber. Die lachten sich tot, wenn sie hörten, weswegen ich saß: Verstoß gegen das »After Sunset«-Gesetz ...

Diese Isolation im Gefängnis zwang mich zur Konzentration, draußen hätte ich es nie zwei Wochen am Stück geschafft, so ungestört zu arbeiten. Und was noch dazu kam: Dass ich im Gefängnis gewesen war, verschaffte mir draußen plötzlich noch ein Stück mehr Glaubwürdigkeit. Aber das Wichtigste war, dass mir in dieser Zeit der Sammlung und Konzentration auf den Stoff die ganze Sache nochmals richtig klar wurde – und ich jetzt auch das System, das hinter der ganzen Prohibition steckte, durchschaute. Die »Association of Prison Guards«, die Lobby der Gefängniswärter, begann zu dieser Zeit gerade politisch zu werden, und sie hat heute größten Einfluss auf die amerikanische Politik. Sie machen riesige Wahlkampfspenden für Politiker, die ihre Interessen – schärfere Gesetze, höhere Gefängnisstrafen – durchsetzen. Deshalb sitzen heute in den USA mehr Menschen im Gefängnis als irgendwo anders auf der Welt.

Fandest du für das Manuskript nach dem Schreiburlaub im Gefängnis gleich einen Verleger?

Ich machte erst einmal 200 Kopien von meiner Rohfassung und schickte sie an Leute wie den Autor und Archivar Michael Aldrich zur Überprüfung. Und dann druckten wir im Dezember 1985 die ersten 10 000 Exemplare. Ich ging anschließend auf verschiedene Vortragstouren in vielen Städten und brachte es unter die Leute. Innerhalb von drei Monaten war die erste Auflage verkauft.

Eine Kopie dieser Auflage landete 1986 auf meinem Schreibtisch. Doch es dauerte dann noch fünf Jahre, bis sich mit Zweitausendeins in Deutschland auch ein Verlag fand, der das Buch drucken wollte, und weitere zwei Jahre, bis es endlich auf dem Markt war. Ich habe es zuerst ja selbst nicht richtig geglaubt, was du da alles geschrieben hattest ...

Es hat gedauert – aber dafür habt ihr eine wunderbare Arbeit gemacht. Was das Überzeugen betrifft, machte ich dann eine interessante Erfahrung. Zu mir kamen Leute, die wollten für die Wählerinitiative, die sich für Medical Marihuana in Oregon einsetzte, das Buch auf Zeitungspapier drucken und kostenlos unter die Leute bringen – und sie hatten Geld für 90 000 Exemplare. Die brachten wir in insgesamt zwölf Gruppen vor der Abstimmung unters Volk. Weil die Verteilung aber nicht so gut koordiniert war, wurden manche Wahlbezirke zwei Mal, drei Mal, einige sogar vier Mal beliefert. Und nach der Wahl stellten wir fest: Wo einmal geliefert worden war, erhielten wir 25 Prozent Zustimmung, wo zwei Lieferungen hingegangen waren, 35 Prozent, und in den Bezirken mit vier Lieferungen waren es bis zu 65 Prozent. Das hat mich gelehrt: Wir müssen diese Information nur wieder und wieder und wieder unter die Leute bringen – und wir werden gewinnen!

Die Initiative für medizinisches Marihuana war 1996 in Kalifornien endlich erfolgreich. Der erste wirkliche Sieg über die Prohibition…

Es sind nicht die Leute, die irgendetwas Schlechtes an dieser wunderbaren Pflanze finden, es sind einzig und allein die Politiker. Und sie halten ihre Lügen nur mit Millionen und Abermillionen von Steuergeldern am Leben. Dieses Lügen, dieses Zurückhalten von Wissen und Information sind ein Verbrechen. Jede Regierung, die nicht morgen beginnt, Hanf als Rohstoff, als Nahrungspflanze, als Medizin einzusetzen, müsste eigentlich bestraft werden – weil sie ihrer Bevölkerung wissentlich die gesündere Alternative zu fossilen Brennstoffen, zur Pestizidlandwirtschaft, zu chemischen und pharmazeutischen Produkten vorenthält. Und sie lieber vergiftet, als ihr die Nummer eins unter den Pflanzen dieses Planeten zurückzugeben. Solange wir diese Politiker nicht aus dem Amt jagen, so lange leben wir weiter in einem Polizeistaat, einem faschistischen System.

Dennoch haben mittlerweile 300 000 Kalifornier so wie ich eine Bescheinigung ihres Hausarztes, dass sie Cannabis aus medizinischen Gründen benutzen. Und das bedeutet: Sie dürfen es anbauen, besitzen und rauchen, ohne dass irgendein Bundesbeamter irgendetwas dagegen tun kann. Aber wirklich gewonnen haben wir erst, wenn alle Leute, die wegen Hanf im Gefängnis sitzen, wieder frei sind. Und vollständig rehabilitiert werden, weil sie mit ihrem

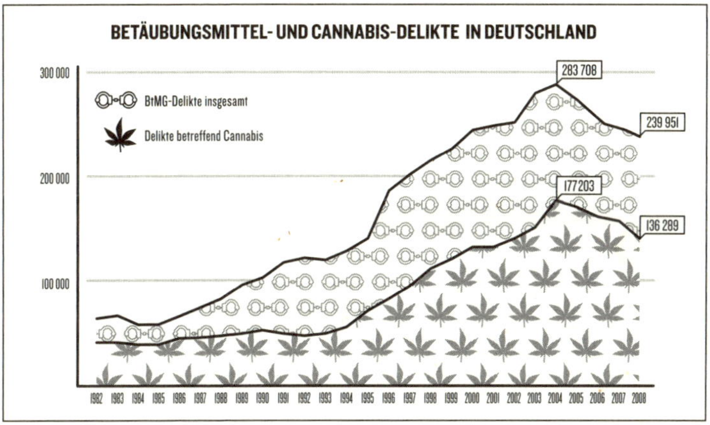

Bis Mitte der sechziger Jahre spielten Betäubungsmitteldelikte in der BRD eine geringe Rolle; mit der Jugend- und Studentenrevolte schnellte die Zahl von 810 (1966) auf über 20 000 (1971) Delikte hoch. Seitdem hat sich die Zahl mehr als verzehnfacht und erreichte 2004 mit 283 708 Delikten ihren Höhepunkt. Davon betrafen 177 203 Fälle (mehr als 60 Prozent) ausschließlich Cannabis. Niemand hat sich in der Hanfverfolgung stärker hervorgetan als die rot-grüne Bundesregierung, während deren Amtszeit (1997–2005) die Zahl der Cannabisdelinquenten um 57 Prozent anstieg.
(Quelle: Bundeskriminalamt)

Herzen und ihrer Seele die richtige Sache vertreten haben. Und wenn die Hanfindustrie, die bis heute sabotiert und behindert wird, von den schikanösen Gesetzen, Auflagen und Kontrollen befreit ist.

Wer nach diesen Worten nun meint, dass es sich bei Jack Herer eben um einen typisch kalifornischen Althippie handelt, muss enttäuscht werden. Als die Hippies in den sechziger Jahren ihre Hochzeiten mit Drugs, Love und Peace feierten, war Jack ein braver Handelsvertreter, der im Polyesteranzug und Nylonhemd durch die Gegend fuhr, Leuchtreklamen verkaufte und für den rechten Republikaner Barry Goldwater votierte. Seine jüdischen Eltern waren in den dreißiger Jahren aus Polen nach New York emigriert, Jack war nach der Highschool zur Armee gegangen und hatte im Korea-Krieg als Dolmetscher und Militärpolizist gedient. Nachdem seine erste Frau ihm

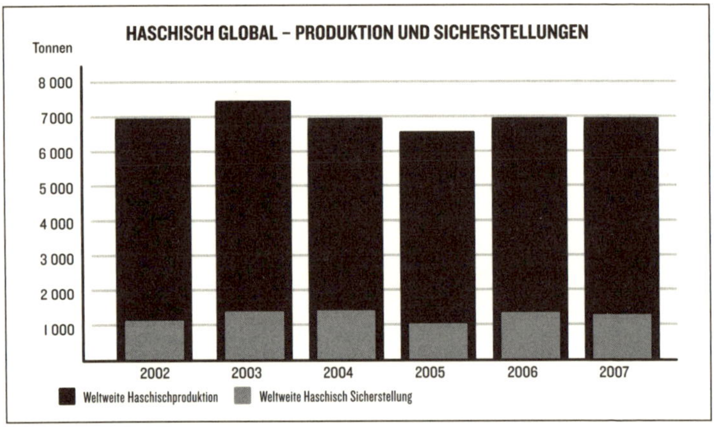

Die nahezu konstanten Mengen der weltweiten Produktion von Haschisch (Cannabisharz) und der weltweiten Sicherstellungen lassen auf einen stabilen Markt schließen. Etwa ein Drittel der Weltproduktion stammt aus Marokko, gefolgt von Pakistan, Afghanistan und Nepal. Über die Hälfte der polizeilichen Sicherstellungen erfolgt in Spanien, 2007 waren es 849 Tonnen. (Quelle: UNODC: *World Drug Report 2009*)

gestanden hatte, Marihuana geraucht zu haben, wollte er sie umgehend bei der Polizei anzeigen und fürchtete, dass sie wahnsinnig und süchtig würde: »Ich hatte all diesen Anslinger-Bullshit geglaubt, den man mir in der Army über Drogen erzählt hatte.« Als sich dann die zweite Ehefrau ebenfalls als Hanfliebhaberin entpuppte, ließ er sich von ihr überreden – »Ich wollte nicht, dass sie mir auch wieder wegläuft« –, es doch einmal zu probieren.

»Beim ersten Mal spürte ich nichts. Dann besorgte sie feines »Acapulco Gold«, das beste Gras damals, und setzte mir Kopfhörer auf. Herb Alpert and the Tijuana Brass – ich hatte die Platte schon oft gehört, aber jetzt …« Nach diesem akustischen Erlebnis war es um den *all american boy* und strammen Republikaner Jack Herer geschehen: Er wurde nicht nur zu einem Liebhaber, sondern zu einem Enthusiasten, Aktivisten und Kämpfer für die Rehabilitierung des Hanfs, zum »Emperor of Hemp« – Kaiser des Hanfs.

Nach zwei Herzattacken in den letzten Jahren war er in seiner Mobilität zwar eingeschränkt, sein Kampfgeist aber ungebrochen –

bis zu seiner letzten großen Rede beim »Hempstalk«-Festival in Oregon im September 2009, nach der er hinter der Bühne eine weitere Attacke erlitt, von der er sich nicht erholte. Am 15. April 2010 ist mit Jack Herer in Eugene/Oregon der Mann gestorben, der wie kein anderer mit der Renaissance des Hanfs als Medizin und Nutzpflanze Ende des 20. Jahrhunderts in Verbindung gebracht werden wird. Seinem feurigen Eifer und der unermüdlichen Eloquenz hätte er zu Lebzeiten keinen Ruhestand gegönnt, solange noch ein Mensch wegen »der Nummer eins der Nutz- und Medizinpflanzen des Planeten« im Gefängnis sitzt.

Und doch kommt allem Repressionsterror zum Trotz der Fortschritt langsam voran. In den zehn Jahren, die seit dem oben zitierten Gespräch mit Jack Herer vergangen sind, haben sich mehr als ein Dutzend anderer US-Bundesstaaten in Volksabstimmungen für die Freigabe von Marihuana für Patienten entschieden, und im Sommer 2009 stoppte Präsident Obama endgültig die Schikanen der Bundesbehörden gegen die Regelungen der einzelnen Bundesstaaten. Damit sind die Vereinigten Staaten, die mit Harry Anslingers Diffamierungskampagne einst die globale Hanfprohibition vorantrieben, ironischerweise nun die erste große Nation, die unter medizinischer Flagge jetzt eine Quasi-Legalisierung praktiziert.

Denn anders als die in den Niederlanden seit Jahrzehnten geduldeten Coffeeshops bewegen sich die »Dispensaries«, wo registrierte Patienten ihre Medizin anbauen lassen und einkaufen können, nicht in einer juristischen Grauzone, sondern sind hundertprozentig legal. Allein in Los Angeles existieren mittlerweile über tausend – mehr als Coffeeshops in den gesamten Niederlanden. Die Festlegung der Höchstmengen, die ein Patient besitzen, selbst anbauen oder von einem »Care-Taker« anbauen lassen kann, wird von den kommunalen Polizeidienststellen vorgenommen. Sehr zum Argwohn der DEA, die hier ein Einfallstor für Korruption lokaler Sheriffs durch die »Marihuanalobby« sieht, während Gouverneur Arnold Schwarzenegger dagegen schon überlegt, durch die Besteuerung eines kontrollierten Verkaufs an Erwachsene über 21 die schwere Verschuldung Kaliforniens zu bekämpfen. Eine Steuer von fünfzig Dollar pro Unze (rund 30

Gramm) würde nach den vorliegenden Berechnungen etwa 1,2 Milliarden Dollar pro Jahr in die Staatskasse spülen.

Fünf Jahre nach dem Anbauverbot für Hanf im Jahr 1937 forderte das US-Verteidigungsministerium übrigens in einem Propagandafilm (*Hemp for Victory*/Hanf für den Sieg) die patriotischen Landwirte auf, den für die Produktion von Seilen, Segeln und Uniformen kriegswichtigen Rohstoff dringend wieder anzubauen – in Notzeiten wurde also schon immer auf die gute alte Hanfpflanze zurückgegriffen. Wie jetzt, wo sie in Zeiten großer Finanznot als Einnahmequelle unverzichtbar wird. Das ertragreichste und umsatzstärkste Agrarprodukt Kaliforniens ist sie ohnehin schon seit Jahren.

In Deutschland mussten indessen schwerkranke Patienten bis vor die höchsten Gerichte ziehen, um eine Erlaubnis zur Selbstmedikation mit Cannabis zu erkämpfen. Als 1993 die stark erweiterte Ausgabe von Jack Herers »Emperor« in Deutschland herauskam, erhielt ich zahlreiche Anfragen von Ärzten, die weitere Informationen suchten, weil sie während ihrer gesamten medizinischen Ausbildung und in der aktuellen Fachliteratur kein Sterbenswort über die schmerzstillende, übelkeitshemmende, krampflösende Wirkung von Cannabis erfahren hatten. Das pseudowissenschaftliche Gutachten Harry Anslingers aus den dreißiger Jahren, nach dem Hanf keinerlei therapeutische Wirkung besitze, hatte dank der Propaganda des Drogenkriegs dafür gesorgt, dass das Wissen über eine der ältesten Heilpflanzen des Planeten nahezu ausgelöscht war. Und die hierzulande zuständigen pharmakratischen Behörden – die Bundesopiumstelle (BOPST) und das Bundesinstitut für Arzneimittel und Medizinprodukte (BfArM) – weigerten sich noch lange hartnäckig, Cannabis in irgendeiner Form wieder zuzulassen. Selbst der Anbau von sogenanntem Faserhanf – Cannabissorten die nur sehr geringe Mengen des psychoaktiven Wirkstoffs THC enthalten – musste von einer Agrargenossenschaft in Brandenburg in mehreren Instanzen gerichtlich durchgesetzt werden.

1997 endlich wurde der synthetisch oder halb synthetisch hergestellte Cannabiswirkstoff THC unter dem Namen Dronabinol wieder in das deutsche Arzneibuch aufgenommen und kann seitdem auf

Rezept und zu hohen Preisen wieder über Apotheken bezogen werden. Anbau und Verkauf von Hanfblüten oder Hanfharz (Haschisch) sind nach wie vor verboten, und erst nachdem höchste Gerichte Patienten freisprachen, die sich aus medizinischen Gründen selbst etwas angebaut oder auf dem illegalen Markt erworben hatten, sah sich die Bundesopiumstelle genötigt, in begründeten Fällen Ausnahmegenehmigungen zu erteilen.

Aber nicht nur kranke und leidende Menschen, auch der ganze gesunde Rest hat nach wie vor mit der nachhaltigen Wirkung des Marihuanaverbots durch Harry Anslinger zu kämpfen, denn die längst widerlegten Horrorstorys in Sachen Hanf werden nicht nur von den Medien gerne wieder aufgekocht, sondern feiern – wie Nicole Krumdiek, Juristin an der Universität Bremen, gezeigt hat – auch in den aktuellen Anklageschriften der Staatsanwaltschaften und in Gerichtsurteilen nach wie vor fröhliche Urstände.[2] Oder sie werden, ganz im Stile des alten Prohibitionsmeisters, neu erfunden – wie etwa die in den letzten Jahren überall kursierenden Berichte über Cannabissorten mit extrem hohem THC-Gehalt, der eine Einstufung des Hanfs als »weiche Droge« angeblich nicht mehr zulasse.

Tatsächlich haben Züchtungen in den letzten Jahrzehnten Hanfblüten mit einem THC- Gehalt von zwanzig Prozent und darüber hervorgebracht, auf dem Markt spielen sie indessen, wie die Erhebungen der Europäischen Kommission zeigen, eine völlig unbedeutende Rolle. Über 97 Prozent der beschlagnahmten Cannabismengen weisen nach wie vor den üblichen THC-Gehalt zwischen fünf und zehn Prozent auf. Auch wenn man Cannabis und Psychose in eine Suchmaschine eingibt, erscheint eine Flut von warnenden Medienberichten über die neuesten wissenschaftlichen Erkenntnisse zu diesem Zusammenhang. Dass diese Gefahr aber tatsächlich nur ein bis zwei Prozent der Bevölkerung mit der Veranlagung zu einer Psychose betrifft, die dann durch Cannabiskonsum stimuliert werden kann, wird in diesen Berichten dann meist nicht erwähnt, ebenso wenig wie diese Gefahr durch Cannabis mit der durch Alkohol oder andere Substanzen in Relation gesetzt wird.

Wenn Sie die folgenden Informationen über Cannabinoide gelesen haben, die Professor Robert Melamede, Leiter des Biologie-Fachbereichs der Universität Colorado, zusammengestellt hat[3], werden Sie verstehen, warum der Vergleich der Drogenprohibition mit der Willkür und Brutalität mittelalterlicher Inquisition und Hexenverfolgung keine Übertreibung darstellt – und dass es absurd, grausam und im Wortsinne inhuman ist, Cannabiskonsum zu einem Verbrechen zu erklären. Denn ohne das erst in jüngster Zeit entdeckte Cannabinoidsystem gäbe es gar kein höheres Leben auf dieser Erde.

Fakten über Cannabinoide

Professor Dr. Robert Melamede

Das Cannabinoidsystem existiert seit etwa 600 Millionen Jahren, es ist älter als die Dinosaurier. Das Cannabinoidsystem entwickelte sich kontinuierlich und ist von allen neuen Spezies übernommen worden. Für das »Futtern und Füttern« spielt das Cannabinoidsystem eine zentrale Rolle …

1. Cannabinoide kommen in jedem lebenden höheren Tier über der Stufe von Polypen und Mollusken vor. Eine Ausnahme bilden die Insekten. Das Cannabinoidsystem hält die Körper im homöostatischen Gleichgewicht.
2. Mütter geben ihren Babys eine Ladung Cannabinoide mit der Muttermilch, um ihnen Heißhunger zu verschaffen – damit sie das Essen lernen. (Weil sie vorher durch die Nabelschnur gefüttert wurden, können Babys das nicht.)
3. Mäuse ohne einen CB1-Cannabinoidrezeptor mögen keinerlei Veränderung. Wenn sie in eine andere Ecke des Käfigs gesetzt werden, regen sie sich auf. Wenn man sie an den alten Punkt zurücksetzt, entspannen sie – um sich wieder zu erregen, wenn man sie erneut umsetzt. (…)
4. Alle neuen Spezies benutzen Cannabinoide.
2. Durch ihr Lebendigsein und das Atmen von Luft produzieren

unsere Körper »freie Radikale«. Cannabinoide helfen, dies rückgängig zu machen.

6. Cannabinoide töten Gehirnzellen, aber die Zellen, die sie töten, sind die Tumorzellen bei Gehirnkrebs; sie werden Gliome genannt. Alle anderen Gehirnzellen werden von Cannabinoiden geschützt und geheilt.
7. Cannabinoide schützen gegen Sonnenbrand und Hautkrebs wegen der CB-1-Rezeptoren in unserer Haut.
8. Cannabinoide verlangsamen den Alterungsprozess. Mäuse, deren Gehirn auf Cannabinoide reagiert, leben länger als solche, deren CB-1-Rezeptor blockiert wurde.
9. Die Aktivitäten in den evolutionär fortgeschrittenen Bereichen des Gehirns beruhen auf Cannabinoidrezeptoren und fördern höhere Ebenen des Bewusstseins.
10. Cannabinoide wurden sogar in weißen Blutkörperchen gefunden (CB-2-Rezeptoren). Diese CB-2-Rezeptoren wurden vorwiegend in immunologischen Zellen gefunden und regulieren die entzündungshemmende Funktion des Immunsystems.
11. Cannabinoide schützen das Herz vor Arrhythmie.
12. Ihre Art, gegen Schmerzen zu helfen, betrifft die speziellen Nerven der Schmerzübertragung. Sie werden Vanilloid-Rezeptoren genannt. Die Anandamide, der vom Körper selbst produzierte Marihuana-Wirkstoff, verbinden sich mit den Nervenenden und reduzieren den Schmerz. Anandamide werden vom Körper als Antwort auf eine Reihe von Zuständen produziert. Zum Beispiel verhindert Aspirin den Abbau von Anandamiden und hilft deshalb gegen Schmerzen.
13. In den meisten Fällen von Autoimmunkrankheiten produzieren die Immunzellen des Körpers freie Radikale, die den eigenen Körper wie ein fremdes Objekt angreifen. Cannabis bringt das Immunsystem in den entzündungshemmenden Zustand und hilft, das Fortschreiten der Krankheit zu verlangsamen – und so das Leben zu verlängern.
14. Der Wirkstoff von Marihuana besteht nicht nur aus THC, sondern auch aus dem nicht-psychoaktiven Cannabidiol (CBD). Der

Mechanismus ist noch nicht genau erforscht, klar ist jedoch, dass Hanf mit hohem CBD-Gehalt das psychoaktive »High« des THC zunichte macht. (Neuerdings gibt es allerdings Anzeichen, dass Marihuanasorten mit sehr hohem THC- und gegen null gehendem CBD-Gehalt eine ausgewogene Gesamtwirkung eher behindern.[4] M. B.)

15. Außer sich an die Rezeptoren in den höheren Bereichen des Gehirns anzuhängen, wirken Cannabinoide noch in vielen anderen Teilen des Körpers – sie wirken auf die Haut und viele andere Stellen ein.
16. Pharmazeutische Firmen arbeiten an der Synthetisierung verschiedener Cannabinoidkomponenten und neuen Sorten von Marihuana. Wenn sie erfolgreich sind, werden wir eine größere Wahl haben, welche Cannabinoide welchen Bereichen des Körpers am besten nutzen.
17. Wegen der Lokalisierung von CB-1/CB-2 als Hauptrezeptoren des Gehirns ist dies der natürliche Weg der Menschheit, mehr »stoned« zu sein.
18. Drogenkrieger tun, was sie tun, nicht, weil sie absichtlich böse sind, sondern eher, weil sie noch primitiv sind (stumpfsinnig, könnte man sagen). Sie schauen ängstlich und feindselig auf die Welt und nicht kooperativ und verständnisvoll.
19. Laut einer Studie über die Gehirnfunktion von 150 depressiven Patienten schützt Cannabis gesunde Zellen vor dem Absterben und schützt die Nerven.
20. Cannabinoide erweitern die Bronchien und erleichtern Asthmapatienten das Atmen. Wegen der Balance, die unser Körper aufrechterhält, kann es aber auch Gelegenheiten geben, wo sie entgegengesetzt wirken.
21. Cannabinoide kontrollieren, wie wir die Zukunft sehen. Wenn man mit schlechten Erfahrungen erfüllt ist, hat man Angst vor der Zukunft. Mit reichlich Cannabinoiden dagegen will man in der Zukunft sein. Unfähigkeit zur Veränderung steht gegen freudige Begrüßung der Zukunft und des Wechsels.
22. Cannabinoide können vor verschiedenen Krebsarten schützen –

sie könnten in der Zukunft auch dazu beitragen, Krebs zu heilen. Sie haben eine Methode entwickelt, die schlechten Zellen zu töten und die guten zu schützen.

23. Cannabinoide lindern Leberkrankheiten und unkontrollierbaren Juckreiz. Sie wirken ebenso gegen Schlaflosigkeit und Depression – und das seit 600 Millionen Jahren.
24. THC in geringer Dosierung mindert Angst, während hohe Dosierung Ängste fördern kann. Das Rauchen von Marihuana kann Angst mindern. Oral eingenommen, verändert sich Delta-9-THC beim ersten Durchgang in der Leber zu Delta-11-THC, das eine fünfmal höhere psychoaktive und sehr viel länger anhaltende Wirkung hat.
25. Cannabis schützt Nervenzellen vor dem Absterben und schützt deshalb auch vor Alzheimer.
26. Kopfverletzungen verursachen verstärkte Produktion von körpereigenen Cannabinoiden, mit denen der Körper sich schützt; auch vor Nervengas schützt sich der Körper mit Cannabinoiden. Cannabinoide regen die Aktivierung eines speziellen Gens an. Dies ist unter anderem an einem Modellorganismus, einem einfachen Wurm, erforscht worden. Diese Würmer haben ein sehr einfaches Nervensystem, und es stellte sich heraus, dass die beteiligten Moleküle den sogenannten Transkriptionsfaktor regulieren, der die Gene »einschaltet«. Wenn dieses bestimmte Gen aktiviert ist, wird die Lebensdauer der Würmer verlängert. Dies haben wir schon bei den Mäusen gesehen. Weil Marihuana freie Radikale zerstört, leben Menschen, die Cannabis konsumieren, länger und sehen jünger aus. Marihuana fördert die Gesundheit durch seine Wirkung auf Nervenzellen, indem es das Immunsystem im Gleichgewicht hält und die Fettablagerungen im Herz-Kreislauf-System mindert.
27. Neue Forschungen haben gezeigt, dass das Argument, Cannabis müsse illegal bleiben, weil es »Krebs erzeugt«, nicht länger Gültigkeit hat. In der Kehle gibt es Nikotinrezeptoren, aber keine Cannabinoidrezeptoren. Zellen haben ein biochemisches Programm, das Apoptose genannt wird: Es wird aktiviert, wenn

Zellen schon zu sehr zerstört sind, um sich selbst zu reparieren – sie begehen Selbstmord. Dies wird auf biochemischem Wege kontrolliert. Nikotin aber aktiviert einen Pfad, der die Zellen am Sterben hindert. Irgendetwas zu rauchen bringt immer Karzinogene in die Atemwege und das Herz-Kreislauf-System. Zellen, die vom Rauch zerstört sind, sterben ab – und das soll auch geschehen, sie sterben, bevor sie zu Krebszellen werden.

28. Dass Cannabinoide schmerzlindernd wirken, ist lange bekannt. Doch erst seit kurzem kennen wir auch die molekularen Mechanismen des Schmerzes und des Cannabinoidsystems. Wir wissen jetzt, dass es Überschneidungen zwischen dem Cannabinoidsystem und dem körpereigenen Opiatsystem, den Endorphinen, gibt – und dass sie sich gegenseitig verstärken. So können Menschen, die zur Schmerzbekämpfung auf Morphin angewiesen sind, die Dosierung um fünfzig Prozent senken, wenn sie Cannabinoide benutzen.

29. In jedem einzelnen System unseres Körpers sind Cannabinoide involviert, um das aufrechtzuerhalten, was wir homöostatische Balance oder Gleichgewicht nennen. Es ist ein biochemisches Netzwerk, das alles in unserem Körper beeinflusst – auch unseren Geist. Aber wenn das Ganze stets mehr als die Summe seiner Teile ist, was ist dann das größere Ganze des Cannabinoidsystems? Wenn wir sehen, wie Cannabinoide das Ernährungs-, Verdauungs- und Immunsystem regulieren, was ist dann die Wirkung auf den Geist? Meiner Meinung nach erweitern sie unseren Geist, befreien uns davon, auf einer Spur des Denkens gefesselt zu sein, und dies ist genau die Art des Denkens, die wir brauchen, wenn wir uns in Richtung Zukunft bewegen, die immer aus Unbekanntem besteht. Das Cannabinoidsystem gibt die Möglichkeit, uns auf friedliche und freundliche Art auf Veränderungen einzustellen und dafür offen zu sein. Das Cannabinoidsystem ist ein holistisches Gesundheitsprogramm. Das Gleichgewicht für eine optimale Gesundheit beruht auf dem Cannabinoidsystem. Deshalb sollte Cannabis überall erhältlich sein und angemessen benutzt werden.«

Die natürlichen Paradiese

In dir verehr' ich Menschenwitz und Kunst.
Du Inbegriff der holden Schlummersäfte,
Du Auszug aller tödlich feinen Kräfte,
Erweise deinem Meister deine Gunst!
Ich sehe dich, es wird der Schmerz gelindert,
Ich fasse dich, das Streben wird gemindert,
Des Geistes Flutstrom ebbet nach und nach.
Ins hohe Meer werd' ich hinausgewiesen,
Die Spiegelflut erglänzt zu meinen Füßen,
Zu neuen Ufern lockt ein neuer Tag.

J. W. Goethe, Faust, 690–694

Nicht nur weil der Arzt, Alchemist und Philosoph Paracelsus (1493–1541) – »der Vater der modernen Medicin« (Goethe) – mit seinem Leben und Werk eine Vorlage für die Figur des Faust lieferte, lässt der Dichter seinen Helden diese Worte zu einem Fläschchen mit Opiumtinktur sprechen. Auch in Goethes Hausapotheke fehlte das von Paracelsus eingeführte Laudanum nie; der Meister spricht also über den »holden Schlummersaft« aus eigener Erfahrung, die er mit vielen Zeitgenossen des 18. und 19. Jahrhunderts teilte. Dass es sich dabei nicht – um den großen Poeten Charles Baudelaire und den Titel seines 1860 erschienenen Werks *Les Paradis artificiels* über Opium und Haschisch zu zitieren – um »künstliche Paradiese« handelt, sondern die bewusstseinsverändernden Wirkstoffe, die Opioide und Cannabinoide, die im menschlichen Körper auf ein System von analogen Substanzen und auf sie zugeschnittene Rezeptoren treffen, wusste man zu Baudelaires Zeit noch nicht. Erst 1975 wurden die endogenen Morphine (Endorphine) entdeckt, die körpereigenen Cannabinoide mehr als ein Jahrzehnt später (1992). Und die komplexe Rolle, die diese Moleküle für den Stoffwechsel, die Wahrnehmung und die Gefühle von Lebewesen spielen, ist aktuell einer der wichtigsten Forschungsbereiche der Neurobiologie.

Sicher ist mittlerweile, dass durch die schmerzstillende und euphorisierende Wirkung der Endorphinausschüttung im Gehirn das Lern- und Belohnungssystem gesteuert wird – beim Menschen und bei vielen anderen Lebewesen. Opioide sind insofern kein künstlicher, naturfremder Stoff, sondern wie die Cannabinoide ein zentraler neurochemischer Bestandteil des komplexen natürlichen Systems, das für die Wahrnehmung von Schmerz, Wohlbefinden und Glück zuständig ist – sie sind das organische, in die Matrix der Gene eingeschriebene »Vergnügungszentrum« unseres Gehirns, das natürliche Paradies.[5]

Im Unterschied zur körpereigenen Cannabinoidproduktion fährt die dortige Opioidproduktion die Herstellung allerdings ziemlich schnell herunter, wenn der Stoff von außen regelmäßig zugeführt wird. Um sein schmerzfreies Gleichgewicht wieder herzustellen, ist der Opiatkonsument dann auf dauerhafte Medikation angewiesen – dem »Opiumsüchtigen«, dem »Morphinisten«, dem »Junkie« fehlt aber physisch nichts anderes als ein Stoff, den sein Körper normalerweise selbst produziert, weshalb auch der Dauergebrauch von Opioiden keine Gesundheitsschäden mit sich bringt. Wenn der Nachschub für die reduzierte Endorphinproduktion gesichert ist, hat ein Morphinist kaum mehr Probleme im Leben, als er auch ohne seine Stoffabhängigkeit hätte, und kann sehr alt damit werden.

Die Gefahr besteht, wie viele Experimente gezeigt haben, allerdings darin, dass der paradiesische Zustand von Schmerzfreiheit, Wohlbefinden und Glück einfach zu angenehm ist, als dass man darauf noch verzichten will. Versuchstiere, die sich, wann immer sie wollten, mit einer Heroindosis versorgen können, werden in kurzer Zeit abhängig und ziehen ein Leben in innerer Zufriedenheit allen Aktivitäten in der Außenwelt vor. Da die Empfindlichkeit der mit Opioiden überschwemmten Rezeptoren schnell nachlässt, sind ständige Dosissteigerungen nötig, um nicht nur Schmerzfreiheit, sondern auch noch das glückselige, euphorische »High« zu erleben.

Dafür ist auch der »Glückshormon« genannte Botenstoff Dopamin zuständig, dessen Verteilung vom Endorphinsystem gesteuert werden kann. Endorphine und Dopamin sind bei allen Empfindungen involviert, die Menschen und Tiere als angenehm, wohlschmeckend oder geil wahrnehmen, wobei es den Endorphinen auch noch obliegt, im Notfall (Kampf oder Flucht) nicht benötigte Schutzfunktionen des Körpers (Schmerzempfindung, Angst, Harndrang und so weiter) abzuschalten.

Wie das Cannabinoidsystem spielten die endogenen Opioide entwicklungsgeschichtlich eine bedeutende Rolle im Überlebenskampf der Arten, indem sie zum Beispiel die süße, kohlehydratreiche Nahrung mit einem kleinen Belohnungsschub Endorphin verstärken (»mmmmh!«). So wurde bei Tieren und bei Menschen beobachtet, dass beim Verzehr von gesüßter Nahrung – nicht aber von bitterer Nahrung – im Gehirn und Rückenmark Endorphine ausgeschüttet werden, was die Erklärung für die suchterzeugende Wirkung von Zucker ist. Evolutionsbiologisch muss sich diese interne Belohnung des Verzehrs eines seltenen und kalorienreichen Nahrungsmittels, das in der freien Natur nur in Form von reifen Früchten und Honig vorkommt, als Vorteil erwiesen haben. Mit der Ankunft von raffiniertem, jederzeit verfügbarem Zucker indessen stellt der Missbrauch – die Sucht nach den Opioiden, die der Genuss von Süßem freisetzt – ein großes gesundheitspolitisches Problem dar.

Der Zuckerverbrauch pro Kopf und Jahr ist in Deutschland im vergangenen Jahrhundert von einem Kilo (1900) auf 36 Kilo (2000) gestiegen. Doch das interne biochemische System, nach dem wir unsere Nahrungsmittel auswählen, hat sich noch nicht geändert. Es reagiert auf Süßes immer noch, als sei es eine Supernahrung und fördert den Genuss mit mentalem Wohlgefühl. Dieses Gefühl endet bei Mensch und Tier aber sofort, wenn die Opioidrezeptoren medikamentös blockiert werden, das Süße verliert seinen Reiz und kann selbst vorherige Dauerkonsumenten nicht mehr locken. Zucker schmeckt zwar immer noch süß, doch seinen besonderen Reiz, den erst der kleine Opiumkick verschafft, hat das Süße verloren.

Mit den erst in jüngster Zeit gewonnenen Erkenntnissen über die Neurochemie menschlicher Wahrnehmung und des Stoffwechsels lässt sich langsam die Frage beantworten, warum unsere Gehirne mit Schlössern ausgestattet sind, die exakt auf den molekularen

Schlüssel bewusstseinsverändernder Drogen zugeschnitten sind: Der Körper selbst nutzt diese Drogen, um zahlreiche seiner Funktionen sowie das Bewusstsein zu steuern, unsere Wahrnehmungen und Empfindungen. Wird in einem klassischen pawlowschen Experiment einem Versuchstier zusammen mit einem Signal erstmals ein leckeres, süßes Futter präsentiert, wird die Empfindung »lecker« nicht nur durch eine kleine Opioidbelohnung ausgelöst, das Endorphinsystem regt im limbischen System des Gehirns bei dieser Neuentdeckung zusätzlich eine Aktivierung des für euphorische Empfindungen zuständigen Neurotransmitters Dopamin an. Auch wenn die heutige Wissenschaft noch weit entfernt ist, ein klares Bild davon zu haben, wie die komplexen neurochemischen Prozesse des Gehirns in Lernfähigkeit münden, scheint die Dopaminaktivierung im »Lernzentrum« des limbischen Systems eine entscheidende Rolle zu spielen. Denn wenn die Assoziation des Signals mit leckerem Futter einmal erlernt ist, also nichts Neues mehr darstellt, lässt die Dopaminaktivierung nach. Nur neue Signale, Überraschungen, können dann für eine weitere Aktivierung sorgen.

Hier sind wir an einem entscheidenden Punkt: Der Ort des Geschehens ist der winzige Zwischenraum zwischen den Neuronen, der synaptische Spalt, in dem die Anwesenheit von Dopamin für Begeisterung, Euphorie, Aufmerksamkeit sorgt und somit das Sahnehäubchen auf die schon vom Endorphin ausgelöste Wellnessbelohnung darstellt. Im Unterschied zu dieser *internen* Belohnung mit Endorphin, die nur solange sie neu ist und erlernt werden soll mit Dopamin gekrönt wird und danach als konditioniertes Verhalten keine Begeisterung mehr auslöst, nimmt bei *extern* zugeführten Opioiden auch bei regelmäßigem Konsum die Dopaminverstärkung nicht ab. Dies gilt interessanterweise für nahezu alle Drogen, die zu gewohnheitsmäßiger Einnahme führen – auch der Kick mit Alkohol, Nikotin oder Amphetaminen wird vom Dopaminsystem jedes Mal als begeisternde Neuigkeit und einprägenswert registriert. Es ist nicht überraschend, dass das Gehirn ganz besonders die am schnellsten zur Gewohnheit führenden Drogen, Heroin und Kokain, belohnt.[6]

Damit sind wir nicht nur im Zentrum der gesamten sogenannten

Suchtproblematik, sondern auch bei der evolutionsbiologisch spannenden Frage, welche Vorteile es für die Gehirne von Säugetieren mit sich brachte, den Konsum bewusstseinsverändernder Drogen zu belohnen. Wie beim Zucker, dessen Wahrnehmung und Verzehr als besonders selten vorkommendes, wertvolles Nahrungsmittel einst mit dem Endorphin-»Mmmmh« verstärkt wurde, dem die Softdrink- und Junk-Food-Industrie bis heute ihre Milliardenumsätze verdankt, muss auch die zerebrale Belohnung beim Verzehr von alkoholisierten Früchten, Kokablättern oder Kaffeebohnen evolutionsgeschichtlich ihren Sinn haben, wenn sie sich über Millionen von Jahren in unserer DNA entwickelt und gehalten hat.

Aus Beobachtungen von Tieren wissen wir nicht nur, dass sie für diese Drogen empfänglich sind, sondern auch, dass die Menschen häufig erst durch Tiere auf die besonderen Eigenschaften bestimmter Pflanzen wie Kaffee, Koka oder Khat aufmerksam gemacht worden sind. Wie Ronald Siegel und Giorgio Samorini gezeigt haben, ist auch im Tierreich der Drogenkonsum weit verbreitet was uns bei der Gemeinsamkeit des endogenen Cannabinoid- und Opioidsystems mit unseren tierischen Verwandten nicht mehr sonderlich überraschen kann. Und wie beim Menschen funktioniert auch bei ihnen der interne Schutzmechanismus nicht, und ihr limbisches System wird jedes Mal mit Dopamin geflutet, wenn sie sich diese Stoffe von außen zuführen. Was Suchtverhalten und Dosissteigerungen bei Kokain oder Heroin betrifft, verhalten sich Mäuse dann auch genauso wie Menschen.

Es gibt einige Indizien, die darauf hinweisen, dass die Empfänglichkeit für psychotrope Substanzen dem Gehirn des Homo sapiens evolutionäre Vorteile verschafft hat. So ist von einigen jagenden Naturvölkern überliefert, dass sie Cannabis benutzten, um die oft stundenlange Wartezeit beim Lauern auf das Wild ruhig und dennoch aufmerksam zu verbringen; der Pilzforscher Terence McKenna hat darauf hingewiesen, dass der Wirkstoff der heiligen Pilze – Psilocybin – nicht nur das Sprachzentrum des frühen Menschen angeregt haben könnte, sondern dass die durch eine kleine Dosis deutlich verbesserte Nachtsicht auch einen Vorteil beim Jagen darstellte.

Auch die aphrodisierende, erotisierende Wirkung der Pilze bedeutete, was die Fortpflanzungsrate betrifft, einen evolutionären Vorteil. Die Erhöhung der Ausdauer durch Kokablätter, die Entspannung durch Hanfblüten, die Schmerzlinderung durch den Mohnsaft, die Stimulanz durch Tee und Kaffee, die Offenbarungen durch die entheogenen (*den inneren Gott auslösenden*) Pilzsakramente der Urreligionen – alle diese Wirkungen machen deutlich: Je genauer wir in das Reich der psychoaktiven Substanzen schauen und ihre Jahrtausende währende menschliche Verwendung betrachten, um so offensichtlicher wird, dass es sich hier in der Tat um etwas handelt, was der Schriftsteller und Drogenforscher Ernst Jünger als den »Triumphmarsch der Pflanzen durch die Psyche« bezeichnet hat.

Eine Entwicklung der menschlichen Zivilisation ohne den Zugang zu den natürlichen Paradiesen ist deshalb ebenso wenig vorstellbar wie eine zukünftige »drogenfreie« Gesellschaft. Ohne zerebrale Verstärkung durch die Substanzen aus dem Pflanzenreich hätte sich höheres Leben nicht entwickeln können, und ohne sie kann das am weitesten fortgeschrittene Organ des planetaren Lebens – das menschliche Gehirn – nicht arbeiten. Aus dieser neurochemischen Perspektive und der zentralen Rolle psychoaktiver Moleküle für die menschlichen Wahrnehmungs-, Ernährungs- und Verhaltensweisen scheint der populäre Schlachtruf »Keine Macht den Drogen« geradezu absurd, denn die Macht der Drogen ist so tief in das genetische Skript des Lebens eingeschrieben, dass sie schlichtweg allgegenwärtig ist.

Diese erst in den letzten Jahrzehnten gewonnenen Erkenntnisse über den von körpereigenen Drogen gesteuerten Wahrnehmungs-, Lern- und Gefühlsapparat machen ein völliges Umdenken im Umgang mit diesen Molekülen notwendig. Sie sind keine kleine gefährliche Minderheit, die wir zugunsten all unserer »guten« Medikamente bekämpfen können, kein Teufelskraut, das wir einfach ausrotten können, kein Übel, das man mit Sündenbockritualen bannen kann – sie sind unsere innersten molekularen Verwandten, die als unverzichtbare Alliierte mit dem Erhalt unseres körperlichen und seelischen Gleichgewichts beschäftigt sind.

Als der niederländische Naturforscher und Mikroskopbauer

Antoni van Leeuwenhoek im 17. Jahrhundert mithilfe eines von ihm neu entwickelten Mikroskops entdeckt hatte, dass im Speichel von Menschen Hunderte »kleiner Tierchen« lebten, erklärte man ihn erst mal für verrückt. Und so wie diese neue Entdeckung mikrobakteriellen Lebens seine Zeitgenossen erschütterte, so schockierend wirkte die Entdeckung der endogenen Opium- und Cannabisproduktion auf die Prohibitionisten. Plötzlich war der Feind, den man außen als Teufel bekämpfte, nicht nur im eigenen Bett, sondern sogar im eigenen Hirn. Was tun?

Das National Institute on Drug-Abuse (NIDA) reagierte schnell, und das *Science*-Magazin schwärmte 1989 in einem Artikel: »NIDA will Drogen mit Drogen bekämpfen«, von der Suche nach der »magic bullet«, der magischen Pille, mit der die Pharmakologen sämtliches Verlangen nach Drogen alsbald einfach neurochemisch abschalten. In Anspielung auf den Bau der Atombombe nannte das Magazin diese Forschung »das Manhattan-Projekt der Chemiker im Krieg gegen Drogen« – was den Autor Jonathan Ott zu der bangen Frage veranlasste, ob man nun »mit Atomschlägen gegen die Junkies in der Nachbarschaft rechnen müsse oder ob Napalm auf die Ghettos ausreichen könnte«[8]. Die bizarre Wendung, Drogen mit Drogen zu bekämpfen, ist natürlich weder neu – wir erinnern uns an die jahrzehntelange Bekämpfung der Morphinabhängigkeit mit Heroin –, noch trägt sie den neuen Erkenntnissen der Neurochemie wirklich Rechnung. Das Ziel ist nicht, dass Menschen die Gewohnheit aufgeben, Drogen zu nehmen, sie sollen nur andere Drogen nehmen, »moralische« (von der Pharmakratie geweihte) Moleküle statt selbstverordnet »unmoralische«, wie sie die Natur bereitstellt.

Zwar ist bekannt, dass bei schweren Erkrankungen wie Krebs eine radikale, destruktive Chemotherapie manchmal die letzte Rettung bedeuten kann und in manchen Fällen schwerer Opioidabhängigkeit ein Entzug durch eine radikale medikamentöse Blockade der entsprechenden Rezeptoren angezeigt ist. Doch diese radikale Methode, mit der auch die Wirkung anderer Drogen unterdrückt wird, ist angesichts der Bedeutung des körpereigenen Drogensystems für die menschliche Befindlichkeit keine dauerhafte Therapieform. Wenn die Hirnchemie des Betroffenen nicht in der Lage ist, nach einem solchen »militanten« Entzug wieder Stabilität zu gewinnen, müssen Ersatzstoffe verabreicht werden – am bekanntesten ist der moralisch abgesegnete Heroinersatz Methadon/Polamidon.

Dieses während der Opiumknappheit im Zweiten Weltkrieg von den Hoechster Farbwerken (die zum IG-Farben-Konzern gehörten) entwickelte synthetische Präparat wirkt länger als Heroin, erzeugt dieselbe Abhängigkeit und dieselben Entzugserscheinungen und, wenn es injiziert wird, auch denselben Euphoriekick wie Heroin. Als Saft oder Sirup, wie Methadon in der Substitutionstherapie gereicht wird, bleibt die Euphorie allerdings weitgehend auf der Strecke, das Opioid spielt nur seine beruhigende Wirkung aus: »Es wird der Schmerz gelindert.« Der »Patient« ist immerhin schmerzfrei, er muss sich ja nicht auch noch gut dabei fühlen (wir wollen den Sündenbock schließlich bestrafen und nicht belohnen).

So sinnvoll es ist, eine schädliche Gewohnheit durch eine etwas weniger schädliche zu ersetzen, so lebensrettend es sein kann, sauberes Apothekenmethadon statt Heroinjunk von der Straße zu beziehen: Die Unterscheidung in gute und böse Drogen bleibt reine Willkür. Sie hat nichts mit Wissenschaft oder Medizin zu tun, sondern mit Moral. Sie entlarvt zugleich die Doppelmoral jener Pharmakratie, die uns auf der anderen Seite mit einer Flut von Lifestyle-, Smart- oder Enhancementpräparaten über massenhaft verordnete Antidepressiva wie »Prozac« bis zu dem Vergnügungsbestseller »Viagra« nichts anderes verkauft als Drogen, mit denen wir uns auf welche Art auch immer »besser fühlen« sollen. Ich will den jeweiligen Präparaten nicht ihre Wirksamkeit und ihren Konsumenten nicht eine tatsächliche Verbesserung ihrer Verfassung absprechen, auch wenn Neben- und Langzeitwirkungen dieser patentierten Wohlfühl- und Lebensverbesserungsdrogen noch lange nicht erforscht sind.

Was aber angesichts der neueren Erkenntnisse über die tiefe Verzahnung von »illegalen« Drogenmolekülen in die biochemischen Vorgänge des menschlichen Nervensystems in jedem Falle ansteht, ist die Rehabilitation der ältesten Wohlfühl-, Vergnügungs- und Euphoriepflanzen der Menschheit: Hanf, Mohn und Koka. Seit Jahrtausenden wurden sie in vielen Kulturen der Welt als heilige Pflanzen, als göttliche, mütterliche Geschenke, als Überlebensmittel verehrt. Diese Verehrung war keine naive Steinzeitidee unserer Vorfahren, kein animistischer Aberglaube. Sie zeugte vielmehr von Respekt und Dankbarkeit für das natürliche Paradies, für die Pflanzen mit einer Direktverbindung in unsere Gehirne, für die Nahrung der Götter; vom Respekt vor ihrer Macht über den Körper und den Geist und von der Dankbarkeit für die Gunst, die sie uns erweisen, indem sie unsere Leiden erträglicher machen und unser Wohlgefühl verstärken.

»Gott ist eine Substanz, eine Droge! Eine Rauschsubstanz mit verwandtschaftlicher Relation zu den menschlichen Gehirnen«, notierte der Arzt und Dichter Gottfried Benn 1943 über »chemische Stoffe mit Gehirnwirkung, Verwandler des Bewusstseins – erste Wendung des Primitiven zum Nervensystem«, und er setzte hinzu: »Steigerung, Ausweitung – provoziertes Leben. (...) Wer das tierisch nennt, verkennt die Lage: Es ist unter dem Tier, weit unter den Reflexen, hin zu Wurzel, Kalk und Stein (...) Ob Rhythmus, ob Droge, ob das moderne autogene Training – es ist das uralte Menschheitsverlangen nach Überwindung unerträglich gewordener Spannungen, solcher zwischen außen und innen, zwischen Gott und Nicht-Gott, zwischen Ich und Wirklichkeit – und die alte und neue Menschheitserfahrung, über diese Überwindung zu verfügen.«[9]

Erst wenn wir der Göttin und ihren Pflanzen wieder Respekt erweisen, statt sie dem »Reich des Bösen« zuzuschlagen; erst wenn wir dem Reich des Pan und seiner Weisheit mit Verehrung begegnen, statt ihn als Teufel zu tabuisieren; erst wenn wir die tiefe verwandtschaftliche Relation dieser magischen Moleküle mit unseren Gehirnen akzeptieren, statt in von Panikmache geschürter Angst Krieg gegen sie zu führen; erst wenn wir die globale Herrschaft dieser »Verwandler des Bewusstseins«, die Weltmacht der Drogen, anerkennen, werden wir in der Lage sein, das sogenannte Drogenproblem der modernen Gesellschaften zu beseitigen. Denn nicht die Drogen sind pervers, sondern die Situation, die wir für ihre Konsumenten geschaffen haben. Die Politik der Prohibition produziert das Problem, als dessen Lösung sie sich ausgibt.

8 Die Drogenlüge

Der ersten Lüge über Drogen begegnen wir bei Adam und Eva, denen der Herr des Paradieses droht, dass sie sterben müssten, wenn sie die Früchte vom Baum der Erkenntnis äßen. Doch tatsächlich ist das Gegenteil der Fall: Der Genuss der verbotenen Frucht erweitert ihr Bewusstsein, sie werden sich ihrer selbst und ihrer Körperlichkeit bewusst. Erst mit der Übertretung des Verbots also, mit der Entlarvung der Drogenlüge, werden die Menschen überhaupt zu Menschen. Die jüdisch-christliche Mythologie hat dieses Ereignis seit jeher als »Sündenfall« interpretiert und aus dieser »Erbsünde« zwei große Tabus abgeleitet: das Tabu des Körpers und der Sexualität sowie das Tabu des Bewusstseins und seiner Erweiterung durch »Pflanzen der Götter«.

Auch im hinduistischen Mythos ist das Ereignis der Menschwerdung und Bewusstseinserlangung mit einer Droge verbunden. Am Anfang, in den Zeiten des Chaos, so berichtet der indische Mythos Rigveda, wurde der Gott Soma getötet, und aus seinem Blut wuchs eine Pflanze, die den Göttern Weisheit und Unsterblichkeit verlieh. In Gestalt eines Adlers brachte der Herrschergott Varuna die Pflanze zu den Menschen, die auf der Erde noch im Chaos lebten und dank des göttlichen Soma nun lernten, zwischen Gut und Böse zu unterscheiden. Im Unterschied zum biblischen Mythos wird der Genuss den Menschen hier nicht als Sünde oder Schuld angerechnet, sondern gibt Anlass zu hymnischer Dankbarkeit und Freude.

Die zweite Drogenlüge der jüdisch-christlichen Mythologie erwächst aus der ersten, mit der das Tabu errichtet wird: Drogen werden dem Reich des Bösen, des Teuflischen zugeschlagen. Ihr Licht – der Erkenntnis, des Genusses, der Ekstase – wird unterschlagen zugunsten einer ausschließlichen Betonung des Schattens – der Gefahren, des Wahnsinns, des Tods. Zwar sprach der alte Herr im Garten Eden, nachdem seine Geschöpfe durch den illegalen Kick

»wie Gott« geworden waren, keine weiteren Drogenverbote aus: »Alles, was sich regt und lebt, sei eure Speise; wie das grüne Kraut habe ich euch alles gegeben« (1. Mose 9,3). Doch das hinderte seine selbsternannten Stellvertreter auf Erden fortan nicht, Substanzen zu verbieten, die ihre Macht und Autorität bedrohten.

Die Drogenlüge in der Schöpfungsgeschichte und das Verdikt gegen die Treibmittel gnostischer und ekstatischer Rituale bilden das Kraftfeld der Dämonisierung, mit denen die jüdisch-christlich-muslimische Welt fortan alle, die sich mit diesen magischen Pflanzen verbünden, als Heiden, Hexen und Häretiker verfolgt. Mit der Abschaffung des *pharmakos* als Menschenopfer und der Wandlung des Begriffs zur Pflanzenarznei kommt es so zur Diskriminierung der mit bestimmten *pharmakoi* befassten Menschen: Hebammen, Heiler, »Zauberer«, »Hexen«. Erst mit dem Zeitalter der Aufklärung nimmt diese gewalttätige Ausrottung langsam ein Ende, die Diskriminierung indessen setzt sich fort und findet ein neues Opfer.

Als könne es eine Gesellschaft auch nach Tausenden von Jahren ohne das Reinigungsritual eines öffentlichen Sündenbocks nicht aushalten, wird mit Beginn des 20. Jahrhunderts ein Ersatz für die mit den magischen Kräutern befassten Hexen geschaffen: der »Drogensüchtige« und sein nunmehr als behandlungsbedürftige Krankheit definiertes Verhalten, die »Drogensucht«. Auch wenn es nicht mehr die Autorität einer Priesterkaste ist, die dieses Verdikt ausspricht, sondern die medizinisch-psychiatrische Wissenschaft, unterscheidet es sich wenig von dem archaischen Sündenbock-Ritual und dem Dogmatismus der Heiligen Inquisition. Als Tötung/Ausgrenzung von einigen zur Rettung der vielen scheinen die diskriminierten »Süchtigen« nunmehr dazu zu dienen, die von zwanghaftem Wachstum und Profitsucht befallenen Industriegesellschaften zu reinigen.

Die Erfindung der Drogensucht

Dass ein bestimmtes, regelmäßiges Verhalten zu Gewohnheiten und diese wiederum zu Schäden an Leib und Seele führen können, ist seit Menschengedenken bekannt, und alle sozialen Verbände von der Frühzeit bis zu heutigen Staaten versuchen, durch Maßregeln und Normen solche schädlichen Gewohnheiten ihrer Mitglieder einzudämmen. Erst Anfang des 20. Jahrhunderts aber wird ein solches gewohnheitsmäßiges Verhalten als Krankheit klassifiziert und taucht als »Drogensucht« in den psychiatrischen Lehrbüchern auf. Noch 1888 hatte Meyers Konversationslexikon den Begriff Sucht – der etymologisch nicht von »suchen« kommt, sondern von »siechen«, das heißt krank sein – als veralteten medizinischen Begriff für Krankheit (wie Schwindsucht, Gelbsucht et cetera) aufgeführt.

Mit den »Drogensüchtigen« wird nun wenige Jahrzehnte später eine neue Klasse von Patienten geschaffen – parallel zu der auf juristischer Seite mit dem Reichsopiumgesetz von 1929 entstehenden neuen Klasse von Kriminellen, die allein aufgrund ihres gewohnheitsmäßigen Verhaltens, des Konsums bestimmter Substanzen, als krank beziehungsweise kriminell angesehen werden und auch gegen ihren Willen einer Behandlung und/oder einer Freiheitsstrafe unterworfen werden können. Im Dritten Reich wird für Drogen wie Opium oder Haschisch der bis dahin gebräuchliche Terminus Genussgifte (unter den auch Alkohol, Tabak, Tee und Kaffee fielen) durch den Begriff Rauschgift ersetzt und der »Rauschgiftsüchtige«, auch wenn er niemanden als sich selbst schädigt, als Asozialer kriminalisiert:

Landgerichtsrat Dr. Fraeb konstatiert 1937 in einem Papier für die »Reichsarbeitsgemeinschaft für Rauschgiftbekämpfung«: »Durch das Rauschgift verschwindet das Persönlichkeitsbewusstsein des Süchtigen, und dadurch wird die Daseinsordnung der Volksgemeinschaft, die ja allein auf jenem Einzelpersönlichkeitsbewusstsein beruht und aufgebaut werden kann, gefährdet.«[1]

Sein Kollege Dr. Günter Hecht vom »Rassenpolitischen Amt der

NSDAP« ergänzt: »Seit Jahrzehnten war unserem Volk von marxistisch-jüdischer Seite eingeredet worden: ›Dein Körper gehört Dir‹ … Gegen diese marxistisch-jüdische Auffassung steht unvereinbar die germanisch-deutsche, dass wir Träger des ewigen Erbguts der Ahnen sind und demnach unser Körper der Sippe und dem Volk gehört.«[2]

Dem derart seiner persönlichen Zurechnungsfähigkeit und körperlichen Autonomie entledigten »Süchtigen« hilft es nicht, wenn er sich ansonsten gesetzeskonform verhält, allein sein Verlangen nach einer bestimmten Substanz macht ihn zum Verbrecher. Und da es sich um ein regelmäßiges Verhalten handelt, macht es ihn sogar zum besonders gefährlichen »Gewohnheitsverbrecher«. Mit der Erfindung der »Rauschgiftsucht« als Krankheit – im Unterschied zum gewohnheitsmäßigen Genuss anderer Stoffe – und des »Süchtigen« als Kriminellem wird eine neue Klasse von Sündenböcken geschaffen, mit deren Verfolgung und Ermordung (in vielen Ländern steht auf Drogenvergehen bis heute die Todesstrafe) die modernen Konsumgesellschaften ihr Ausstoßungsritual betreiben. Und so willkürlich einst im archaischen Griechenland die Gemeinde einen Menschen zum Pharmakos verurteilte – wobei missachtete oder missgestaltete Gemeindemitglieder dafür ebenso prädestiniert waren wie mit dem Beginn des modernen Drogenkriegs missliebige Minderheiten –, so willkürlich wird heute zwischen legalen und illegalen Drogen unterschieden.

Mit dem Verbot bestimmter Drogen zu Anfang des 20. Jahrhunderts und der Klassifizierung des Drogengebrauchs als Krankheit und Verbrechen tritt die biblische und mittelalterliche Diskriminierung bewusstseinsverändernder Substanzen und ihres Gebrauchs in eine neue Phase. Das sakrale Motiv der »heidnischen« Subversion durch pflanzengebundene Rituale spielt in der Tiefe nach wie vor seine Rolle – ebenso wie das Nüchternheitsideal der protestantischen Ethik[3] –, und diese Tiefenströme erleichtern die globale Etablierung der Prohibition erheblich. Doch im Wesentlichen geht es um den Zugriff staatlicher Autorität auf die Freiheit des Individuums, über seinen Bewusstseinszustand selbst zu entscheiden. Was vordem die Heilige Inquisition prüfte, obliegt fortan einer pseudowissenschaftlichen Pharmakratie, die zwischen moralischen und unmoralischen Molekülen unterscheidet.

Da nun aber die Chemie etwa von Opiumderivaten (Morphin, Heroin, Methadon et cetera) kaum größere Unterschiede aufweist als die Chemie von Kaffee, Espresso und Cappuccino und so weiter, ist eine Unterscheidung in gute und böse Substanzen schlicht Willkür. Dieser Einzug der Moral in die Arzneimittelkunde sorgte in der Folge dafür, dass gegen das zum Dämon erklärte Morphin dann Heroin als Vertreter des Guten zu einem Bestseller wurde. Sie verbietet den chinesischen Bahnarbeitern das mildere Rauchopium und verleitet sie zum stärkeren Heroin, um nach dessen Fall nun Methadon zur moralischen Instanz gegen den neuen Teufel Heroin zu erklären.

So wird auch Cannabis »wissenschaftlich« zuerst zum aggressiv machenden Mörderkraut erklärt, um dann als Auslöser des »demotivationalen Syndroms« – (»Hasch macht lasch«) – mit dem Gegenteil Karriere zu machen. Und so sorgen pseudowissenschaftliche, der Subvention von Pharmakonzernen und Politik unterworfene Lehr- und Expertenmeinungen bis heute dafür, dass bei der Einstufung der Gefährlichkeit von Drogen – wie das erwähnte aktuelle Beispiel des entlassenen britischen Drogenbeauftragten, Professor Nutt, gezeigt hat – an einem pharmakratischen Dogma festgehalten wird, das mit Wissenschaft so wenig zu tun hat wie mit vernunftgemäßer Politik.

Diese gebündelten Drogenlügen münden mit der Politik der Prohibition in dem Versprechen, dass die Kriminalisierung bestimmter Drogen das Suchtproblem der Gesellschaft insgesamt lösen oder zumindest zu einer Lösung beitragen kann – dass also Sündenbockrituale nach wie vor irgendwie wirksam sind. Der Konsum von Drogen hat jedoch in einem Jahrhundert Prohibition nicht nachgelassen, sondern nahm und nimmt beständig zu, obwohl ihr immer offensichtlicheres Scheitern die Drogenkrieger zu immer drakonischeren Maßnahmen greifen ließ. So haben sich die USA, das einstige »land of the free«, nicht nur zum Land mit den prozentual zur Bevölkerung meisten Gefängnisinsassen weltweit entwickelt, sondern auch zum »land of the pee«, in dem man den Job als Tellerwäscher im Hamburgerladen ohne Urinprobe nicht mehr bekommt. Sie stellen trotz dieser Tyrannei weltweit auch nach wie vor die Bevölkerung mit dem höchsten Drogenkonsum pro Kopf. Eine erschütternde Bilanz nach hundert Jahren an vorderster Prohibitionsfront, die von den Drogenkriegern nur durch die alljährliche Beschwörung des großen Ritualversprechens getilgt werden kann, dass bei Bereitstellung der notwendigen Mittel der Teufel nun aber wirklich radikal verfolgt und endgültig ausgerottet würde.

Dass dieser Hokuspokus Jahr für Jahr geglaubt wird und den in Angst vor der »Drogengefahr« gehaltenen Steuerzahlern Milliarden für die »Drogenbekämpfung« aus dem Säckel gezogen werden; dass auch aufgeklärte, überparteiliche Medien und Journalisten sich von diesem faulen Zauber blenden lassen und den Drogenkrieg propagandistisch mittragen; dass jeder Hinweis auf die Zahlen, Daten und Fakten des definitiven Scheiterns dieses Kriegs als »verharmlosend« und »unverantwortlich« denunziert wird – dies alles liegt an der Kombination von Desinformation, Denunziation und Panikmache, dank der sich die Prohibition weiter als einziger und alternativloser Weg in die »drogenfreie« Gesellschaft stilisiert. Da es eine solche Gesellschaft nie gegeben hat und niemals geben wird, halten sich die Drogenkrieger mit diesem Begriff mittlerweile zwar etwas zurück, um sich nicht völlig der Lächerlichkeit preiszugeben. Als erstrebenswertes Fernziel nistet er aber nach wie vor in den Köpfen, wovon martialische »Präventions«-Parolen wie »Zero Tolerance« oder »Keine Macht den Drogen« immer wieder zeugen.

Wie das Verdikt gegen bewusstseinsverändernde Pflanzen entstammt auch die wahnwitzige Utopie einer »drogenfreien« Gesellschaft dem sakral-religiösen Bereich, dem Askese und Zölibat als erstrebenswerte Tugenden gelten. Obwohl über 99 Prozent der Menschen hienieden niemals zu derart bedürfnislosen und enthaltsamen Heiligen werden, verbietet zum Beispiel die katholische Kirche Kondome und nimmt lieber massenweise Aids-Infizierte in Kauf, als von ihrem sexfeindlichen Dogma abzuweichen. Nicht anders aber verhalten sich die säkularen Staaten, die lieber massenweise Drogentote, Millionen Gefängnisinsassen und gigantische Profite für Kriminelle und Terroristen in Kauf nehmen, als die Ideologie einer drogenfreien Gesellschaft aufzugeben. Wie wahnhaft und vollkommen realitätsfern dieses Dogma der Prohibition ist, kann ein kurzer Blick in die Wirklichkeit zeigen, den wir im Folgenden mit einem Ausflug zu zwei typischen zeitgenössischen Drogenpartys unternehmen.

Oktoberfest und Goa – ein Vergleich

Für die *taz* berichteten Manfred Kriener und Walter Saller 1997 über die »weltweit größte Orgie mit Suchtmitteln«: das Münchner Oktoberfest:

»Schwerste Exzesse von voraussichtlich mehr als sechs Millionen Drogengebrauchern werden beim heute beginnenden sogenannten Oktoberfest in München erwartet. 16 Tage und Nächte lang trifft sich auf der Theresienwiese eine internationale Drogenszene zur weltweit größten Orgie mit Suchtmitteln. Die Polizei rechnet mit täglich Zehntausenden von berauschten Probierenden und Dauerkonsumenten aller Altersstufen. Die Rettungsdienste halten rund um die Uhr ein massives Aufgebot an Hilfskräften in Bereitschaft. Allein das Bayerische Rote Kreuz (BRK) hat nach Auskunft von Sprecherin Helge Walz 73 Ärzte und 831 Sanitäter und Schwestern im Einsatz. In den Kliniken stehen Notfallbetten zur Behandlung akuter Intoxikationen, rauschbedingter Psychosen und Verletzungen bereit. Chill-out-Räume mit ›Ausnüchterungsliegen‹ wurden beim ›Schottenhammelzelt‹ auf dem Festgelände eingerichtet.

Die stark ritualisierte Drogenaufnahme der Abhängigen beginnt heute um zwölf Uhr mit dem gewaltsamen Öffnen eines riesigen Holzzubers, in dem sich große Mengen der psychoaktiven Substanzen befinden. Unter Aufsagen kultischer Formeln (O'zapft is!) beginnt der Missbrauch.

Als Location dienen vorübergehend installierte Zelte, in denen das Rauschgift aufgenommen wird. Zur Applikation werden gläserne Rundbehältnisse benutzt, die exakt tausend Kubikzentimeter Flüssigkeit fassen – ›Maß‹ genannt. In ihnen befindet sich das Rauschmittel: ein durch Vergärung von Gerste entstandenes, leicht bitter bis süßlich schmeckendes Substanzgemisch mit durchschnittlich 3,5 bis sechs Prozent Alkohol, dem pharmakologischen Hauptwirkstoff. Die Drogenaufnahme wird meist von dröhnenden Blechinstrumenten und Schlagwerken begleitet. Eigens von den Rauschgiftherstellern – ›Brauereien‹ – engagierte Vorsänger stacheln den Konsum an: ›Oans, zwoa, g'suffa!‹ Auf Kommando werden die Glasbehältnisse kollektiv zum Mund geführt und die Drogen oral eingenommen. Der aktuelle Preis für tausend Gramm Flüssigdroge soll dieses Jahr (1997) bei 10,20 Mark bis 10,90 Mark liegen. Der Stoff wird meist von tiefdekolletierten Frauen in sexuell aufreizender Tracht (›Dirndl‹) angeboten. Abgestellte Eichwächter des staatlichen Ordnungsamtes achten darauf, dass die Drogengebraucher nicht durch den Dealer ›gelinkt‹ werden. Stichprobenartig kontrollieren sie, ob sich in den Behältnissen die bezahlte Menge an Drogen befindet, und gewährleisten so eine standardisierte Rauschtiefe.

Schon wenige Minuten nach dem Missbrauch der suchterzeugenden Substanz kann eine Euphorie und Bewusstseinsveränderung beobachtet werden. Danach setzt ein Gefühl des Wohlbefindens, der Enthemmung und des verminderten Antriebes ein. Chronische Missbraucher sind an aufgedunsenen Gesichtern sowie der typischen kugelförmigen Ausstülpung im abdominalen Bereich mit der Ausbildung von Fettschürzen erkennbar.

Weitere Symptome sind überlautes Sprechen und Singen, eine verschwommene, nicht selten repetitive Artikulation, ein unsicheres Gleichgewichtsgefühl und Störungen der Bewegungskoordination. Bei den häufig auftretenden, schweren Überdosierungen kommt es zu lähmenden Wirkungen auf das Zentralnervensystem. Entsprechend ist die Alkoholvergiftung durch eine schwere Bewusstseinstrübung und häufigen Übergang zur Schnappatmung gekennzeichnet. Der Tod tritt durch Atemlähmung ein. Im vergangenen Jahr mussten ambulante Mediziner auf der Theresienwiese nach BRK-Angaben 265 schwer Überdosierte notärztlich versorgen. 1996 hat allein in der Bundesrepublik das Rauschgift 40 000 Drogentote gefordert. Die Zahl der Abhängigen wird auf drei Millionen geschätzt.

Bei Ausschreitungen der Berauschten muss mit Toten und Schwerverletzten gerechnet werden. In den vergangenen beiden Jahren registrierte die Münchner Polizei in ihrer ›Wiesnbilanz‹ drei Todesfälle, 905 Körperverletzungen, 13 952 Verwarnungen. 1121-mal mussten die Beamten wegen Raufereien, Messerstechereien und anderer rauschbedingter Straftaten ausrücken. Besonders häufig schlagen die User mit ihren kaum geleerten Drogenbehältnissen aufeinander ein. 964 Maßkrüge wurden dabei sichergestellt. Bei mehr als 2200 Einsätzen des Roten Kreuzes standen ›chirurgische Weichteilverletzungen, Schnittwunden und Knochenbrüche‹ im Vordergrund, so BRK-Wiesenexperte Volker Ruland.

Die Beschaffungskriminalität ist groß: 490 Diebstähle und 22 Fälle von Raub wurden in den letzten beiden Jahren aktenkundig. Die von der bayerischen Landesregierung geförderte Massenintoxikation endet am Sonntag, 5. Oktober um 23.30 Uhr.«[4]

Auch wenn im Deutschen heute mit Drogen meist nur die illegalen Drogen bezeichnet werden, bezieht sich das Wort von seinem niederländischen/niederdeutschen Ursprung droog/trooken her auf alle getrockneten Kräuter und Pflanzen. Nach der Definition der Weltgesundheitsorganisation (WHO) fällt unter den Begriff Droge sogar jeder Wirkstoff, der in einem lebenden Organismus Funktionen zu verändern vermag, was auch Nahrungsmittel mit einschließt. Diese sehr weitgehende Fassung scheint sinnvoll, wenn man etwa eine Region wie Bayern betrachtet, in der Bier als »Grundnahrungsmittel« gilt, auch wenn sich die bierseligen Bajuvaren dagegen wehren würden, als ein Volk von Drogensüchtigen bezeichnet zu werden.

Doch nach Lektüre des soeben zitierten *taz*-Artikels der Autoren Manfred Kriener und Walter Saller, die mit korrekten Zahlen und Fakten aufwarten und nur an der Begrifflichkeit ein klein wenig gedreht haben, müsste jeder unvoreingenommene, neutrale Beobachter zustimmen, dass es sich bei der rituellen Münchner Massenintoxikation um eine höchst gefährliche Veranstaltung und bei dem vermeintlichen »Grundnahrungsmittel« Bier um eine heimtückische Droge handelt, die schwere Gesundheitsschäden und Gewaltausbrüche hervorrufen kann. Zöge unser Beobachter dann noch weitere Statistiken über die Verbreitung des Bierkonsums und seine Rolle als Einstiegsdroge in den Alkoholismus zu Rate und würde er die Großplakate, Anzeigen und Fernsehspots registrieren, mit denen die »Dealer« ihre Produkte anpreisen und schon Kindern und Jugendlichen vor den Sportsendungen suggerieren, dass erst Fußball und Bier zusammen höchsten Genuss verschaffen – er würde sich nicht mehr wundern, dass besorgte Politiker und Behörden einen Trend zum Flat-Rate-Trinken und Koma-Saufen beklagen und in den Notaufnahmestationen immer mehr Alkoholleichen im Kindesalter eingeliefert werden.

Etwas stutzig aber müsste ihn machen, dass die Politiker und Volksvertreter, die über die grassierende Trunksucht bei Jugendlichen lamentieren, dieselben sind, die Drogenpartys vom Oktoberfest bis hinunter zur kleinsten Dorfkirmes eröffnen und fördern. Weil das natürlich keine »Drogenpartys« sind, sondern ... ja, was? Volksfeste! Sicher, nur würde das Volk nicht erscheinen, wenn es auf dem Oktoberfest kein Bier gäbe. Eine kulturelle Tradition! Ohne Zweifel, denn der Rausch und seine Mittel sind so alt wie die Menschheit, und die Pflanzen und Kräuter, die dazu verwendet werden, sind eben Drogen. Weshalb Veranstaltungen wie das Oktoberfest natürlich mit Fug und Recht Drogenpartys genannt werden könnten, wäre der Begriff Droge im heutigen Sprachgebrauch nicht mit Verbotenem, Negativem, Gefährlichem konnotiert.

Für unseren neutralen Beobachter unterdessen ist der Begriff Drogenparty nichts Abwertendes, denn er bezeichnet Volksfeste mit einer langen kulturellen Tradition, bei denen enthemmende, Sinnlichkeit und Geselligkeit fördernde Substanzen eingenommen werden. Denn wie es sich für einen neutralen Beobachter gehört, hat er nicht nur auf der Unfallstation des Münchner Oktoberfests recherchiert, sondern versucht, auch die positiven Aspekte von Drogenpartys in Erfahrung zu bringen. Und so machte er sich im Sommer

2009 auf den »Goa-Way« in die brandenburgische Prignitz zwischen Berlin und Hamburg.

»Hey, Leute, braucht ihr was? Pilze, Pillen, Pappen?«

Kaum hatten wir den Kofferraum geöffnet, um Zelt und Schlafsäcke zu entladen, war der freundliche junge Mann schon da.

»Danke, wir sind versorgt.«

»Na dann steht ja einer schönen Party nichts im Wege, viel Spaß!«, lächelt er und zieht weiter.

Als unser Zelt steht und wir über den Platz zu einer der Bühnen gehen, kommen uns zwei lächelnde Frauen mit einem Schild entgegen: »Free Hugs« – kostenlose Umarmungen. Aber gern.

Auf einer biergeschwängerten Alkoholparty wie dem Münchner Oktoberfest würden solche Offerten wohl als Aufforderung zur Vergewaltigung gelten. Aber hier auf der Wiese zwischen Berlin und Hamburg bei einem Goa-Festival sind wir zusammen mit einigen tausend anderen in einer Zeitmaschine gelandet – vierzig Jahre nach Woodstock, dem legendären Hippiefestival »of love, peace and music«, wird eben dieses Lebensgefühl von einer neuen Generation gelebt und zelebriert. Mit einer anderen Musik, mit einer fortgeschrittenen Sound- und Lichttechnik, aber mit denselben Werten, im selben Geist – und mit denselben psychedelischen Substanzen. Magische Pilze, herzöffnende Ecstasypillen, bewusstseinserweiterndes LSD und entspannender Hanf – allesamt ebenso illegal wie mit dafür verantwortlich, dass auf Goa-Open-Airs Zehntausende Menschen ausgelassen feiern, abtanzen und sich umarmen lassen können, ohne dass es zu Aggressionen kommt.

Das Open-Air-Konzert in der Nähe von Woodstock im August 1969 erlangte weniger als schlecht organisiertes Ereignis selbst, sondern durch die erfolgreiche Vermarktung der Platten- und Filmmitschnitte seinen mythischen Status als »Höhepunkt der Hippiekultur«. Doch anders hätte es vielleicht nie in die deutsche Provinz vordringen können und zusammen mit dem Film *Easy Rider* 15-Jährige wie mich innerhalb von zwei Wochen vom Pfadfinder zum Hippie mutieren lassen. In den USA indessen markierte Woodstock mit der Vermassung und Kommerzialisierung eigentlich bereits den Niedergang der Ideale jener Subkultur, die fünf Jahre zuvor bei der legendären Reise des Autors Ken Kesey[5] und seiner Merry-Pranksters-Kommune im Land verbreitet worden war – wie von Tom Wolfe in seinem gerade wiederaufgelegten *Electric Kool-Aid Acid Test* kongenial beschrieben[6] und von den dafür schnell gefeuerten Harvard-Professoren Timothy Leary und Richard Alpert (*Die psychedelische Erfahrung)*[7] seinerzeit wissenschaftlich untersucht.

Hippie – das war nicht nur Liebe, Natur, Spiritualität und Musik, sondern auch Autonomie, Selbstverwaltung und Freiheit: Politik. Freilich eine, die vor die Veränderung der gesellschaftlichen Verhältnisse die Änderung des individuellen Bewusstseins und des eigenen Verhaltens setzte. Der These des französischen Philosophen und Soziologen Edgar Morin, der 1970 in seinem *Kalifornischen Tagebuch*[8] schrieb: »Ich gehöre zu jenen, die den Aktivismus des Parteikämpfers für reaktionär halten; was revolutionär ist, ist der existentielle Kämpfer, die Kommune, das Rockfestival, das Love-in«, lässt sich angesichts des in die brandenburgische Prignitz verlängerten Woodstock-Feelings der Goa-Festivals nur beipflichten. Die Polit- und Parteiparolen von ’68 sind nach vierzig Jahren mausetot, der Hippiegeist aber feiert fröhliche Urstände.

Und das im Wortsinne, denn nichts anderes als ein sehr archaischer Urzustand ist es, zu Tausenden bei Vollmond auf der Wiese tanzend, die kollektive Ekstase zu suchen. Dionysos, die Mysterien von Eleusis und die Walpurgisnacht lassen grüßen ebenso wie der tanzende Shiva und das Götteruniversum des Hinduhimmels. Ihre Bilder sind in den Bäumen aufgehängt, leuchtende, von UV-Licht bestrahlte Fäden durchziehen die Büsche am Wegrand, viele tragen fluoreszierende T-Shirts, einige haben sich als Feen oder Elfen verkleidet, manche haben sich mit spitzen Ohren ausgerüstet wie Mr. Spock – wir sind im Zauberwald und gleichzeitig im Technozeitalter, und von Ferne wummert schon, was diesen Elfentanz gleich in Richtung »Enterprise« torpedieren wird: Drums & Bass.

Eine schöne Beschreibung der Musik, die auf Goa-Festivals läuft, gab einst ein Feuerwehrmann, der nach dem Weg dorthin gefragt wurde: »Meinen Sie die Party, wo drei Tage lang dasselbe Lied gespielt wird?« Für Außenstehende mögen sich die monotonen 4/4-Takte der Goa-Musik tatsächlich so anhören. Auf dem Dancefloor indessen, beschallt von riesigen Soundtürmen und im Gewitter blitzender Laser, ist das etwas ganz anderes.

»Ob Rhythmus, ob Droge, ob das moderne autogene Training – es ist das uralte Menschheitsverlangen nach Überwindung unerträglich gewordener Spannungen … – und die alte und neue Menschheitserfahrung, über diese Überwindung zu verfügen.«[9]

Auch Dr. Gottfried Benn könnte sich bestätigt fühlen, hätten wir ihn sechzig Jahre später aus seiner Praxis am heutigen Mehringdamm in Berlin-Kreuzberg auf Festivals wie die »Antaris«, die »VuuV Experience« oder das »Spiritual Healing« im Brandenburgischen entführt: Auch hier geht es, angetrieben von einem Trance induzierenden Rhythmus, »um eine erregende, das Einzelwesen steigernde Kommunikation mit dem All«. Und so alt das Verlangen ist, aufzugehen zwischen Himmel und Erde, so archaisch die mit den Mitteln der Technomoderne verstärkte Methode – der Rhythmus –, so uralt sind auch die pflanzlichen Beschleuniger dieser Art von Kommunikation aus dem Reich der Pilze: der Fliegenpilz, das archaische Glückssymbol aus dem Wald, der Spitzkegelige Kahlkopf (Psilocybin) oder das Mutterkorn (LSD).

Solche Pilze beziehungsweise das auf Löschpapier (»Pappe«) geträufelte halb-synthetische Alkaloid des Mutterkorns (Lysergsäurediäthylamid/LSD) waren auch schon die bevorzugten psychedelischen Treibmittel der Hippies, die Ende der Sechziger von Kalifornien in den westindischen Bundesstaat Goa zogen. Bei ihren Partys am Strand spielten sie anfangs noch die Musik der aus Ken Keseys Acid-Tests hervorgegangenen Gratefull Dead, bis dann mit dem Aufkommen computerbasierter Technomusik Pioniere wie Goa Gil begannen, psychedelischen Rock mit Computerbeats und anderen Klängen zu kombinieren und weiterzuentwickeln. Und wie die Musik hat sich auch das Setting der Partys weiterentwickelt von der Frontalbeschallung in Woodstock zu weiträumigen Geländen mit meist mehreren Dancefloors, farbigen Dekos, Laserprojektionen sowie ruhigen Chill-out-Zonen, in denen der Beat auf Minimal oder Ambient gedrosselt oder ganz ausgeschaltet ist wegen einer Tai-Chi-Session.

Nachdem die indische Bundespolizei Anfang der neunziger Jahre gegen die Partys in Goa vorging und die Alt- und Neohippies vertrieb, um aus ihrem Ferienparadies eine Art indisches Mallorca zu machen, wurde die Partykultur nach Europa exportiert. Auch in Japan, Australien und Israel existiert eine starke Goa-Szene, in Deutschland liegt ihr Schwerpunkt im Nordosten: Allein sechs große Festivals fanden im Sommer 2009 entlang des »Goa-Way«, der Autobahn 24 zwischen Berlin und Hamburg, statt. Unter den argwöhnischen Augen der Polizei, die zwar auf den Zu- und Abfahrten von Goa-Festivals gern ihre Erfolgsstatistiken in Sachen Drogenkontrolle aufbessert, inoffiziell aber auch zugibt, dass es hier mit zigtausend tanzenden Neohippies weniger Probleme gibt als auf jeder mittleren Dorfkirmes. Ähnliches berichten die Sanitäter und Rot-Kreuz-Bereitschaften. Timothy Leary hatte offenbar recht, als er auf die kritische Frage der von ihm zu verantwortenden Schäden und Horrortrips antwortete: »An einem einzigen Wochenende richtet Alkohol mehr Schäden an, als LSD in der ganzen Generation der psychedelischen Bewegung.«!

Die Partymacher wurden sehr kritisch beäugt, als sie Mitte der neunziger Jahre in der Region geeignete Locations pachten wollten. Anfangs hätte es häufig Probleme gegeben, aber mittlerweile, erzählt uns eine der Organisatorinnen des »VuuV«-Festivals, seien sie absolut wohlgelitten. Nicht nur kommerziell wegen des Umsatzes, den 8000 Campinggäste vier Tage lang ringsum bescheren, sondern auch kulturell: »Wir haben die Nazis weggebracht!« Die ostdeutsche Landjugend hat dank der Goa-Partys ringsum entdeckt, dass es auch noch eine andere Jugendkultur gibt als Glatze, Alk und Ausländerbashing. Manche Eltern seien freilich immer noch nicht hundertprozentig zufrieden, weil ihre Kids jetzt kiffen. »Aber immer noch viel besser als Nazi!«

Nachdem mein Bericht über diese großen Drogenpartys unter dem Titel »Elfentanz auf der Enterprise« im Sommer 2009 in der *taz* erschienen war, war ich überrascht über zahlreiche Zuschriften von Lesern, die sich dafür bedankten, dass ihre Szene hier »endlich einmal sachlich und ohne verdrehte Tatsachen« beschrieben worden sei. Dabei tut dieser Bericht nichts anderes als der zuvor zitierte Oktoberfest-Report, er beschreibt die Fakten und dreht nur ein wenig an der Konnotation und Begrifflichkeit, mit der diese psychoaktiven Substanzen und ihre Konsumenten normalerweise beschrieben werden. Und schon erscheinen Goa-Feste als beglückende Kollektivekstase in reinster Harmonie, während das Oktoberfest wie eine gewalttätige und dumpfe Massenberauschung aussieht – was auf keine dieser beiden unterschiedlichen Drogenpartys so ausschließlich zutrifft. Auch nüchtern kann man ja hier wie dort seinen Spaß haben, wobei freilich die asketischen Freunde des Techno-Beats oder der Blasmusik jeweils nur eine kleine Minderheit bilden. Ein Oktoberfest ohne Bier ist letztlich genauso wenig vorstellbar wie eine Goa-Party ohne Hanf und Pilze.

Ursprünglich gehörten diese beiden heute so unterschiedlichen »Volksfeste« sogar einmal weitgehend zusammen. Bevor nämlich das »Reinheitsgebot« im 16. Jahrhundert erlassen wurde, waren Zusätze wie Bilsenkraut oder Tollkirsche in Bieren enthalten, die eine entsprechende »psychedelische« Wirkung zeigten. Der Ethnopharmakologe Christian Rätsch interpretiert das Reinheitsgebot des Biers deshalb als ein erstes Drogengesetz, mit dem die schon von der Inquisition verfolgten »Hexenkräuter« geächtet werden sollten.[10] Dass das erste landesweite Reinheitsgebot für das Bier im streng katholischen Bayern erlassen wurde, dürfte insofern kein Zufall gewesen sein und war neben der Lebensmittel- und Preiskontrolle auch der Verfolgung alter »heidnischer« Rituale und ihrer Treibstoffe geschuldet – weshalb noch heute in München mit dem Oktoberfest die größte Bierorgie der Welt gefeiert wird, während Besucher von Goa-Partys von der bayerischen Obrigkeit derart mit Leibesvisitationen und Kontrollen schikaniert werden, dass solche dort kaum stattfinden und nur im äußersten Nordosten der Republik eine Kulturnische fanden.

Nach diesem Vergleich von massenhaft besuchten Volksfesten, bei denen bewusstseinsverändernde, psychoaktive Substanzen eine zentrale Rolle spielen, um die Feiernden »in Stimmung« zu bringen, wäre unser neutraler, unvoreingenommener Beobachter wohl noch etwas stutziger geworden als zuvor. Zumal wenn er zur Kenntnis nehmen würde, dass sich die meisten Besucher von Goa-Partys durch den Erwerb und Konsum der dort üblichen Substanzen strafbar machen und eigentlich allesamt verhaftet werden müssten, während auf der anderen Seite die bayerische CSU eine steuerliche Förderung des Bierkonsums durch eine Absenkung der Umsatzsteuer auf die für »Grundnahrungsmittel« üblichen sieben Prozent fordert. Denn, so der wirtschafts- und arbeitsmarktpolitische Sprecher der CSU-Landesgruppe im Bundestag, Johannes Singhammer: »Weniger Steuern auf Bier bedeutet mehr Konsum. Das wäre gut für Brauereien und Gaststätten.«[11]

Dass man auf der Theresienwiese im Oktober dann noch mehr Polizei und Sanitäter braucht, um die Exzesse halbwegs in den Griff zu bekommen – vom ganzjährigen Trend zum jugendlichen Koma-Saufen einmal ganz abgesehen – das wären dann »Kollateralschäden«, die wir eben in Kauf nehmen müssen. Wo gehobelt wird, fallen Späne, und wo gesoffen wird, zieht man halt auch schon mal dem anderen den Maßkrug über den Schädel oder vergreift sich (»O'grapscht is …«) am nächstliegenden Dekolleté. Das war schon immer so und gehört zur »Gaudi« nun einmal dazu, wobei verantwortliche Politiker wie der Singhammer Johannes, die den Bierkonsum noch weiter fördern wollen, derlei Ausfälle und Übergriffe natürlich nicht befürworten, sondern im Gegenteil stets zum rechten Maßhalten mahnen. Sein damaliger Ministerpräsident Günther Beckstein räumte 2008 sogar ziemlich waghalsig ein, dass man sogar mit »ein, zwei Maß« Bier durchaus noch Auto fahren könne[12], was einige Kommentatoren an die legendäre Liste des Magazins *Titanic* über die Alkoholfahrten von CSU-Großkopferten in den achtziger Jahren erinnerte, die nahezu im Wochenrhythmus schwere Unfälle produzierten.

Unser Beobachter müsste daraus schließen, dass die von der psychoaktiven Wirkung des Biers geförderte »Geselligkeit« für das Volk der Bayern ein derart hohes Gut darstellt, dass es dafür das Risiko von Gewaltausbrüchen, Gesundheitsschädigungen, Alkoholsucht und Verkehrstoten in Kauf nimmt. Und dass diese Güterabwägung zwischen Geselligkeit und Gemütlichkeit auf der einen Seite und Prävention und Gesundheitsschutz auf der anderen Seite so deutlich für Erstere ausfällt, dass verantwortliche Politiker den Drogenkonsum durch niedrigere Steuern am liebsten noch weiter ankurbeln würden.

»Ja aber das ist doch nur Bier, das kann man doch nicht als Drogenkonsum bezeichnen!«, hören wir da als Einwand. Und: »Ein, zwei Bierchen am Tag sind der Gesundheit doch eher förderlich als abträglich.« Doch genau dies gilt für die meisten illegalen Drogen auch, die, maßvoll genossen, ungefährlich sind. »Dosis venenum facit« – die Dosis macht das Gift, wusste schon Paracelsus. Wenn wir uns indessen die Gewalt- und Sanitätsstatistik eines Oktoberfests anschauen, scheint es mit der Selbstverantwortung und Dosierungsfähigkeit der Biertrinker noch ziemlich zu hapern und bedarf eines polizeilichen und ärztlichen Großaufgebots. Auf einer Goa-Party dagegen, wo zehntausend Besucher illegale Drogen konsumieren, reicht ein Sanitätszelt mit einem Dutzend Sanitätern für Notfälle offenbar aus. Das bedeutet zwar nicht, dass Cannabis, Pilze oder Ecstasy (MDMA), die bevorzugten Partydrogen der Goa-Szene, völlig ungefährlich sind, doch Selbstverantwortung und Dosierungsfähigkeit scheinen hier zumindest deutlich besser ausgeprägt als in den bayerischen Bierzelten.

Und damit sind wir bei einem Stichwort, auf das es bei jedem Genuss, nicht nur bei legalen oder illegalen Drogen ankommt: Selbstverantwortung. Und bei der Frage, die uns im Folgenden noch beschäftigen wird, nämlich inwieweit Bevormundung – die Prohibition bestimmter Drogen und die Förderung anderer durch Werbung und staatliche Unterstützung – einer Erziehung zur Mündigkeit und Selbstverantwortung förderlich ist. Denn wer einmal gegen das Verbot verstoßen hat, um zum Beispiel festzustellen, dass Cannabis eher harmlos ist, wird dann noch glauben, dass zum Beispiel Koks oder

Speed ein anderes Kaliber und gefährlicher sind? Und welche Wirkung haben prägende und formende Autoritäten, die sowohl die amtlichen Statistiken des Oktoberfests als auch die der gesamten Medizingeschichte ignorieren und wie der bayerische Exministerpräsident Edmund Stoiber behaupten: »Wer den freien Genuss von Cannabis befürwortet, nimmt in verantwortungsloser Weise den Tod von Tausenden junger Menschen in Kauf?«[13]

Da in der gesamten Medizingeschichte kein einziger Todesfall durch Cannabis bekannt ist und man sich mit jedem überdosierten Gewürz aus dem Küchenregal eher zu Tode bringen kann als mit Hanf, während gleichzeitig im Jahr 2008 in Deutschland über 25 000 Kinder und Jugendliche unter 18 mit akuter Alkoholvergiftung in Krankenhäuser eingeliefert wurden und zahlreiche daran starben, sind natürlich eher solche Äußerungen verantwortungslos als etwa die Forderung einer Legalisierung von Hanf. Aber sie sind typisch für den Drogenkrieg und seine Befürworter, die nicht anders können, als durch Dämonisierung Angst vor bestimmten Drogen zu schüren, und damit die realen Gefahren des Drogenmissbrauchs insgesamt zu verharmlosen und eine vernünftige, schadensmindernde Politik zu verhindern.

9 Das Paradies ist gleich um die Ecke

Wer in das Reich des Pan, des Herrn der magischen Pflanzen und der »Weisheit des Weltnabels« ohne Respekt eintrat, dem fuhr jener Schrecken in die Glieder, der nach ihm benannt ist: Panik. Von dieser Panik ist der gesamte Diskurs über Drogen bis heute geprägt, und die Panikmache begann, wie wir im Buch Genesis gesehen haben, mit einer Lüge.

In der Kapelle von Plaincourault in Zentralfrankreich zeigt ein Fresco aus dem zwölften Jahrhundert, um was es sich bei dem Baum der Erkenntnis im Garten Eden handelte: Zwischen Adam und Eva steht dort ein großer Pilzbaum, um dessen Stamm, aus dem weitere kleinere Pilze wachsen, sich eine Schlange windet. Die gepunkteten Hüte der Pilze weisen ihn als Amanita Muscaria – den Fliegenpilz – aus. Und auch wenn sich Mykologen, Mythologen und Religionshistoriker darüber streiten, ob diese Darstellung als eindeutiger Beweis für die Ursprünge des jüdisch-christlichen Kults aus schamanistischen Pilzritualen genommen werden kann[1], ist die zentrale Rolle der »Pflanzen der Götter« in den schamanischen Religionen und Fruchtbarkeitskulten überall auf der Welt mittlerweile ebenso zweifelsfrei belegt wie die Existenz früher matriarchaler Hochkulturen in Alteuropa und dem Nahen Osten.

Um nochmals Gottfried Benn zu zitieren: »Es ist das uralte Menschheitsverlangen nach Überwindung unerträglich gewordener Spannungen, solcher zwischen Außen und Innen, zwischen Gott und Nicht-Gott, zwischen Ich und Wirklichkeit – und die alte und neue Menschheitserfahrung, über diese Überwindung zu verfügen. Das systematische ›Atembeten‹ Buddhas, die rituellen Gebetshandlungen der altchristlichen Hesychasten, Loyolas Atemholen mit je einem Wort des ›Vaterunsers‹, die Derwische, die Jogas, die Dionysien, die Mysterien – es ist alles aus einer Familie, und die Verwandtschaft heißt Religionsphysiologie.«[2]

Vom Baum der Erkenntnis zum Neuro-Enhancement

Es sind diese physiologischen und pflanzlichen Wege transzendenter Erfahrung – das im Außersichsein direkt erfahrene Einssein mit dem Göttlichen –, die mit der Razzia im Garten Eden und dem mosaischen Verbot ekstatischer Rituale abgeschnitten werden. Die patriarchale Götterordnung mit ihrem unsichtbaren Vatergott verlangt nicht nur, dass die Pforten der Wahrnehmung für die natürlichen Paradiese und die Vielfalt des Göttlichen geschlossen werden. Die neue patriarchale Weltordnung verlangte zudem etwas, was die Rituale zu Ehren von Hathor oder Demeter oder Freya – oder wie immer die alten Erd- und Muttergöttinnen jeweils genannt wurden – nicht garantieren konnten, weil es in den matrilinearen Gesellschaften eher nebensächlich war: die Kontrolle der Vaterschaft.

Auch wenn in der Geschichte vom Goldenen Kalb davon nicht direkt die Rede ist, wird deutlich, warum die »Reigentänze« und das freudige »Jauchzen« diskriminiert werden und statt des dazu verwendeten psychoaktiven Sakraments ein wirkungsloses Placebo verteilt wird: Bei den mit Musik und Drogen zelebrierten Mysterien und Ritualen der alten Religion bedankten sich die TeilnehmerInnen nicht nur theoretisch für die Fruchtbarkeit von Mutter Erde, sondern setzten diesen Dank auch gleich in die Praxis um.

Worum es den neuen Patriarchen ging, war also neudeutsch gesprochen die Kontrolle von Sex and Drugs and Rock 'n' Roll, wobei die beiden Letzteren nicht nur als Förderer des Ersteren, sondern auch als eigenständige »Sünden« angesehen wurden (und werden). Der Körper, seine Sinne und ihre pflanzlichen Beschleuniger – die Vehikel der alten Gotteserfahrung – werden so zum Feind erklärt und, wo immer sie in der Folge zum Vorschein kommen, verfolgt; vom Hinrichtungskommando der Leviten vor über 3000 Jahren bis zum Musikverbot heutiger »Taliban« zieht sich diese Linie durch die Zeiten. Nur wenn die Trommel des Schamanen verstummt, wenn die Flöte des Pan die Nymphen nicht mehr zum Tanz ruft, nur wenn die psychoaktiven Wirkstoffe aus dem Königreich der Pilze und der Pflanzen das Bewusstsein der Menschen nicht mehr entgrenzen und nur wenn diese natürliche Kommunion (mitsamt der Kopulation) tabuisiert wird, nur dann kann sich die Vaterschaftskontrolle des Patriarchats und die Orthodoxie des Monotheismus etablieren.

Ohne die Freilegung dieses jahrtausendealten Tabus mit dem heutigen Wissen über die entheogenen Pflanzen und ihre neurochemische Wirkung wird eine Überwindung der archaischen Panikmache, des tief in der abendländischen Seele nistenden Angst- und Schuldkomplexes, nicht möglich sein. Oder anders ausgedrückt: Erst wenn wir die »verbotenen Früchte« als das natürliche Paradies rehabilitieren, statt sie dem Reich des Bösen zuzuschlagen, erst wenn wir ihre einzigartige Macht über den menschlichen Geist und Körper anerkennen, erst wenn wir den machtvollen Molekülen aus dem Reich des Pan mit Dankbarkeit und Respekt gegenübertreten, erst dann kann die panische, irrationale Tabuisierung der Drogen einem verantwortungsvollen Umgang weichen. Verbunden damit ist die Einsicht, dass die an selbstzerstörerischem Wachstumszwang und Konsumsucht leidenden Gesellschaften mit der Ausstoßung und Kriminalisierung von »Rauschgiftsüchtigen« und »Drogenkriminellen« sich nicht von ihrem Leiden befreien, sondern nur die unbewusste, zwanghafte Wiederholung eines brutalen, archaischen Sündenbockrituals vollziehen.

Auch das Geschäft mit diesem Ritual, der Krieg gegen Drogen, kann nur überwunden werden, wenn die Profiteure der Prohibition mit ihrer Propaganda nicht mehr auf den fruchtbaren Boden stoßen, den eine vom patriarchalen Mythos gespeiste Angst bereitet, sondern auf informierte, über die Direktverbindung pflanzlicher Alkaloide mit den menschlichen Gehirnen aufgeklärte und informierte Geister.

Dass das Leben auf diesem Planeten über den Status von Polypen und Mollusken überhaupt hinausgekommen ist, verdankt es den Pflanzen, in denen sich diese magischen Moleküle entwickelten, die Wahrnehmung, Bewusstsein und viele weitere Körperfunktionen bei höheren Tieren steuern – und deren Rolle in der Umgebung des menschlichen Gehirns ihren vorläufigen Höhepunkt erreicht hat.

Sie können uns das natürliche Paradies bescheren: Zufriedenheit, Wohlgefühl, Begeisterung, Leidenschaft, Euphorie, Ekstase, Glück und mystische Verzückung. Für jeden dieser Zustände hält unser Körper die nötigen Ingredienzien bereit – wie ein guter Barmann die Zutaten für seine Cocktails – und ist so in der Lage, uns aus eigener Kraft in diese Zustände zu versetzen. Wie William S. Burroughs, der Autor von *Junkie* und *Naked Lunch* und ausgewiesener Drogenexperte, es ausdrückte: »Alles, was man mit Chemie erreichen kann, kann man auch auf anderen Wegen erreichen. Man braucht keine Drogen, um high zu sein, aber sie können als nützliche Abkürzung dienen …«[3]

Das ist ein wichtiger Satz. Und man kann die gesamte Kulturentwicklung der Menschheit als die Entwicklung von Techniken und Methoden sehen, um dem Erreichen solcher Zustände nachzuhelfen und den körpereigenen Ausschank von Erregungs-, Beruhigungs-, Inspirations- oder Wohlfühlstoffen anzuregen. Nach der These des Evolutionsbiologen Josef H. Reichholf waren es von Schamanen nach dem Sternenkalender regelmäßig ausgerichtete Rituale und kollektive Berauschungen, die zum Sesshaftwerden der noch nomadisch lebenden Menschen führten.[4] Nicht das Brot, sondern das Bier legte danach den Keim der Zivilisation.

Eindrucksvoll bestätigt wird diese These durch die seit 1994 erfolgende Freilegung des ältesten bisher bekannten Monumentalbaus der Menschheit in Göbekli Tebe in der südöstlichen Türkei. Es handelt sich um eine große Tempelanlage, die vor circa 12 000 Jahren errichtet wurde und mit deren Entdeckung die bisherigen offiziellen Datierungen und historischen Annahmen über die Steinzeit hinfällig geworden sind. Nicht Siedlungen und Häuser standen am Anfang der Zivilisation, sondern Kultplätze, die zu monumentalen Ritualanlagen wie auf dem Berg Göbekli ausgebaut wurden. Dabei handelte es sich um eine Gegend, in der nicht nur wildwachsendes Einkorn zum Brauen alkoholischer Getränke vorhanden war, sondern, wie die Reliefs und Bilder aus der Frühsteinzeit zeigen, auch Pilze verehrt wurden. Die umherschweifenden, um Fleisch und gute Jagdgründe konkurrierenden Nomadenhorden wurden nicht durch die Not zusammengeschweißt, sondern durch Rituale mit bewusstseinsverändernden Pflanzen, die ein kräuter- und sternenkundiger Weiser – ein Schamane – veranstaltete.

Auf diesem Hintergrund scheint es berechtigt, eine Geschichte der menschlichen Zivilisation mit »Am Anfang war die Droge ...« zu beginnen. Auch wenn das Spektrum der individuellen Bewusstseinsmanipulation von Meditation bis Marathonlauf, von Fastenkur bis Völlerei, von Kloster bis Casino reicht ... überall geht es bei diesen Beschäftigungen um nichts anderes, als das Gehirn in den gewünschten neurochemischen Zustand zu versetzen. Das ist kein plumper Reduktionismus – das Gehirn ist ein soziales Organ, das sich durch Kommunikation und Kontakte mit der Außenwelt entwickelt und lernt, und Bewusstsein ist mehr als nur ein mechanischer Cocktail von Gehirndrogen. Doch ohne diese Stoffe hätten wir kein Bewusstsein, sie sind die molekulare Grundlage unseres Wahrnehmens, Denkens und Fühlens.

Die Erkenntnisse, die die Fortschritte der Neurobiologie und Neurochemie in jüngster Zeit erbracht haben, bestätigen die Wissenschaftler, Alchemisten und Heiler der prähistorischen Zeit – die Schamanen – auf frappierende Weise, die für ihre Rituale und Zeremonien schon vor über 10 000 Jahren eben jene bewusstseinsverändernden Pflanzen benutzten, deren Wirkstoffe wir mit den neuesten Hightech-Methoden jetzt als essentielle Bausteine des menschlichen Nervensystems identifiziert haben. Diese erst in jüngster Zeit gewonnenen Erkenntnisse, die Tatsache, dass der Körper innen genau die Drogen produziert, gegen die wir außen mit Krieg vorgehen, führt die Prohibition definitiv ad absurdum. Sie erweist sich als widernatürliche Veranstaltung, die in der Konsequenz zur Ausrottung von fast allen in den letzten 600 Millionen Jahren entstandenen Lebewesen führen müsste, deren Gehirne und Körper eben nur mit Opioiden und Cannabinoiden funktionieren. Was bedeutet es, wenn es sich also bei einem durch Drogen induzierten Bewusstseinszustand nicht um künstliche, sondern um natürliche Paradiese handelt, um das Optimum dessen, was das Nervensystem aller Primaten einschließlich des Menschen als »paradiesisch« empfinden kann, weil sein Wahrnehmungs- und Empfindungsapparat von eben solchen Substanzen gesteuert wird? Daraus folgt eindeutig, dass sich die Frage neu stellt, im Namen welcher Ethik und welchen Rechts die Menschen vom Zugang zu diesem Paradies abgehalten werden sollen. Es kann dann nicht mehr darum gehen, irgendeinen Bereich des Unmenschlichen, Teuflischen, Bösen zu tabuisieren und auszumerzen, sondern die Menschen zu lehren, mit dem Natürlichen, Paradiesischen, Göttlichen respektvoll umzugehen.

Als ich vor einiger Zeit an einer Oberschule zu einem Fachtag über Drogen eingeladen war, den die Schülervertretung organisiert hatte, war vor meinem Referat ein Beamter des lokalen Drogendezernats an der Reihe, der mir ein Flashback in das Schuljahr 1969/70 bescherte, als an unserem Gymnasium ein Polizeibeamter einen Vortrag zur »Drogenaufklärung« hielt. Er hatte ein Köfferchen mit Mustern verschiedener illegaler Drogen dabei, die er eine nach der anderen hochhielt und warnend über die Gefahren sprach, die von diesem Stoff ausgingen. Genauer ansehen durften wir uns das Zeug nicht, und auf Nachfragen kamen nur weitere Warnungen vor Krankheit, Sucht, Irrenanstalt und Gefängnis. Warum sich aber viele Leute für diese Drogen interessierten, was das Positive, Angenehme, Spannende an diesen Rauschzuständen ist, darüber erfuhren wir kein Wort, schon gar nicht darüber, worauf beim Gebrauch zu achten ist und wie man mögliche Gefahren und Schäden reduzieren kann. Am Ende dieser Horrorshow wurden wir dann aufgefordert, es sofort der Polizei zu melden, wenn diese Drogen irgendwo konsumiert oder verkauft würden.

So weit ging der brave Beamte zwar dieses Mal nicht, ansonsten aber hatte ich den Eindruck, dass sich an dem Vortrag in Jahrzehnten nicht viel geändert hat. Auch das Köfferchen schien mir nahezu identisch. Hätte ich vorher geahnt, dass die offizielle Drogenaufklärung seit den sechziger Jahren derart auf der Stelle tritt und Schüler bis heute mit nichts anderem als einem dümmlichen Horrorszenario konfrontiert werden, wäre mein Vortrag damals wohl anders ausgefallen. Es wäre eher ein Loblied auf all diese Substanzen und ihre segensreichen Wirkungen geworden mit einer Warnung vor der

Sucht nach der Flucht in dieses natürliche Paradies sowie dem Hinweis, dass jemand, der ein Problem mit Drogen lösen will, sehr schnell zwei Probleme hat.

Aber das hatte ich nicht vorbereitet, und so versuchte ich, den Schülern nur klarzumachen, warum das Rauchen von »Bong«-Pfeifen vor der Mathearbeit keine wirklich gute Idee ist. Den Lehrern wollte ich die Ergebnisse einer großen Cannabis-Studie der Freien Universität Berlin nahebringen, die über den Zusammenhang von Kiffen und Schulversagen erbracht hatte, dass nicht das Kiffen zu schulischen und sozialen Problemen führt, sondern umgekehrt solche Probleme in der Regel die Ursache dafür sind, dass Jugendliche sich in übermäßigen Cannabiskonsum flüchten.[5] Politiker, Lehrer und Eltern hören das nicht gerne, weil sie sich dann den Schuh selbst anziehen müssen, der ansonsten so bequem auf den Sündenbock Drogen abgeschoben werden kann – und doch werden sie es sich anhören müssen, wenn sich irgendetwas zum Besseren wenden soll. Über 25 000 im Jahr 2008 mit Alkoholvergiftung in deutsche Kliniken eingelieferte Kinder und Jugendliche sollten eigentlich Warnung genug sein und ein überdeutlicher Hinweis, dass eine Reform des Drogenunterrichts ganz oben auf der Bildungsagenda stehen muss.

Dies wird gerade angesichts der von der pharmazeutischen Industrie mittlerweile auf den Markt gebrachten Drogen zur Leistungsverbesserung und Gehirnsteigerung (Neuro-Enhancement) notwendig, die etwa in Form von Ritalin bereits in die Kindergärten und Vorschulen Einzug gehalten haben, um hyperaktive Kinder ruhig zu stellen. Das Medikament war ursprünglich als amphetamin-ähnliches, leistungssteigerndes Mittel entwickelt worden und von seinem Erfinder nach seiner Frau Rita benannt, die bei den Selbstversuchen mit dem neuen Stoff besser Tennis spielte: »Ermuntert und belebt – mit Maß und Ziel« lautete der Werbespruch des Herstellers Ciba-Geigy (heute: Novartis) 1954. Erst später wurde festgestellt, dass das Mittel paradoxerweise auch hyperaktiven Kindern helfen kann, ruhiger zu werden. Da Ritalin bei Erwachsenen in hoher Dosierung ähnlich wie Kokain wirkt, wurde es nach zwei Jahrzehnten freier Verkäuflichkeit 1971 auf den internationalen Betäubungsmittelindex gesetzt – und macht seitdem als verschreibungspflichtiges »Koks für Kinder« Karriere.

In Deutschland sind die Verkäufe seit Anfang der neunziger Jahre um das 37-Fache gestiegen, für den Konzern Novartis sind die Produkte der Ritalin-Gruppe der zweitgrößte Umsatzbringer (2005: 330 Millionen Dollar). in den USA setzte der Pharmahersteller Johnson & Johnson mit der vergleichbaren Pille Concerta im selben Jahr 930 Millionen Dollar um. Verantwortlich für diesen Boom ist freilich nicht ein 37-facher Zuwachs hyperaktiver Kinder, sondern die Erfindung einer neuen Krankheit: ADHS, Aufmerksamkeitsdefizit-/Hyperaktivitätsstörung oder Hyperkinetische Störung (HKS) Syndrom. Über die Symptome dieser neuen Krankheit stimmte die amerikanische Psychiatrievereinigung 1987 ab, und seitdem breitet sie sich seuchenartig aus. Nicht weil ADHS ansteckend wäre, sondern weil es ein phantastisches Geschäft ist, den von dem Frankfurter Arzt und Jugendpsychiater Heinrich Hoffmann 1844 im *Struwwelpeter* beschriebenen »Zappelphilipp« nun erstmals als krank zu klassifizieren und unruhige Kinder als unnormal und medikamentös behandlungsbedürftig zu deklarieren.

Die Diagnose erfolgt mittels eines Fragebogens, bei dem es schwer ist, *nicht* als ADHS-Patient abzuschneiden. Und so werden in den USA mittlerweile bereits mehr als sechs Millionen Kinder täglich mit Ritalin behandelt. Auch Deutschland verzeichnet rapide Zuwachsraten: Wurden 1993 über deutsche Apotheken insgesamt 34 Kilogramm des Ritalin-Wirkstoffs Methylphenidat verkauft, waren es 2006 bereits 1200 Kilogramm. Die Liste von gefährlichen Nebenwirkungen, die der Dauerkonsum mit sich bringen kann, ist lang und die Wirksamkeit ebenso umstritten wie das Krankheitskonstrukt ADHS insgesamt. In extremen Fällen hat sich die kurzzeitige Therapie mit Ritalin zwar als durchaus hilfreich erwiesen, doch erfahrene Kindertherapeuten vermuten, dass in mehr als neunzig Prozent der Fälle die Verschreibung leichtfertig erfolgt.

Da der Dauerkonsum bei Kindern für die Gehirnentwicklung und die Herausbildung eines funktionierenden Dopaminsystems nachteilig ist, sind die langfristigen Schäden durch diese Therapie schwer abzusehen. Und es ist äußerst fraglich, ob sie durch die kurzfristigen Vorteile – die effektive Ruhigstellung der Kinder entspannt die Situation für Eltern und Lehrer, was wiederum positiv auf die Kinder zurückwirkt – wirklich aufgewogen werden. Inwieweit es allerdings medizinischer Fortschritt genannt werden kann, Kinder massenhaft mit Psychopharmaka ruhigzustellen, muss ernsthaft bezweifelt werden. Wenn man bedenkt, dass die berühmten »Hoffmannstropfen«, die der Autor des *Struwwelpeter* 1845 entwickelt hatte und die dank ihres fünfprozentigen Opiumgehalts ebenso ein Longseller wurden wie sein Buch – sie waren bis 1924 im Handel –, bei extremen Fällen von Hyperaktivität sicher ebenso hilfreich waren wie heute Ritalin, kann von pharmakologischem Fortschritt jedenfalls kaum noch die Rede sein.

Wie ja überhaupt der Begriff Neuro-Enhancement nichts anderes darstellt als ein neues Marketingwerkzeug für einen uralten Hut, der schon für die Menschen der frühen Steinzeit eine Selbstverständlichkeit war: die Optimierung ihrer Bewusstseinszustände durch verschiedene Drogen. Für Zeiten, in denen es des Wachseins und besonderer Aufmerksamkeit bedurfte, für Zeiten der Ruhe und des Schlafs, für Zeiten der Geselligkeit und des Kontakts und für Zeiten der spirituellen Erleuchtung: Für alle Zustände, die das Gehirn im Idealfall auch allein herstellt, gab es schon immer kleine Helfer aus dem Pflanzenreich, um dem ausbleibenden Idealfall nachzuhelfen. Dass Neuro-Enhancement-Präparate (NEP) heute als neuer Trend und milliardenschwerer Zukunftsmarkt der Pharmaindustrie gelten, hat insofern schlicht damit zu tun, dass nahezu sämtliche klassischen, seit der Steinzeit bewährten Neuro-Enhancer auf dem Index der verbotenen Drogen stehen. Insofern wundert es nicht, wenn die Autoren eines Memorandums zum Neuro-Enhancement – »Das optimierte Gehirn« – feststellen, dass es »gegenwärtig noch keine bemerkenswert wirksamen NEPs« gibt[6]. Das ist kein Wunder, denn die bemerkenswert wirksamen sind nahezu sämtlich der Prohibition zum Opfer gefallen. Und was da offenbar wenig wirksam, aber dafür nebenwirkungsreich und kaum erforscht, als NEP auf den Markt kommt, ist nicht viel mehr als ein Nepp der Pharmaindustrie, die ihre neuesten Patente an die Leute bringen will. Denn das ist der entscheidende Nachteil für die Pharmaindustrie bezüglich der seit Menschengedenken bewährten, aber verbotenen natürlichen Neuro-Enhancer: Ihr Patent liegt bei Mutter Natur und ist deshalb für Konzerne wenig profitabel.

Welchen Einbruch es für den Milliardenmarkt von Antidepressiva wie Prozac bedeuten würde, wenn sich herumspräche, dass eines der bewährtesten und ungiftigsten Heilmittel dieser Art – Cannabis – ab sofort legal und nahezu kostenlos auf jedem Balkon wüchse, kann man sich vorstellen. Wären preiswerte Opiumtropfen wie im gesamten 18. und 19. Jahrhundert wieder problemlos erhältlich, müssten die Hersteller von Valium & Co. mit hohen Verlusten rechnen. Natürliche Kokablätter wären als milde Stimulanz eine Alternative zu dem »Turbo« von Amphetaminen und Kokain. Und so wie Hanf, Mohn und Koka können Dutzende weitere Pflanzen und Pilze, die überall auf der Welt seit Jahrtausenden in Gebrauch sind, nahezu jede Art von natürlichem Neuro-Enhancement bieten: vom tiefen, heilenden Schlaf bis zur höchsten mystischen Entrückung.

Auch wenn der Pharmaforschung des letzten Jahrhunderts große Erfolge keineswegs abzusprechen sind, was das »optimierte Gehirn« betrifft, ist sie über das intuitive Wissen der Steinzeitschamanen kaum hinausgekommen. Überhaupt machte erst das Verbot der archaischen Heilpflanzen zur Schmerzbekämpfung, Anregung und Entspannung Anfang des 20. Jahrhunderts das Geschäftsmodell »Pharma« wirklich attraktiv, da nunmehr monopolisierte, patentierte Schmerz-, Aufputsch- und Entspannungsmittel verkauft werden konnten. Eine Re-Legalisierung dieser Pflanzen ist von Seiten der Pharmaindustrie deshalb nicht nur wenig von Interesse, sondern erbitterte Gegnerschaft wäre zu erwarten, denn wie für die Militär- und Sicherheitsindustrie ist der Krieg gegen Drogen auch für den pharma-industriellen Komplex ein Milliardengeschäft. Da beide auf jederzeit instrumentalisierbare Medien zurückgreifen können, um öffentliche Hysterie zu schüren – wie etwa die globale Gefahr durch »Massenvernichtungswaffen« im Irak und durch die »Schweinegrippe«–, sind hier stetiges Wachstum und Profite sehr leicht steuerbar.

Angesichts dieser Mächte mag ein Plädoyer für eine archaische Erneuerung, eine Rückbesinnung auf das »community building« der frühen Steinzeit, auf die Zivilisierung der pharmakophilen Primaten durch Rausch und Ritual naiv und realitätsfern erscheinen. Doch ohne die Erinnerung an diese Frühgeschichte, an das Ende des Zeitalters der Großen Göttin als Ursprung der Antidrogenpropaganda, an den Kampf gegen Dionysos, den menschgewordenen Sohn und Gesandten der Opiumgöttin Demeter, an die jahrtausendealte Verdammung sinnlicher, rauschhafter Ekstasen, an das Verbot pflanzeninduzierter Bewusstseinserweiterung und das radikale Kappen des Drahts zur Natur – ohne die Erinnerung an diese Geschichte aus der Frühzeit unserer Zivilisation sind wir gezwungen, sie zu wiederholen und weiter einen irrationalen, selbstzerstörerischen Krieg gegen das Natürliche zu führen. Gegen die Pflanzen, die Homo sapiens einst entdecken ließen, dass er ein Teil des Göttlichen ist und mit allen und allem verbunden – nicht nur mit seinen Mitmenschen, sondern mit allen Pflanzen und Tieren, dass er eins ist mit der gesamten Schöpfung.

Welchen Verlust dieser Niedergang für die Zersplitterung und Entfremdung der Moderne bedeutet, hat Friedrich Nietzsche 1872 beschrieben, und angesichts des ökologischen Suizids, den eine entfesselte globalisierte Industrialisierung seitdem vorantreibt, scheint der »Zauber des Dionysischen« als Therapie für eine außer Rand und Band geratene Spezies notwendiger denn je: »Unter dem Zauber des Dionysischen schließt sich nicht nur der Bund zwischen Mensch und Mensch wieder zusammen: Auch die entfremdete, feindliche oder unterjochte Natur feiert wieder ihr Versöhnungsfest mit ihrem verlorenen Sohne, dem Menschen. Freiwillig beut die Erde ihre Gaben, und friedfertig nahen die Raubtiere der Felsen und der Wüste. Mit Blumen und Kränzen ist der Wagen des Dionysus überschüttet: Unter seinem Joche schreiten Panther und Tiger. Man verwandele das Beethoven'sche Jubellied der ›Freude‹ in ein Gemälde und bleibe mit seiner Einbildungskraft nicht zurück, wenn die Millionen schauervoll in den Staub sinken: So kann man sich dem Dionysischen nähern. Jetzt ist der Sklave freier Mann, jetzt zerbrechen alle die starren, feindseligen Abgrenzungen, die Not, Willkür oder ›freche Mode‹ zwischen den Menschen festgesetzt haben. Jetzt, bei dem Evangelium der Weltenharmonie, fühlt sich Jeder mit seinem Nächsten nicht nur vereinigt, versöhnt, verschmolzen, sondern eins, als ob der Schleier der Maja zerrissen wäre und nur noch in Fetzen vor dem geheimnisvollen Ur-Einen herumflattere. Singend und tanzend äußert sich der Mensch als Mitglied einer höheren Gemeinsamkeit: Er hat das Gehen und das Sprechen verlernt und ist auf dem Wege, tanzend in die Lüfte emporzufliegen. Aus seinen Gebärden spricht die Verzauberung. Wie jetzt die Tiere reden und die Erde Milch und Honig gibt, so tönt auch aus ihm etwas Übernatürliches: Als Gott fühlt er sich, er selbst wandelt jetzt so verzückt und erhoben, wie er die Götter im Traume wandeln sah. Der Mensch ist nicht mehr Künstler, er ist Kunstwerk geworden: Die Kunstgewalt der ganzen Natur, zur höchsten Wonnebefriedigung des Ur-Einen, offenbart sich hier unter den Schauern des Rausches.«[7]

Ohne ein solches »Evangelium der Weltenharmonie« wird eine globale Gemeinschaft so wenig entstehen können, wie aus Horden umherschweifender Jäger einst lokale Gemeinschaften entstanden wären, hätte ihnen nicht ein Druide die gemeinschaftsstiftenden »Zaubertränke« gereicht – und so hängt die existentielle Frage, wie die Gesellschaft des 21. Jahrhunderts diese Versöhnung leisten, wie der Bund zwischen Mensch und Mensch und zwischen Mensch und Natur erneuert werden kann, eng damit zusammen, inwieweit eine Art dionysische Wiederverzauberung der Welt möglich sein wird. Und inwieweit die Sakramente der alten Religion und ihre Rituale wiederbelebt und transformiert werden können, um das menschliche Streben nach Überwindung von Entfremdung, Erlangung von Ganzheit und Erfüllung des Seins zu fördern – und gleichzeitig zu verhindern, dass diese Sehnsucht in Sucht abgleitet, in der ein Verlust- oder Mangelgefühl nur durch Abhängigkeit von einem Stoff ausgeglichen werden kann.

Bevor wir im letzten Kapitel einen Blick darauf werfen, wie eine zivilisierte Drogenpolitik in Zukunft aussehen könnte, soll zuerst noch ein kurzer Blick zurück auf die jüngere Vergangenheit geworfen werden und darauf, wie die Wiederentdeckung der bewusstseinserweiternden Sakramente unserer Vorfahren durch eine Randgruppe von Intellektuellen, Wissenschaftlern und Künstlern Ende der fünfziger Jahre des letzten Jahrhunderts die neuere Geschichte ganz entscheidend beeinflusst hat. In einem Bereich, der freilich mit dem Sakralen gar nichts zu tun hat – der Technikgeschichte –, in diesem Fall aber dennoch »dionysische« Züge einer Entgrenzung aufweist, die zu einer neuen Vernetzung führte: vom »Open Mind« zur »Open Source«.

Vom »Open Mind« zur »Open Source«

Kaum ein Kapitel der Technikgeschichte ist besser beschrieben worden als die Entstehung des Personal Computers. Die üblichen Abhandlungen darüber beginnen mit Steve Jobs, seinem Partner Steve Wozniak und dem ersten Apple-PC 1976, um sich dann nach einem kurzen Rückblick auf den Altair-Computer (1974) der legendären First West Coast Computer Faire (1977), dem IBM-PC (1981) und allem, was folgte, zu widmen. Die etwas avancierteren Historien berichten dann vielleicht auch noch davon, dass Steve Jobs im Palo Alto Research Center (PARC) von Xerox, wo man am Büro der Zukunft herumtüftelte, die Ideen für den ersten »Mac« aufsaugte und umsetzte – um dann seinerseits von einem gewissen Bill Gates beklaut zu werden.

Begonnen freilich hat die Geschichte des PCs, lange bevor diese geschäftstüchtigen Gründer und Entrepreneurs die Szene betraten – Ende der fünfziger Jahre im Umfeld der Stanford Universität. Hier legten visionäre Forscher, Ingenieure und Programmierer die Wurzeln für die Entwicklung des PCs und des Internets und wurden zur Keimzelle für das, was sich auf der Halbinsel südlich von San Francisco dann zur Boomtown einer technologischen Revolution entwickelte: zum Silicon Valley. John Markoff, der als »Senior Writer« der *New York Times* die Computerindustrie seit drei Jahrzehnten begleitet, ist diesen Anfängen nachgegangen und hat in seinem Buch *What the Dormouse Said: How the Sixties Counterculture Shaped the Personal Computer Industry*[8] eine bisher unerzählte und auf den ersten Blick unerhörte Geschichte festgehalten: die von den psychedelischen Ursprüngen des persönlichen Computers.

»Remember what the dormouse said: feed your head, feed your head«[9] – der Titel von Markoffs Buch entstammt der Zeile des Songs »White Rabbit« von Jefferson Airplane, der mit seiner Anspielung auf die Verwandlung in *Alice in Wonderland* in den sechziger Jahren zu einer der Hymnen der Bewusstseinserweiterung wurde. Die Haselmaus, die ermahnte, den Kopf zu füttern – und zwar mit den bis Mitte der sechziger Jahre noch legalen Substanzen wie LSD, Psilocybin oder Meskalin, dem Wirkstoff des Peyote-Kaktus –, hatte aber nicht erst im »Summer of Love« 1967 Gehör gefunden. Schon Jahre bevor der Harvard-Professor Timothy Leary den allgemeinen LSD-Gebrauch propagierte und Anweisungen zur sicheren Durchführung von Bewusstseinsreisen veröffentlichte und lange bevor die Popwelt, Bob Dylan, die Beatles und die Jugendkultur nachzogen, hatte sich ein ganz anderer Menschenschlag mit der erstaunlichen Wirkung psychedelischer Substanzen vertraut gemacht. Bereits 1957 hatten die ersten Ingenieure, Mathematiker und Wissenschaftler in Stanford im privaten Rahmen damit begonnen, und 1961 richtete Myron Stolaroff, der Chefdesigner des Tonaufzeichnungsgeräteherstellers Ampex, mit dem International Institute for Advanced Studies ein Zentrum ein, das sich der Erforschung von Psychedelika und ihrem Einfluss auf kreative Problemlösungen widmete.

Myron Stolaroff war über Gerald Heard, einen Freund und Kollegen des Autors Aldous Huxley, in Kontakt mit LSD gekommen – und beschreibt dies als entscheidendes Erlebnis seines Lebens: »In den 1950er Jahren hatte ich das große Glück, mit Gerald Heard bekannt zu werden, dem begabten Schriftsteller und Mystiker mit einem tiefen Verständnis der höchsten Bewusstseinszustände. Bei einem meiner Besuche brachte er das Thema LSD auf. Er erzählte mir, dass er und Aldous Huxley es von einem kanadischen Gentleman namens Al Hubbard erhalten hätten. Ich traf Al kurz darauf und war so von ihm angetan, dass ich nach Kanada ging, um es selbst zu probieren. Dieses Ereignis sehe ich als den wichtigsten Schritt meines Lebens. An einem Tag erfuhr ich mehr über die Realität und wer wir als menschliche Wesen sind, als ich es vorher auch nur geahnt hatte. Ich betrachtete das als die wichtigste Entdeckung, die je gemacht wurde, und es gab nichts Wichtigeres für mich als das ganze Potential, das LSD bietet, zu verwirklichen.«[10]

Das von Myron Stolaroff gegründete International Institute for Advanced Studies führte bis zu seiner nach dem Verbot von LSD 1966 angeordneten Schließung 350 Personen durch geleitete LSD-Sitzungen. In einer Pilotstudie mit den ersten 153 Probanden wurde ermittelt, wie sich diese Erfahrungen auf die persönliche Entwicklung und ihre Arbeit auswirkten – und die Ergebnisse klangen enthusiastisch: 83 Prozent empfanden die Erfahrung als wohltuend, 88 Prozent gaben an, sich selbst und andere besser zu verstehen, weiterhin wurden zum Beispiel eine Verbesserung der Kommunikation (69 Prozent) sowie eine neue Sichtweise der Welt (83 Prozent) konstatiert. Darüber hinaus vermerkten die Forscher, dass nur einer der Probanden angab, durch die Sitzungen mentale Probleme bekommen zu haben, dies aber ein Jahr später revidiert hätte.

So positiv diese Erfahrungen von nahezu allen Probanden auch empfunden wurden, brachten die Experimente, bei denen der direkte Einfluss der LSD-Wirkung auf kreative Problemlösungen gemessen werden sollte, eher bescheidene Ergebnisse. Douglas Engelbart etwa, der Erfinder der Computermaus und einer der Visionäre des Personal Computing, erfand auf seinem zweiten LSD-Trip ein »tinkle-toy« – einen Ball, der sich bewegt, wenn er von einem Wasserstrahl getroffen wird. Für kleine Jungs, die man zum zielgenauen Pinkeln erziehen will, sicher ein pädagogisch wertvolles Spielzeug, für die große Vision von Doug Engelbart freilich, die Erweiterung der menschlichen Intelligenz durch Computer, ein eher kleiner Fortschritt. Mit seiner Idee von Computern als »augmentation« (Vergrößerung/Steigerung) der menschlichen Kapazitäten stand Engelbart im Kontrast zur Hauptrichtung der Computerforschung, die in den fünfziger und sechziger Jahren auf künstliche Intelligenz setzte, das »Elektronengehirn«, den Computer als Ersatz menschlichen Denkens.

Engelbart hingegen ging es um Erweiterung des menschlichen Potentials und den Computer als Werkzeug und Medium der Kommunikation. Diese Philosophie legte es ihm auch nahe, psychedelische Drogen als Werkzeuge zu akzeptieren, und wie er durchliefen viele andere Professoren und Mitarbeiter der Computerforschung in Stanford die Sitzungen des Instituts, darunter auch der Dichter Allen Ginsberg und der Fotograf Stewart Brand, der 1968 den ersten *Whole Earth Catalogue* herausgab, der zur Bibel und Gebrauchsanweisung der Alternativkultur wurde. Apple-Mitgründer Steve Jobs bekundete gegenüber John Markoff, dass für ihn die LSD-Erfahrungen »zu den drei wichtigsten Erlebnissen meines Lebens« zählten.

In einem Essay für das Nachrichtenmagazin *Time* schrieb Stewart Brand 1995: »Vergesst Antikriegsprotest, Langhaarige und Woodstock – das eigentliche Erbe der Sechziger-Jahre-Generation ist die Computerrevolution.« Besuchern des Stanford Research Instituts (SRI) fiel das Mitte der sechziger Jahre sofort ins Auge: In Doug Engelbarts »Arche«, dem Augmentation Research Center (ARC), saßen keine typischen Techniker in Schlips und Kragen, sondern Typen in bunten Hemden mit langen Bärten und Haaren, auf dem Boden lagen Teppiche, und in der Luft duftete es nach Marihuana. Mit der Bewusstseinserweiterung zum Zwecke technischer Problemlösungen hatte unbemerkt auch ein neuer Geist Einzug in die heiligen Hallen der vor allem vom US-Militär finanzierten Forschungsstätte gehalten: die Antikriegsbewegung, das »Free Speech Movement«, die Hippiekultur. Ein Lebens- und Arbeitsstil, der das Denken über die täglichen Routinen hinausbrachte. Aus dieser speziellen Mischung von begabten Wissenschaftlern, inspirierenden Drogenerfahrungen und kulturellen Umwälzungen entstand das kreative Klima, in dem die bahnbrechenden Erfindungen des Computerzeitalters realisiert wurden: Cursor, Maus, Texteditoren, Sounds, graphische Oberflächen sowie die Vernetzung von Computern, die zum Internet führte.

Dass es stets »Verbotenes« wie etwa Pornographie ist, das neuen Medien von der Fotografie bis zum Videorecorder zur Massenakzeptanz verhilft, diesem Aspekt der Technikkulturgeschichte fügte John Markoff eine weitere Variante hinzu: Drei Jahrzehnte vor eBay und Amazon wurde der erste E-Commerce-Handel zwischen Studenten der Stanford Universität und dem Massachusetts Institute of Technology (MIT) getätigt: Sie benutzten die Verbindungen des Arpanet (Advanced Research Projects Agency Network), dem Vorgänger des heutigen Internets, um einen Marihuanadeal zu arrangieren.

Dass es sich bei derlei Nutzung neuer Medien für zivil-kulturelle Zwecke historisch stets um einen »Missbrauch von Heeresgerät« handelte, diese These des Medientheoretikers Friedrich Kittler findet in Markoffs Frühgeschichte des Silicon Valley mehr als eine Bestätigung. Schon die 1959 gelungene Miniaturisierung von Transistoren in integrierte Schaltkreise war im Auftrag des Militärs erfolgt, das die bis dahin zimmergroßen Transistorrechner zur Steuerung von Raketen einsetzen wollte. Und auch die anschließenden Forschungen zu Computern und künstlicher Intelligenz wurde weitgehend vom Pentagon und von der NASA finanziert. Auch mit Substanzen wie dem 1943 von dem Chemiker Albert Hofmann in Basel entdeckten LSD, der stärksten bewusstseinsverändernden Substanz überhaupt, war zuvor von Militär und Geheimdiensten als Wahrheitsserum und psychologischer Kampfstoff experimentiert worden.[11]

Doch so wie Myron Stolaroff diesem Gebrauch mit seinem Institut eine neue Wendung gab und LSD als Werkzeug zur intellektuellen und spirituellen Entwicklung nutzte, so hatten auch die Forscher in Stanford zunehmend die individuelle und persönliche Nutzung des Computers und weniger Militärisches im Sinn. Schon 1961 war der Mathematikstudent Fred Moore mit seinem Hungerstreik gegen Wehrpflicht und Einberufung auf den Treppen der Stanford Universität zum Pionier des Protests gegen den Vietnamkrieg geworden, der ab Mitte der Sechziger zu einer Massenbewegung wurde. Anhand des Friedenskämpfers Fred Moore, des »Human Potential«-Aktivisten Myron Stolaroff und des Technikvisionärs Douglas

Engelbart zeichnet John Markoff die drei verschiedenen Stränge nach, deren Zusammenfließen 15 Jahre später die Computerrevolution auslöste. Allerdings nicht gradlinig und linear, sondern durch das Chaos und die Konflikte, die durch den Zusammenprall so verschiedener Konzepte und Weltbilder entstanden. Mit dem sich abzeichnenden Vietnam-Debakel spitzten sich auch die Konflikte der Stanford-Forscher mit ihren militärischen Finanziers zu, freilich nicht so weit, dass sie ihren geliebten Maschinen etwas zu Schaden kommen lassen wollten. Als radikale Demonstranten der Hardware des Instituts zu Leibe rücken wollten, verweigerten sie die Solidarität mit der Auskunft: »Computer sind politisch neutral.«

Die Pioniere freilich fühlten sich unter dem Dach ihrer vom Militär finanzierten Labors zunehmend unwohler, und so war es nur eine Frage der Zeit, dass die Computerrevolution auswanderte. Fred Moore gründete 1971 den »Homebrew Computer Club«, eine Vereinigung von Computerfans und Bastlern, aus deren Mitgliedern bald nicht nur über zwanzig verschiedene Unternehmen einschließlich Apple hervorgingen, sondern auch eine Gemeinschaft und ein Geist, deren Spuren bis heute noch sichtbar sind. Hier entstand jene Philosophie, die als »Hackerethik« bezeichnet wird und deren fünf Gebote lauten:

Der Zugang zu Computern sollte unbegrenzt sein
Alle Informationen sollten frei sein
Misstraue Autoritäten – fördere Dezentralisierung
Computer können Kunst und Schönes schaffen
Computer können dein Leben verbessern

Gegen diesen kollektiven Geist des »sharings« und der Open Source, den der Homebrew Computer Club pflegte, regte sich bald Widerstand. In einem offenen Brief an die Mitgliederzeitung beschwerte sich ein junger Softwareentwickler, dass die Bastler des Clubs Programme untereinander austauschten, anstatt sie zu kaufen – er für seine Arbeit deshalb nur einen Stundenlohn von weniger als zwei Dollar hätte. Der Name des Jammerlappens war Bill Gates.

»Eine kleine anarchistische Gemeinschaft von Tüftlern und Hackern hat den Fehler gemacht, das Feuer den Massen zu geben. Niemand gibt es zurück, es ist ein verlorenes Paradies. Diese wundervolle Gemeinschaft ist keine Gemeinschaft mehr«, stellte Slashdot.org in einer Rezension von Markoffs Buch fest.[12] Slashdot ist wie Mozilla.org einer der Fackelträger jenes Geistes, der von Figuren wie Bill Gates und dem Boom der PC-Industrie ab Anfang der achtziger Jahre überrollt wurde. Das dezentrale und führerlose Internet zeigt aber unterdessen, dass diese Ideale nicht totzukriegen sind und sich an entscheidenden Stellen auch immer noch bemerkbar machen. Und allen Dollarmilliarden von Computerkonzernen zum Trotz immer noch für Innovationen sorgen wie etwa in den letzten Jahren mit Programmen wie dem Mozilla-Browser Firefox oder freien Betriebssystemen wie Linux oder mit der freien Enzyklopädie *Wikipedia*, die innerhalb weniger Jahre zur größten Wissenssammlung der Welt wurde.

Während Konzerne wie Microsoft und mittlerweile auch Apple fieberhaft an Schutzfunktionen arbeiten, die den freien Austausch von Informationen über Computernetzwerke verhindern, ist die Open-Source-Gemeinde dabei, die Idee des Copyrights und eine Fair Use Policy neu zu definieren. »Der Drang der Computerhacker zum Teilen und das Streben der Unternehmen nach Geld – dies ist eine Konfrontation, die unausweichlich die nächsten technologischen Revolutionen bestimmen wird. Die Bühne ist bereitet für einen Zusammenprall von Wertvorstellungen, einen Widerhall jener eigentlichen Kräfte, die das Silicon Valley erschufen,« lautet das Resümee John Markoffs im Ausblick seines Buchs. Dass dabei auch illegale chemische Hilfsmittel zur Bewusstseinserweiterung im Spiel waren, mag im Zuge des Kriegs gegen Drogen wie ein falsches Signal klingen, nüchtern betrachtet zeigt es indessen nichts anderes, als dass Innovationen stets eines befreiten Blicks über den Tellerrand hinaus bedürfen.

Ohne Open Mind keine Open Source könnte man sagen. Denn auch technologische Entwicklungen verlaufen nicht linear und kausal, sondern chaotisch und selbstorganisiert, und kulturelle, soziale und spirituelle Einflüsse sind für technische Innovationen ebenso bedeutsam wie fachliche und wissenschaftliche Faktoren. Insofern ist dieser »archäologische« Bericht aus der Frühzeit des Silicon Valley auch kein bloßer Technikreport, sondern dokumentiert eine entscheidende und prägende Phase der jüngeren Kulturgeschichte.

Wie diese techno-kulturellen Innovationen von der Westküste der USA mit der üblichen Verspätung nach Deutschland schwappten, erlebte ich zufällig im Herbst 1981 bei der *taz*, als sich der Plenumsraum neben unserer Kulturredaktion zu ungewohnter Zeit mit Leuten gefüllt hatte.

»Was ist denn da los?«, fragte ich einen Kollegen.

»Irgendwelche Computerfreaks gründen einen Verein, ich verstehe nur Bahnhof.«

Das ging mir ähnlich, als ich später ein bisschen zuhörte. Nur bei einem bärtigen Mann in Latzhosen war das anders, der von Daten, »Modems«, »Akustikkopplern« nicht wie ein Techniker sprach, sondern eher wie ein Öko-Gärtner von Pflanzen und Gartenwerkzeugen. Das war Wau Holland, der mit den anderen gerade dabei war, den Chaos Computer Club (CCC) zu gründen, deren Vereinszeitung *Datenschleuder* ich fortan regelmäßig las, ohne mit den meist technischen Fachdetails irgendetwas anfangen zu können – sehr wohl aber mit dem Geist, der aus Waus Beiträgen mit so schönen Titeln wie »Daten – Aufzucht und Pflege« wehte. Ich empfand Sympathie für die Empörung über den für Jüngere heute kaum noch vorstellbaren Straftatbestand, den es in dieser grauen IT-Vorzeit noch darstellte, eine Telefondose auch nur aufzuschrauben – geschweige denn irgendetwas anderes als ein amtliches Fernsprechgerät daran anzuschließen. Die kreative Mischung aus antiautoritärer Auflehnung, angetörnter Verrücktheit und euphorischem Innovationswillen, die John Markoff als den Humus der PC-Frühzeit beschreibt, ließ sich auch bei dieser ersten CCC-Sitzung spüren, die bezeichnenderweise an jenem »Revolutions-Möbelstück« stattfand, das das *taz*-Kollektiv von Deutschlands erster »Wohngemeinschaft« geerbt hatte: dem großen Sitzungstisch der »Kommune 1«. Ebenso scheint es kein Zufall, dass die erste *Hackerbibel* mit gesammelten Beiträgen aus der *Daten-*

schleuder im Verlag Grüne Kraft erschien, dem auf Psychedelika spezialisierten Kleinverlag des ehemaligen LSD-Dealers Werner Pieper … – die Haselmaus hatte auch den deutschen Hackern einiges erzählt.

So viel zur Frühgeschichte des Silicon Valley und den Anfängen dessen, was in Form von weltweit vernetzten PCs mittlerweile eine Selbstverständlichkeit geworden ist. Vor dem naiven Kurzschluss, dass man nur Drogen nehmen muss und dann so kreativ und genial wird, dass man den »Mac« oder das Internet erfindet, muss hier nicht ausdrücklich gewarnt werden. Aber dass der Open Mind, die geöffneten Pforten der Wahrnehmung, bei den Pionieren des Computerzeitalters eine wichtige Rolle spielte, lässt sich nach John Markoffs nüchternem Report auch nicht als romantisierter Hippiequatsch abtun. Die These, dass ohne Albert Hofmanns Entdeckung von LSD diese bedeutendste technische Entwicklung unseres Zeitalters anders verlaufen wäre, ist keineswegs aus der Luft gegriffen – auch wenn die Idee des persönlichen und des »inter-persönlichen« vernetzten Computers vielleicht in der Luft lag. Aber sie wurde nicht aufgegriffen, bevor einige Leute ihre Bewusstseinsantennen neu justierten, weil ein »Schamane« wie in diesem Fall Myron Stolaroff mit seinem »Ritual« einen Blick über den Tellerrand, eine neue Quelle der Inspiration und des »community buildings« geschaffen hatte.

Im Blick auf die Technikgeschichte ist es interessant, dass alle technologischen Errungenschaften unserer Zeit von der Science-Fiction-Literatur imaginiert und vorhergesagt wurden. Jules Verne und andere haben bis zur Raumfahrt alles beschrieben, was wir heute als technische Selbstverständlichkeiten ansehen; wissenschaftliche Prognostiker haben die technischen Entwicklungen und ihre Auswirkungen auf Wirtschaft, Verkehr und Alltag belegt und ausgemalt. Und selbst wenn sie sich bisweilen im Zeitraum irrten, in dem eine bestimmte Erfindung oder Entwicklung relevant werden würde, wurden fast alle bedeutenden technischen Entwicklungen richtig vorhergesehen. Bis auf eine – und erstaunlicherweise ist es die für unsere Zeit bedeutendste überhaupt: die Personalisierung des Computers und das Internet.

Kein Science-Fiction-Autor, kein Zukunftsforscher, kein Trendanalyst hat das World Wide Web in seiner heutigen Form beschrieben oder vorhergesagt. Und scheinbar bedurfte es irgendwie jenes Zaubertranks, den Myron Stolaroff in das Tal brachte, das heute Silicon Valley genannt wird, um diesen blinden Fleck zu beseitigen und die Wahrnehmung von Technikern und Ingenieuren für die Vision frei fließender, unbegrenzter Information zu öffnen. Die Kulturgeschichte des LSD ist noch nicht geschrieben, die Landkarte der Einflüsse, Anstöße, Inspirationen noch nicht gezeichnet, die das magische Erlebnis der LSD-Erfahrung bei Millionen von Menschen bewirkt hat. Nicht nur in der Technologieentwicklung, sondern auch in Bereichen von Kultur und Gesellschaft insgesamt.[13]

Auch wenn Albert Hofmann den leichtfertigen Umgang mit LSD immer bedauert und kritisiert hat – und dieser ein Verbot nahezu unausweichlich machte –, hatte die Verbreitung im Untergrund der Hippiebewegung einen unübersehbaren Einfluss auf die kulturellen Entwicklungen. Dass die Beatles ihr »Sgt. Pepper's Lonely Hearts Club Band«-Album, das als Meilenstein der zeitgenössischen Musik gilt, Albert Hofmann mit einem Dankschreiben zuschickten, war kein Zufall. Vielen Künstlern und Kreativen hatte die LSD-Erfahrung neue Perspektiven eröffnet, den Blick über den Tellerrand hinaus, in eine neue Welt. Das heißt natürlich nicht, dass man nur einen LSD-Trip unternehmen muss, um geniale Musik zu spielen, doch scheint es eine wichtige Aufgabe, den Einflussspuren und dem Impakt, den diese außerordentliche Erfahrung hinterlassen hat, nachzuspüren – und sie für eine kreative Zukunft nutzbar zu machen.

Günter Amendt hat in seinem Buch *Die Legende vom LSD*[14] die These des Einflusses psychedelischer Erfahrungen auf die Entwicklung von Personal Computer und Internet kritisiert, weil zu dieser Zeit die Sowjetunion und China in der Computerentwicklung angeblich schon weiter gewesen seien als die Forscher in Kalifornien. Nach einem gemeinsamen Besuch von Günter Amendt und mir bei dem 102-jährigen Albert Hofmann im März 2008 konnten wir beim Abendessen das Missverständnis zumindest halbwegs klären, denn es geht bei dieser These nicht um die Entwicklung von Kybernetik und Computern insgesamt, sondern um die innovativen Ideen der Personalisierung, Individualisierung, Dezentralisierung und Vernetzung von Computern. Und die kamen nicht von oben – nicht von den CEOs (Chief Executive Officer) der IBMs und auch nicht von den Zentralkomitees der kommunistischen Parteien –, sondern von unten, von den Hippies des Homebrew Computer Clubs, nicht von »normalen« Ingenieuren und Technikfreaks, sondern von solchen, die auf Jimmy Hendrix' Frage »Are you experienced?« alle strahlend »Ja« geantwortet hätten, von LSD-Freaks. Menschen, die eine Bewusstseinserfahrung geteilt hatten, die als »ozeanische Entgrenzung«, als »Verbundenheit von allem mit allem« empfunden wurde und die diese Einblicke in das platonische »Reich der Ideen« in ihrer materiellen Welt umsetzten.

So konnten aus dieser kleinen Gruppe von Bastlern und Freaks Unternehmen wie Apple, Sun, Cisco und ein halbes Dutzend weitere der heute bedeutendsten IT-Unternehmen hervorgehen – und aus geheimen Militärtechnologien der Informationsübertragung entstand in Windeseile das zivile, dezentrale Internet für alle.

Erst als Günter Amendt meine Ausführungen irgendwann mit der Bemerkung unterbrach: »Ach, wenn's nach mir ginge, würde ich immer noch auf meiner IBM-Kugelkopf schreiben«, wurde mir klar, dass der gute Günter mit der Computerwelt einfach nichts am Hut hat – wir wechselten das Thema, und es wurde noch ein sehr schöner Abend.

Die Öffnung des Bewusstseins in den sechziger Jahren hatte revolutionäre Auswirkungen, und wenn wir auf die 68er Kulturrevolution von heute aus zurückschauen, dann sind es nicht die politischen Konzepte und Parolen dieser Zeit, die überlebt haben und heute selbstverständlich sind, es sind die kulturellen Impulse: von der Wiederentdeckung der Natur, die zum ökologischen Denken und dem Aufstieg der »Grünen« führte, über die Wiederentdeckung des Weiblichen bis zur Befreiung von Sexualität und Lebensstilen aus patriarchalen Zwängen und der Hinwendung zu östlicher Philosophie und Spiritualität. Es waren nicht die »Politköpfe« und ihre dogmatischen Parolen – und auch nicht die Armen, die Fabrikarbei-

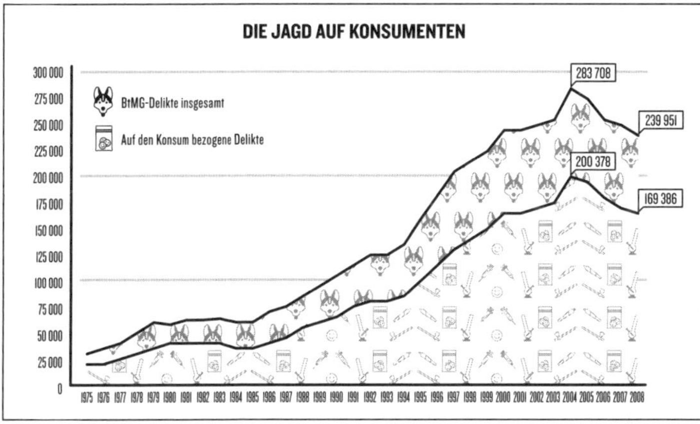

Obwohl mit dem Krieg gegen Drogen in erster Linie Händler und Schmuggler verfolgt werden sollen, sind in der Überzahl Konsumenten die Opfer. Der Anteil der auf den Konsum bezogenen Delikte lag in Deutschland nie unterhalb von 60 Prozent, bis kurz nach der Jahrtausendwende schwankte er zwischen 61 Prozent und 67 Prozent, um dann im Jahr 2004 erstmals die 70-Prozent-Marke zu überschreiten.
(Quelle: Bundeskriminalamt)

ter, das Proletariat, die die entscheidenden Impulse dafür legten. Es waren die Hippies, die Kommunarden, die »Körnerfresser« und Langhaarigen, nicht die Revolutionsfunktionäre, sondern die existentiellen Kämpfer. Menschen, welche die Marxsche Erkenntnis, dass das Sein das Bewusstsein bestimmt, durch die Einsicht erweitert hatten, dass ohne eine Erweiterung des Bewusstseins – der Wahrnehmung des Selbst, des Partners, der Gemeinschaft, der Schöpfung insgesamt – jede Umwälzung gesellschaftlicher Verhältnisse zum Scheitern verurteilt sein würde. Und insofern scheint auch für die Zukunft sowohl des Planeten als auch jedes Einzelnen nach wie vor die Reihenfolge wichtig, die sie für diesen Kampf angaben: »Free your mind and your ass will follow!«

10 Jenseits der Prohibition

Der nunmehr seit hundert Jahren geführte und vor vierzig Jahren offen deklarierte Krieg gegen Drogen ist nicht nur der längste Krieg der Neuzeit, sondern auch der sinnloseste, seine Opfer gehen in die Millionen, seine Schäden in die Billionen. Doch weil er anders als die beiden Weltkriege des vergangenen Jahrhunderts nicht als fokussiertes Gemetzel, sondern als permanenter Kleinkrieg ausgetragen wird, bleiben die Massen der Opfer und das Ausmaß der Schäden weitgehend unsichtbar. Die Methoden des Drogenkriegs sind die eines totalitären, faschistischen Polizeistaats. Doch der öffentliche Aufschrei, diesen Wahnsinn zu stoppen, bleibt noch immer aus.

Die Europäische Beobachtungsstelle für Drogen und Drogensucht (EMCDDA) hält in ihrem Jahresbericht 2009 fest, dass es gelungen sei, die Aspekte der Schadensreduzierung und des Gesundheitsschutzes stärker in den Drogenaktionsplänen der Vereinten Nationen zu verankern.[1] Positiv hervorgehoben wird, dass nunmehr auch die USA, deren Dominanz in den Drogenbehörden der UN nichtrepressive, schadensmindernde Maßnahmen in der Regel verhindert, die Ausgabe von sauberen Spritzbestecken an Junkies international akzeptieren, die in vielen Ländern zur Verhinderung von Infektionen und Aids schon lange eingeführt wurde. In Ländern, wo solche eigentlich selbstverständlichen lebensrettenden Maßnahmen jahrzehntelang auf zähen Widerstand der Prohibitionisten gestoßen sind, müssen eben schon minimale Schritte als Fortschritt gefeiert werden.

Insgesamt aber, das zeigt der aktuelle Bericht, liegt auch in Europa der Schwerpunkt der Drogenpolitik weiterhin auf Repression. Auch und vor allem in Deutschland, für das die EMCDDA 2004 bei einer Schätzung berechnet hat, dass in der Bundesrepublik für die Drogenverfolgung jährlich 1,6 Milliarden Euro aufgewendet werden. Das sind etwa 43 Prozent der gesamten europäischen Ausgaben für Drogenrepression. Deutschland gibt 84 Prozent seines Drogenbudgets für Repression aus und liegt damit an der europäischen Spitze. Wenn der EU-Bericht also eine stärkere Gewichtung vorbeugender und schadensreduzierender Maßnahmen konstatiert, kann das kaum an der deutschen Politik liegen. Immerhin: Seit 2004, als die Zahl der Strafverfahren in Deutschland ihren Höhepunkt erreichte (siehe Tabelle Seite 184), ist zumindest die strafrechtliche Repression in den letzten Jahren wieder leicht zurückgegangen. Eine im Frühjahr 2010 vom Bundesgesundheitsministerium veröffentlichte »Schätzung der öffentlichen Ausgaben für illegale Drogen in Deutschland« hat noch deutlich höhere Ausgaben ermittelt. Danach verursachen illegale Drogen in Deutschland jährlich zwischen 5,2 und 6,4 Milliarden Euro an Kosten, von denen etwa 1,4 Milliarden für Therapiemaßnahmen auf die Sozialversicherungsträger entfallen. Der Rest wird »für die Minderung der Folgen des Drogenproblems, insbesondere in Form von Interventions- und Repressionsmaßnahmen, *in geringerem Maße auch für Prävention*« verwendet, heißt es dazu in dem Bericht.[2] Der Schwerpunkt liegt also mit bis zu 4,5 Milliarden Euro pro Jahr nach wie vor auf der Repression.

Einen entscheidenden Schritt weiter in Richtung Schadensminimierung ist man dagegen in Portugal, seit die Regierung dort im Jahr 2001 beschloss, Drogenvergehen nicht mehr mit strafrechtlichen Sanktionen zu ahnden. Drogenkonsum wird in Portugal nicht mehr strafrechtlich verfolgt, stattdessen werden Personen, die im Besitz von Drogen angetroffen werden, an die sogenannten Kommissionen zur Abkehr vom Drogenmissbrauch überwiesen. Die Zielsetzung dieser Ausschüsse liegt nicht in der Verhängung von Strafen, sondern in der Verhinderung eines Missbrauchs der Drogen – durch Aufklärung, Information und das Angebot niedrigschwelliger Betreuungs- und Therapiemöglichkeiten. Als das portugiesische Parlament sich vor neun Jahren zu dieser Entkriminalisierungsmaßnahme entschloss, gab es Befürchtungen im In- und Ausland, dass der Drogenkonsum ansteigen und ein neuer Drogentourismus einsetzen würde.

Diese Befürchtung gehört seit je zum Standardrepertoire der Prohibitionsbefürworter– nach dem Motto: Wir kennen zwar die Kollateralschäden, die das Drogenverbot anrichtet, aber eine Legalisierung würde die Probleme nur vergrößern, deshalb bleibt nur Prohibition. Aber diese Erwartung hat sich als unbegründet erwiesen. Ein neuer Drogentourismus fand schlicht nicht statt, genauso wenig wie ein allgemeiner Anstieg des Drogenkonsums. Der Teufel, den Drogenkrieger seit Jahrzehnten an die Wand malen, wenn die Forderung nach Entkriminalisierung laut wird – Abertausende von Bürgern, vor allem Jugendliche, die der Sucht und dem Elend verfallen würden –, dieses Schreckgespenst hat sich nunmehr auch empirisch als das erwiesen, was es schon immer war: propagandistischer Alarmismus.

In Portugal ist in den letzten neun Jahren die Zahl der Drogenkonsumenten nicht nur nicht angestiegen, sie ist gefallen und das gerade in den jüngeren Altersgruppen. Die Lebenszeitprävalenzrate, die misst, wie viele Menschen mindestens einmal im Leben eine Droge konsumiert haben, sank in der Altersgruppe der 13- bis 15-Jährigen von 14,1 Prozent (2001) auf 10,5 Prozent (2006), bei den 16- bis 18-Jährigen fiel sie von 27,6 auf 21,6 Prozent. Dieser deutliche Rückgang bei den für die Drogenerziehung und die Vermeidung späterer Abhängigkeit und problematischen Konsums besonders wichtigen Altersgruppen betraf nicht nur Cannabis, sondern alle illegalen Substanzen, was die portugiesischen Behörden geradezu euphorisch gestimmt hat. Diese Entwicklung zeigt nunmehr definitiv, dass Prävention nicht durch Kriminalisierung und Abschreckung nicht durch Strafen erreicht wird.

Zusammenfassend heißt es in einer Untersuchung der Ergebnisse dazu: »Keine der Befürchtungen der Gegner der Entkriminalisierung in Portugal ist eingetreten, doch viele der Vorteile, die Drogenpolitiker bei der Einrichtung eines Entkriminalisierungsmodells vorhersagten, wurden verwirklicht. Während Drogenabhängigkeit, Konsum und damit verbundene Krankheiten in vielen EU-Staaten in die Höhe geschossen sind, sind in Portugal diese Probleme in nahezu jedem wichtigen Bereich seit 2001 entweder eingegrenzt oder messbar verringert worden. In entscheidenden demographischen Segmenten ist mit der Entkriminalisierung der Drogengebrauch in absoluten Zahlen zurückgegangen, obwohl der Verbrauch in der EU weiter steigt, auch in den Staaten, die ihre harte Linie bei der Kriminalisierung von Drogenbesitz und Gebrauch fortsetzen.« [3]

Bereits eine europäische Kommission unter Leitung des britischen Labour-Abgeordneten Paul Flynn 2002 für den Europarat hatte ähnliche Ergebnisse erbracht. Im Kommissionsbericht wurde an den Beispielen Schweden (das eine sehr repressive Drogenpolitik verfolgt), Großbritannien (das ebenfalls überwiegend repressive Maßnahmen einsetzt) sowie der Niederlande und der Schweiz (die eher schadensreduzierenden Modelle umsetzen) untersucht, inwieweit sich diese unterschiedlichen Maßnahmen auf die Zahl der Konsumenten, des »Drogenschadens« und der »Drogentoten« auswirken. Auch hier konnte kein direkter Zusammenhang zwischen hohen Strafen und einem Rückgang des Konsums festgestellt werden: »Die Drogenpolitik der meisten Staaten scheint auf der Annahme zu beruhen, dass höhere Rechtsstrafen den Konsum begrenzen. Jedoch geht aus den Daten klar hervor, dass der Gebrauch von Cannabis in den Niederlanden, wo Besitz und Transport von ›Eigenbedarfsmengen‹ nicht bestraft werden, erheblich niedriger ist als in Großbritannien, wo die Rechtsstrafen relativ hart sind«, lautete der Befund Paul Flynns.[4]

Für die prohibitionistischen Hardliner im Europäischen Parlament war dieses Ergebnis so ernüchternd, dass die parlamentarische Versammlung vor einer Annahme des Berichts 17 Absätze ändern oder streichen wollte – und zwar vor allem jene, in denen die positiven Ergebnisse der Ansätze in der Schweiz und den Niederlanden herausgestellt wurden. Daraufhin zogen die Verfasser ihre Unterstützung für den Bericht zurück. Ähnlich klare Daten hatte 1997 auch schon eine Studie der Vereinten Nationen erbracht, nach der harte Repression harte Drogen fördert: Der Marktanteil von harten gegenüber weichen Drogen liegt in den USA bei einem Verhältnis von sieben zu eins, in Holland dagegen im Verhältnis zwei zu drei.

Man könnte noch viele weitere ähnliche Studien anführen, doch verhält es sich mit ihnen ähnlich wie mit Galileis Fernrohr zu Beginn der Renaissance: Die Gralshüter der Prohibition wagen nicht, hindurchzuschauen, und wenn es sich nicht vermeiden lässt, setzen sie alles daran, die unpassenden neuen Erkenntnisse wegzuerklären. Die Gründe für diese Verweigerung haben, wie wir in den vorhergegangenen Kapiteln gesehen haben, nichts mit Gesundheits- und Sozialpolitik zu tun. Sie sind vielmehr militärischen, machtpolitischen und wirtschaftlichen Gründen geschuldet – nicht Prävention, sondern Profit ist der Motor der Prohibition. Und doch gibt es einen neuen Trend in der Drogenpolitik, wie es die im EU-Bericht von 2009 erwähnten Signale in Richtung »Schadensminimierung« andeuten und auch die Ergebnisse aus Portugal unterstreichen.

Im November 2010 werden die Bürger Kaliforniens über ein neues Gesetz abstimmen – »Tax Cannabis 2010« –, mit dem der Konsum und Verkauf von Marihuana an Erwachsene über 21 Jahren erlaubt werden sollen. Die Initiative will keine völlige Legalisierung erreichen, sondern es künftig den lokalen Behörden überlassen, über Lizenzierung zum Anbau und Verkauf von Cannabis zu entscheiden. Die Tatsache, dass in nur zwei Monaten Anfang 2010 über 700 000 Unterschriften zusammenkamen, um das neue Gesetz auf die Zulassungsliste für die Volksabstimmung (»Ballot«) zu hieven, kann optimistisch stimmen. Und einmal mehr könnte diese Wahl bahnbrechend werden, denn schon 1996 setzten die WählerInnen Kaliforniens den Volkswillen durch, als erster US-Bundesstaat (von mittlerweile 14) medizinisches Marihuana zu legalisieren. Auch wenn die Aktivisten starker Gegenwind von Rechtskonservativen, Evangelikalen und anderen Profiteuren der Prohibition erwartet, können sie angesichts der absolut maroden Staatsfinanzen Kaliforniens auch mit viel Rückenwind für ihre Argumente rechnen.

Denn abgesehen von 1,2 Milliarden Dollar im Jahr an Steuereinnahmen durch die Festsetzung einer Produktionssteuer von fünfzig Dollar pro Unze (circa 30 Gramm), abgesehen von den Einsparungen von 200 Millionen Dollar, die die Verfolgung von »Cannabistätern« in Kalifornien jährlich verursacht, rechnen sie der Öffentlichkeit weitere positive Effekte vor, die eine Legalisierung mit sich brächte: 100 000 neue Jobs und einen Wirtschaftszweig mit einem Gesamtumsatz von zwölf bis 18 Milliarden Dollar im Jahr.[5] Dies würde etwa einem Drittel der kalifornischen Weinindustrie entsprechen und scheint durchaus realistisch. Für die USA würde eine Aufhebung der Prohibition sämtlicher illegaler Drogen laut einer Studie des Harvard-Ökonomen Jeffrey A. Miron insgesamt Einsparungen von 44,1 Milliarden Dollar pro Jahr mit sich bringen sowie zusätzliche Steuereinnahmen von 32,7 Milliarden Dollar.[6]

Die »Väter« der erfolgreichen Kampagne für medizinisches Marihuana 1996 – Dennis Peron und Jack Herer – stehen dem »Tax Cannabis«-Gesetz indessen skeptisch gegenüber und lehnen eine Unterstützung ab. Zum einen, weil danach auch medizinisches Marihuana versteuert werden soll, und zum andern, weil die Lizenzierung von Anbau und Verkauf durch örtliche Behörden nur lokale Monopole entstehen lassen würde. Die Kritiker vergleichen das zur Wahl stehende Legalisierungsgesetz mit der restriktiven Einschränkung für Herstellung und Verkauf von Spirituosen – und fordern stattdessen, Hanf wie Bier zu behandeln, das (anders als »hard liquor«) für den Privatgebrauch von jedermann frei und unbegrenzt hergestellt werden darf.[7] Doch wie immer die aktuelle Wahl und der Streit über die Formulierung neuer Gesetze ausgehen – selbst wenn sich dieses Mal keine Wählermehrheit findet, werden die Aktivisten in Kalifornien in vier Jahren die Legalisierung erneut zur Wahl stellen, so wie die Initiativen in der Schweiz, die bei der letzten Volksabstimmung im November 2008 landesweit auf 36,8 Prozent Ja-Stimmen kamen und in den städtischen Kantonen Basel und Zürich mit 44 beziehungsweise 43 Prozent schon in die Nähe einer Mehrheit. Auch in bürgerlich regierten Ländern wie der Schweiz oder Kalifornien unter einem republikanischen Gouverneur ist die Legalisierung von Cannabis also schon nahezu mehrheitsfähig – und es sind nicht zuletzt die leeren öffentlichen Kassen, die dafür sorgen könnten, dass die Prohibition von Cannabis im kommenden Jahrzehnt aufgehoben wird.

Das mit medizinischem Marihuana seit 1996 in Kalifornien und in anderen US-Bundesstaaten in Gang gekommene »Cannabusiness« und der Streit um die Ausgestaltung der Legalisierung zeigen unterdessen, dass eine Rehabilitierung des Hanfs als Medizin und als legales Genussmittel nicht ohne gesetzliche Regulierungen und entsprechende Konfliktfelder zu haben sein wird. Diese reichen von der Festlegung einer Altersgrenze bis hin zu der Frage, welchen Kontrollen Herstellung und Verkauf von Marihuana und Haschisch unterliegen sollen.

Dass man diese nicht völlig dem freien Markt überlassen kann, zeigte sich an einem unfreiwilligen Experiment, das in der Stadt Basel vor einigen Jahren dazu geführt hatte, dass innerhalb kürzester Zeit über hundert Läden in der Stadt eröffneten, die »Duftsäckli« verkauften. Findige Schweizer Hanfbauern hatten Ende der neunziger Jahre eine Gesetzeslücke entdeckt, nach der der Verkauf von Hanfblüten nur dann strafbar war, wenn sie als Rauschmittel in den Verkehr gebracht werden. Sie vernähten das Marihuana deshalb in kleine Stoffbeutel und verkauften die Duftsäckli mit dem Hinweis, dass sie nur zu aromatherapeutischen Zwecken verwendet werden dürfen. Den Kunden, die so ein Säckli für fünfzig Franken gekauft hatten, fiel natürlich mehr ein, als nur daran zu riechen, und so entwickelte sich in der gesamten Schweiz ein schwunghafter Handel mit den wohlriechenden Hanfbeuteln. In Basel eröffneten nahezu wöchentlich neue Shops, die ohne großes Interieur oder Werbeaufwand nur mit ein paar Säckli auf dem Tresen mehrere tausend Franken pro Tag umsetzten, was schnell auch Geschäftsleute auf den Plan brachte, die in Polizeikreisen der organisierten Kriminalität zugerechnet werden. So häuften sich nicht nur Überfälle auf die gut gefüllten Ladenkassen und Lager der Hanfshops, sondern auch der Unmut bei Behörden und Bevölkerung.

»Bald mehr Hanfläden als Bäckereien in Basel …«, meldete die *Basler Zeitung* im Januar 2001 und fragte angesichts der zunehmend mafiösen Zustände entsetzt: »Ist Basel zum Hanf-Chicago geworden?« Nachdem die Justizbehörden in Bern in Sachen Duftsäckli ein Jahr später Klarheit geschaffen und die Gesetzeslücke geschlossen hatten, ging die Polizei dann gegen diesen Handel vor, und die meisten Läden in Basel und der Schweiz wurden geschlossen, was indessen auch keine befriedigende Lösung darstellt, denn die Nachfrage ist dadurch nicht zurückgegangen und die unkontrollierte Abgabe findet nach wie vor statt.

Dasselbe gilt für Kalifornien und die USA, wo die Regelungen zu medizinischem Marihuana zwar vielen Patienten wieder zu ihrem Menschenrecht auf die Medizin ihrer Wahl verholfen haben – was in Europa und weiten Teilen der Welt noch überfällig ist. Aber damit ist nur ein kleiner Teil der Konsumenten und Produzenten vor Strafverfolgung geschützt, und organisierte Kriminelle bleiben weiter dick im Geschäft. Ähnliches gilt im Übrigen für die in den Niederlanden seit Jahrzehnten praktizierte Duldung von Coffeeshops, die sich zwar als schadensmindernder Kompromiss gesundheits- und sozialpolitisch sehr gut bewährt haben – in Holland wird weniger gekifft als in Deutschland –, juristisch aber spätestens an der Hintertür nach wie vor in der Grauzone des Schwarzmarkts operieren. Auch die pragmatische Vernunft der holländischen Drogenpolitik, an dieser Stelle einfach wegzuschauen, kann also für die Zukunft keine wirkliche Lösung, sondern allenfalls ein sinnvoller Zwischenschritt sein.

Die Drogenprohibition war das erste globale Gesetz, und ihre Abschaffung muss letztendlich auf internationaler Ebene erfolgen. Bis dahin sind Zwischenschritte auf regionaler und nationaler Ebene unabdingbar, wie sie in Holland, US-Bundesstaaten wie Kalifornien und jetzt in Portugal erfolgreich praktiziert werden. Und auch negative Erfahrungen wie der ins Kraut schießende freie Markt für Duftsäckli können auf diesem Weg hilfreich sein.

Sucht und Ordnung: Entkriminalisierung heute, Legalisierung morgen

Kann die in einem Jahrhundert zu einem mörderischen Moloch aufgeblähte Prohibitionsmaschinerie mit Appellen an die Vernunft zur Räson gebracht werden? Wir haben gesehen, welche Rolle die durch Prohibition generierten Profite für die imperiale Weltpolitik, die globalen Börsenkurse und das Wachstum der Militär-, Sicherheits-

und Pharmaindustrie bedeuten und wie leicht es für das politische Geschäft ist, offene Türen im kollektiven Unbewussten einzurennen und mit der seit fast 4000 Jahren geprägten Angst vor Drogen auf Stimmenfang zu gehen. Angesichts dieser tiefen zivilisationshistorischen Prägungen und der aktuellen Wirtschaftsmacht der Prohibitionsprofiteure wird ein Friedensschluss, ein Ende des Kriegs gegen Drogen, nicht leicht zu erreichen sein. Doch die Katastrophen, die der Drogenkrieg in Afghanistan und im Nahen und Mittleren Osten, in Mexiko und in Südamerika anrichtet, sind mittlerweile so unübersehbar, dass eine internationale Reform des Prohibitionsregimes immer mehr Befürworter findet – quer durch alle Parteien und weltanschaulichen Lager.

Der erste Schritt muss fraglos jener sein, den die Regierung in Portugal seit 2001 gegangen ist: die vollständige Entkriminalisierung des Besitzes und Konsums von Drogen. Ein Jahrhundert weltweite Prohibition hat gezeigt, dass die Nachfrage nach bewusstseinsverändernden Substanzen mit Strafgesetzen nicht zu verhindern ist, genauso wenig wie ihr Angebot. Theoretisch mag es in einem totalen Überwachungsstaat möglich sein, den Konsum irgendeiner Substanz vollkommen zu verhindern, praktisch ist eine solche gesellschaftliche Entwicklung aber weder vorstellbar noch wünschenswert. Stattdessen gilt es, die einer Zivilgesellschaft angemessene Balance zwischen individueller Freiheit und sozialer Verantwortung zu finden.

Dass dies kein aussichtsloses Unterfangen ist, zeigt schon ein kurzer Rückblick in das 19. Jahrhundert, in dem Cannabis, Opium, Morphin, Heroin und Kokain frei verkäuflich und für jedermann erschwinglich waren. Schon unsere Anwesenheit heute zeugt davon, dass unsere Vorfahren damals nicht massenweise der Sucht und dem Elend anheimgefallen sein können, in der zeitgeschichtlichen Literatur des 19. Jahrhunderts findet sich über Drogenprobleme wenig bis nichts. Als »Schlummersaft« und zur Schmerzlinderung stand in jeder Hausapotheke des 18. und 19. Jahrhunderts ein Fläschchen Opiumtinktur bereit. Zur Anregung in besseren Kreisen sorgte der mit Kokain (und einer Empfehlung von Papst Leo) angereicherte Bordeauxwein »Vin Mariani« oder mit Haschisch gemischte Orientzigaretten der Marke Harem, die bis 1920 in Tabakläden erhältlich waren. Auch der Kinder- und Jugendschutz war offensichtlich gewährleistet, dass derart »starker Tobak« den erwachsenen Männern vorbehalten blieb. Dass er dagegen kleinen Jungs nur Angstträume beschert, zeigte zum Beispiel Wilhelm Busch in seinem Comicstrip von »Krischan mit der Piepe« (1864).

Es gibt also durchaus Belege für eine funktionierende, zivilisierte Welt ohne Prohibition, und das in Sachen Zucht und Ordnung ansonsten nicht sehr zimperliche 19. Jahrhundert kann in Sachen Sucht und Ordnung hier als tolerantes Vorbild gelten. Wobei eine erste Einschränkung genau da gemacht werden muss, wo mit der in Schwung kommenden Industrialisierung auch das Zeitalter der massenmedialen Beeinflussung durch Werbung beginnt und Hersteller und Händler Drogen massiv bewerben. Die Massenblätter des US-amerikanischen Zeitungsmagnaten William Randolph Hearst wimmelten nur so von Anzeigen von Mixturen aller Art, deren wirksame Stoffe in der Regel aus nichts anderem als Opiaten, Kokain oder Cannabis bestanden. Langjährige Werbeverträge mit den Zeitungsverlagen verschonten die Hersteller dabei vor jeder kritischen Berichterstattung über ihre mit massiver Reklame gegen jedes Wehwehchen unter das Volk gebrachten Wundermittel. Der derart provozierte Massengebrauch vor allem von opiumhaltigen Mixturen machte eine staatliche Kontrolle nahezu unausweichlich, und diese historischen Erfahrungen zeigen, dass mit einer Entkriminalisierung als zweitem Schritt unbedingt ein Werbeverbot für sämtliche Drogen einhergehen muss. Die Enttabuisierung der natürlichen Paradiese, die Aufklärung und Auflösung der Drogenlügen, muss auf andere Weise erfolgen als durch die Penetration mit Werbelügen und Verführungen zum Konsum.

Auch wenn es dem Leitmotiv der Gier und des permanenten Wachstums in unserem gesellschaftlichen System zuwiderläuft: Dass sportbegeisterten Kindern per Fernsehen tausendfach eingetrichtert wird, dass Fußball erst zusammen mit Alkohol von Warsteiner, Bitburger und anderen »ein richtiger Genuss« ist, kann eine verantwortungsbewusste Drogenpolitik künftig genauso wenig dulden wie die (mittlerweile immerhin schon stark eingeschränkte) Werbung für Tabak. Ein verantwortungsvoller, mündiger Gebrauch bewusstseinsverändernder Substanzen kann in einer Gesellschaft, die auf ständige Konsumsteigerung ausgerichtet ist, nur erreicht werden, wenn diese Substanzen dem Zugriff der Marketing- und Werbeindustrie entzogen bleiben – eine Forderung, die angesichts künftiger Neuro-Enhancement-Präparate ohnehin zur Debatte steht. Jede Entkriminalisierung, die die Willkür einer Trennung in legale und illegale Drogen aufhebt, muss Regelungen und Altersbeschränkungen für sämtliche nunmehr legal erhältlichen Drogen schaffen und sie der Willkür freier Vermarktung und somit zwangsläufig aggressiven Wettbewerbs entziehen.

Werfen wir also einen kühnen Blick in die Fachgeschäfte der Zukunft, die in den Fußgängerzonen der Republik für die Beratung und den Verkauf von Drogen zuständig sein werden. Dank der nach dem Ende der Prohibition eingesparten Milliarden, die von der öffentlichen Hand unter anderem in umfassende Aufklärungs- und Drogenerziehungsprogramme investiert wurden, wundert sich schon seit einiger Zeit niemand mehr über die in den Städten dicht gestreuten unauffälligen Läden und die über Land verteilten »Drogenstützpunkte«. Neben der Beratung und dem Verkauf durch ausgebildete Fachverkäufer steht den Kunden ein angeschlossener psychologischer und medizinischer Service zur Verfügung, der ebenso wie die Kurse zum »nichtpharmakologischen Enhancement« (Meditation, Musik, Yoga, Sport, Spiel, Spannung) von den Kommunen und Krankenkassen finanziert wird.

In großen Drogenkaufhäusern wie dem in Berlin-Mitte ist das gesamte Erdgeschoss diesen Informations- und Beratungsdiensten gewidmet, den einzigen Angeboten des Hauses, für die mit üblichen Mitteln geworben werden darf. Ansonsten regiert neben freundlicher Atmosphäre in allen Abteilungen der nüchterne Beipackzettel, der jeder Verkaufseinheit beiliegt, sowie kompetente und freundliche Fachverkäufer, die über Wirkungen, Nebenwirkungen, »Safer Use« und Schadensminimierung ausführlich Auskünfte geben. Sie werden nicht nach Umsatz bezahlt und stehen, wie die Drogenfachgeschäfte insgesamt, nicht unter dem Diktat der Gewinnmaximierung. Im Gegenteil wird ihnen bei Umsatzrückgängen ein Bonus ausbezahlt, denn das Ziel dieser Fachgeschäfte ist es nicht, den Konsum zu fördern, sondern den existierenden Konsum in risikoarme und sozialverträgliche Bahnen zu lenken.

Die hier verkauften Drogen sind nicht verunreinigt, die Informationen auf jeder Packung ermöglichen eine korrekte Dosierung und reduzieren so mögliche Gesundheitsschäden auf ein Minimum. Der Verkauf ist zudem auf bestimmte Maximalmengen pro Tag beschränkt und wird auf einer Kundenkarte registriert. Wenn die registrierten Mengen auf einen problematischen Konsum schließen lassen, werden die Kunden zu einem Beratungsgespräch gebeten und erhalten konkrete Angebote zur medizinischen oder therapeutischen Betreuung.

Die Cannabisabteilung im ersten Stock des Kaufhauses verkauft importiertes Fair-Trade-Haschisch aus marokkanischen, libanesischen und afghanischen Landwirtschaftskooperativen und eine große Auswahl Hanfblüten aus heimischem Bio-Anbau. Der Gehalt von THC, CBD und anderen Cannabinoiden ist bei den jeweiligen Sorten angegeben. Um den Schäden des Rauchens in der Mischung mit Tabak vorzubeugen, werden den Hanfkunden preisgünstige Vaporizer angeboten. Die kleinen Verdampfer im Handyformat heizen den Hanf auf 190 Grad auf, inhaliert werden nur Cannabinoide und Aromastoffe, aber kein Rauch.

Auch zwei Etagen weiter oben, in der Abteilung für Stimulanzien, stehen die kleinen Apparate hoch im Kurs, seit Kunden, die nach Amphetaminen verlangten, als milde Alternative die Inhalation von Meerträubel (Ephedra) entdeckt haben; auch der aus den Blättern der Pflanze hergestellte ephedrinhaltige »Mormonentee« erfreut sich wachsender Beliebtheit.

Ein ähnlicher Trend ist bei den Kokainkonsumenten zu beobachten, die zunehmend auf die natürlichen Produkte aus Kokablättern zurückgreifen und den konzentrierten Alkaloid-Turbo nur noch gelegentlich verwenden. Auch der wieder erhältliche »Vin Mariani« und die nach dem »Coca-Cola«-Originalrezept mit einem leichten Kokaingehalt gebrauten Softdrinks haben dazu geführt, dass viele vormalige Kokser jetzt hier zugreifen und auf das Schnupfen verzichten.

Einen vergleichbaren Effekt hatte auf Heroinkonsumenten die in den Drogenfachgeschäften erhältliche Auswahl von milderen Alternativen wie Rauchopium, Laudanum und anderen opiumhaltigen Zubereitungen, deren unproblematische Verfügbarkeit vielen injizierenden Abhängigen den problemlosen Abschied von der Spritze ermöglichte. Da zurückgehende Umsätze vor allem bei den schnell zur Gewöhnung führenden Drogen wie Heroin und Kokain mit Bonuszahlungen belohnt werden, sind die Fachberater motiviert, ihre Kunden auf leichtere und weniger riskante Alternativen aufmerksam zu machen. In der großen Alkoholabteilung im Untergeschoss des Drogenkaufhauses wird langfristigen Dauerkunden zum Beispiel der Umstieg auf weniger gesundheitsschädliche Cannabisprodukte schmackhaft gemacht.

Der oberste Stock des Drogenkaufhauses in Berlin-Mitte wird nicht nur wegen des gläsernen Halbrunds seiner Dachkuppel »Tempel« genannt, denn hier geht es um die entheogenen Drogen, die Pflanzen der Götter, deren Ächtung durch das monotheistische Patriarchat einst den Beginn des Kriegs gegen Drogen markierte. Anders als in den anderen Abteilungen der Drogenfachgeschäfte, wo erwachsene Erstkonsumenten nach einem Beratungsgespräch die Droge ihrer Wahl sofort kaufen können, müssen sie hier an einem Einführungskurs teilnehmen. Wie bei den Mysterien von Eleusis, deren Teilnehmer sich einer mehrwöchigen Vorbereitung unterziehen mussten, werden die Initianten auch heute auf die überwältigenden, möglicherweise mystischen Erfahrungen vorbereitet, die eine Sitzung mit LSD, Psilocybin oder Ayahuasca mit sich bringen kann. Sie werden über die Bedeutung von »set & setting« für eine solche innere Reise informiert – die psychische Befindlichkeit der eigenen Person, eine geeignete Umgebung sowie erfahrene, liebevolle Begleitung – und über alles, was für die Navigation im Weltraum der Seele wichtig ist. So ausgestattet, werden sie zum Abschluss dieses »Führerschein«-Kurses auf die verschiedenen Möglichkeiten verwiesen, die erste Erfahrung in einer Zeremonie mit anderen zu teilen.

Trotz Protesten der etablierten Kirchen gegen diese »neo-gnostischen Verirrungen« sind die Behörden dazu übergegangen, öffentliche Räume für die immer größeren Zulauf findenden Einweihungsrituale zur Verfügung zu stellen, denen sich am Tag der Demeter zur Herbstsonnenwende mehrtägige Open-Air-Partys anschließen.

Aus der Entheogen-Abteilung der Drogenkaufhäuser werden seit einiger Zeit auch die vom Justiz- und Gesundheitsministerium geförderten »Leary«-Programme versorgt, die sich jetzt erfolgreich der Rehabilitation von Strafgefangenen und der Therapie von Alkoholikern widmen können, nachdem Professor Timothy Learys »Harvard Psilocybin Project« 1963 trotz vielversprechender Ergebnisse vom Bannstrahl der Drogeninquisition gestoppt worden war.[8]

Da die Verkaufspreise in den Drogenfachgeschäften generell unter denen des Schwarzmarktes liegen, aber bei den unter legalen Bedingungen in der Regel sehr preiswert herzustellenden Substanzen dennoch gute Handelsspannen erzielt werden, können die Geschäfte trotz ihres hohen Personal- und Beratungsaufwands nicht nur kostendeckend geführt werden, sie werfen dank der in sämtlichen Drogenpreisen enthaltenen »Vergnügungssteuer« jährlich Milliarden für die öffentliche Hand ab.

Doch noch viel erfreulicher als die Mafiosi und Terroristen vorenthaltenen Milliarden ist die Tatsache, dass die Zahl der unfreiwilligen »Drogentoten« nach dem Ende der Prohibition fast auf null zurückgegangen ist. Ebenso wird in ganz Europa ein deutlicher Rückgang von Straßenkriminalität, Diebstählen und Einbrüchen registriert, seit die Distribution von Drogen über die Fachgeschäfte läuft.

Das von den Verteidigern der Prohibition jahrzehntelang mit Inbrunst an die Wand gemalte Horrorszenario der Drogenlegalisierung – eine in Sucht, Elend und Gewalt niedergehende Gesellschaft – ist natürlich ausgeblieben. Ähnlich wie die westlichen Gesellschaften, die die zuvor jahrhundertelang tabuisierte Sexualität erst in der zweiten Hälfte des 20. Jahrhunderts zum Thema der allgemeinen Aufklärung und Bildung machten – und damit für deutlich freiheitlichere, entspanntere Verhältnisse sorgten –, hat auch die mit der Aufhebung des Drogentabus einhergehende Bildungsoffensive in der ersten Hälfte des 21. Jahrhunderts Wirkung gezeigt. Und so wie man den sexuell aufgeklärten Achtklässler nicht mehr mit Schreckgespenstern wie drohendem »Masturbationswahnsinn« beeindrucken kann, lässt sich auch der neuropharmakologisch aufgeklärte Jugendliche von heute nicht mehr mit haltlosen Warnungen vor »Killerdrogen« erschrecken. Aber er hat gelernt, dass das »Mmmmh« beim Genuss von Zucker vom Gehirn immer noch mit einer kleinen Wohlfühldosis körpereigener Drogen belohnt wird, weil sich das Millionen Jahre alte Steuerungssystem noch nicht auf die menschlich erzeugte Zuckerschwemme der letzten Jahrzehnte eingestellt hat – zur Freude von Zahnarztinnung und Insulinproduzenten, doch zum Ärger der Krankenkassen, die für die gigantischen Schäden der Zuckersucht aufkommen müssen und deshalb dafür plädieren, das Werbeverbot für Drogen auch auf Süßwaren auszuweiten.

Die Friedensdividende, die Milliarden an Einsparungen, die das Ende des Kriegs gegen Drogen mit sich gebracht hat und die vor allem im Bereich öffentlicher Bildungs-, Erziehungs- und Gesundheitsangebote investiert wurde, hat die Lebensqualität spürbar verbessert. Erwartungsgemäß ist es damit zwar nicht gelungen, problematischen Drogenkonsum vollständig zu verhindern, doch die negativen Folgen wurden sowohl für die Betroffenen als auch für ihre Umgebung extrem reduziert. Durch die überall angebotenen Entzugs- und Rehabilitationsprogramme und die in den Drogenfachgeschäften zur Verfügung stehenden Alternativen an weniger schädlichen Drogen oder Darreichungsformen nimmt die Zahl der Konsumenten mit »harten« Konsummustern weiterhin ab. Vor allem die Jugendlichen, die über die neurobiologischen und neurochemischen Zusammenhänge ihres Wahrnehmens, Fühlens und Denkens und über die Wirkung bewusstseinsverändernder Substanzen aufgeklärt sind, entscheiden sich – wie die jüngsten Studien übereinstimmend ergeben haben – sehr viel bewusster für eine bestimmte Droge und ihre Wirkung und nicht mehr wie noch im ersten Jahrzehnt des Jahrhunderts nur fürs Komasaufen.

Auch für die drogenproduzierenden Agrarnationen wie Afghanistan oder Kolumbien, Bolivien, Peru und Mexiko in Mittelamerika hat das Prohibitionsende die Situation entscheidend verbessert: Die Bauern erhalten für die Ernte von Opium oder Kokablättern denselben oder sogar etwas höheren Preis, den sie auch in der Illegalität bekommen haben, denn der Endverkaufspreis der Drogen in den reichen Ländern ist nur um zehn bis zwanzig Prozent gesunken – die gigantischen Gewinne dazwischen allerdings, die zuvor Warlords und Mafiosi eingestrichen haben, kommen nunmehr der Allgemeinheit zugute. Nachdem sich die internationalen Kontroll- und Prohibitionsbehörden, die über Jahrzehnte den Krieg gegen Drogen geführt hatten, zu einer Transformation unfähig zeigten, wurde die internationale Koordination und Aufsicht über die Drogen der UNESCO übergeben; auf nationaler Ebene haben Justiz und Polizei nur noch bei der Überwachung des Straßenverkehrs mit Drogen zu tun, ansonsten obliegt das Thema ausschließlich den Gesundheits-, Kultur- und Bildungsbehörden.

Warum wollen wir in einer solchen Welt nicht leben? Warum halten wir beharrlich an einem System fest, das – wie es der »Schildower Kreis«, ein Zusammenschluss von Wissenschaftlern und Ärzten, der sich für ein Ende der Drogenverbote einsetzt, in einem Manifest[9] erklärt – »gescheitert, schädlich und teuer« ist? Denn, hier noch einmal zusammengefasst:

»Prohibition ist schädlich für die Gesellschaft

1. Sie schränkt Bürgerrechte ein und korrumpiert den Rechtsstaat.
2. Sie fördert die organisierte Kriminalität und den Schwarzmarkt.
3. Sie hat desaströse Auswirkungen auf Anbau- und Transitländer.
4. Sie behindert eine angemessene medizinische Versorgung.

Prohibition ist teuer

1. Die Bürger werden Opfer der Beschaffungskriminalität.
2. Jedes Jahr werden Milliardenbeträge für die Strafverfolgung aufgewendet.

3. Der Staat verzichtet auf Steuereinnahmen, die er bei einem legalen Angebot hätte.

Prohibition ist schädlich für die Konsumenten

1. Konsumenten werden diskriminiert und strafrechtlich verfolgt.
2. Es gibt keinen Verbraucher- und Jugendschutz.
3. Riskante Konsumformen werden gefördert.
4. Die Konsumenten werden gefährlichen Krankheiten ausgesetzt.
5. Junge Menschen werden dauerhaft stigmatisiert.
6. Normales jugendliches Experimentierverhalten wird kriminalisiert und das Erlernen von Drogenmündigkeit erschwert.«

Dass diese Punkte allesamt zutreffen, dafür wurden auf den vorangegangen Seiten viele Fakten und Argumente zusammengetragen. Wenn der Versuch gelungen ist, auch die machtpolitischen und zivilisationshistorischen Hintergründe der Drogenverbote zu erhellen, dann sollte damit auch deutlich geworden sein, warum eine kontraproduktive, gescheiterte Politik wie die Prohibition so leicht und selbstverständlich fortsetzbar ist: Sie wird von finanzstarken und machtgierigen Lobbys gefördert und ihre alarmistische Propaganda evoziert in der Bevölkerung einen tiefsitzenden Angstkomplex. Erst wenn dieser Aberglaube, der durch 4000-jährige Dämonisierung geschaffen wurde, durch erkennendes Wissen abgelöst ist – und die Erkenntnisse der Neurobiologie und Gehirnforschung über die Affinität von Molekülen, die unser Bewusstsein und unsere Wahrnehmung steuern, mit natürlichen, pflanzlichen Stoffen stellen solches Wissen bereit –, erst dann kann den Profiteuren der Prohibition ihr gemeingefährliches Handwerk gelegt werden.

Wenn das natürliche Paradies innerhalb des je eigenen Gehirns zu finden ist – welche Macht kann sich dann herausnehmen, über die Zustände dieses Gehirns zu entscheiden und über die Mittel und Wege, die zu diesen Zuständen führen? Welche Autorität kann sich die Entscheidung darüber anmaßen, wie die Milliarden Neuronen eines individuellen Gehirns schalten und walten? Welche Diktatur kann mein Bewusstsein kontrollieren? Nur eine, an die ich meine

Rechte als Steuermann und Navigator des Bewusstseins abgetreten habe – und damit das Recht, über meinen inneren Zustand, über Ruhe oder Schmerz oder Freude oder Erregung autonom und selbst zu entscheiden. Diese individuelle Freiheit zurückzuerobern von den Patriarchen, Priestern, Pharmakraten, Politikern, Polizisten, muss Leitbild und Ziel jeder neuro-biologischen Aufklärung und zivilgesellschaftlichen Reform der Drogenpolitik sein.

Hundert Jahre Prohibition haben eindringlich gezeigt, dass dieses Ziel mit Verboten nicht zu erreichen ist. Sie haben stattdessen Probleme heraufbeschworen, die ein friedliches Zusammenleben der Völker in vielen Teilen der Welt immer massiver bedrohen. Ein Ende dieser Spirale von Kriminalität, Krieg und Terror – und damit der zynischen Absurdität, dass deutsche Soldaten die Drogenprofite verbündeter Terrorbrigaden in Afghanistan sichern – kann erst in Sicht kommen, wenn die Ursache dieser Profite, die Prohibition, beseitigt ist. Der Anfang zu dieser internationalen Anstrengung muss in den Köpfen gemacht werden: durch Aufklärung statt Dämonisierung, Fakten statt Desinformation, Risikoabwägung statt Panikmache und präventiver Erziehung statt prohibitiver Repression.

Die Erkenntnis, dass die Prügelstrafe keine geeignete Methode ist, um die Befähigung zum Rechnen, Lesen und Schreiben zu befördern, wurde erst in den letzten Jahrzehnten an den Schulen (und in der Rechtsprechung) umgesetzt. Dass für die Erziehung des Umgangs einer Gesellschaft (und jedes Einzelnen) mit Drogen dasselbe gilt, diese Umsetzung steht noch aus. Sie ist der erste Schritt, einen nunmehr hundertjährigen barbarischen Krieg endlich zu beenden. Jeder einzelne Staat – unabhängig von allen internationalen Drogenkonventionen – kann ihn für sich alleine tun, und er kann sofort – unabhängig von langwierigen globalen Verhandlungen über das Ende der Prohibition – damit beginnen.

Abkürzungsverzeichnis

ACMD	Advisory Council on the Misuse od Drugs
ADHS	Aufmerksamkeitsdefizit-/Hyperaktivitätsstörung
AMA	American Medical Association
AP	*Associated Press*
BfArM	Bundesinstitut für Arzneimittel und Medizinprodukte
BNDD	Bureau of Narcotics and Dangerous Drugs (Nachfolgeorganisation des FBN)
BOPST	Bundesopiumstelle
BRK	Bayerisches Rotes Kreuz
CBD	Cannabidiol
CCA	Corrections Corporation of America
CCC	Chaos Computer Club
CIA	Central Intelligence Agency, Auslandsgeheimdienst der USA
DAX	Deutscher Aktienindex
DEA	Drug Enforcement Administration (Nachfolgeorganisation des BNDD)
EMCDDA	European Monitoring Centre for Drugs and Drug Addiction (dt.: Europäische Beobachtungsstelle für Drogen und Drogensucht)
FBI	Federal Bureau of Investigation
FBN	Federal Bureau of Narcotics
FSB	Bundesagentur für Sicherheit der Russischen Föderation (Inlandsgeheimdienst)
HKS	Hyperkinetische Störung
ISI	Inter-Services Intelligence (militärischer Geheimdienst Pakistans)
IT	Informationstechnologie
KGB	Komitee für Staatssicherheit (sowjetischer Geheimdienst)
KGV	Kurs-Gewinn-Verhältnis
KMT	Kuomintang (chinesische Nationalpartei)
LSD	Lysergsäure-Diäthylamid
MIT	Massachusetts Institute of Technology

NASA	National Aeronautics and Space Administration (dt: Nationale Luft- und Raumfahrtbehörde)
NATO	North Atlantic Treaty Organization (dt.: Nordatlantische Vertragsorganisation oder Nordatlantikpakt-Organisation)
NEP	Neuro-Enhancement-Präparate
NIDA	National Institute on Drug-Abuse
NSDAP	Nationalsozialistische Deutsche Arbeiterpartei
PARC	Palo Alto Research Center
THC	Tetrahydrocannabinol
UÇK	Ushtria Çlirimtare e Kosovës (dt.: »Befreiungsarmee des Kosovo
UNESCO	United Nations Educational, Scientific and Cultural Organization (dt.: Organisation der Vereinten Nationen für Erziehung, Wissenschaft und Kultur)
UNO	United Nations Organization (dt. Vereinte Nationen)
UNODC	United Nations Office on Drugs and Crime (Büro der Vereinten Nationen für Drogen- und Verbrechensbekämpfung)
WHO	World Health Organization (Weltgesundheitsorganisation)

Anmerkungen

Einleitung

1 US-Congress, Senate, Comitee on Foreign Relations, Subcommitte on Terrorism, Narcotics and International Communications, Hearings on Drugs, Law Enforcement and Foreign Policy 1986, weiteres dazu: www.pinknoiz.com/covert/contracoke.html
2 Geldhäuser, die keine offizielle Bankenzulassung haben
3 Günter Amendt: *No Drugs. No Future – Drogen im Zeitalter der Globalisierung*, Frankfurt 2004

1 Eine kurze Geschichte der Prohibition

1 query.nytimes.com/mem/archive-free/pdf?res=9906E4D71331E233A25751C1A9659C946096D6CF
2 ebd.
3 *New York Times*, 12. 3. 1911, query.nytimes.com/mem/archive-free/pdf?res=9906E4D71331E233A25751C1A9659C946096D6CF
4 Albert Wissler: *Die Opiumfrage. Eine Studie zur weltwirtschaftlichen und weltpolitischen Lage der Gegenwart*, Jena 1931; zitiert nach Jakob Tanner: Kurze Geschichte und Kritik der Drogenprohibition im 20. Jahrhundert, in: zeitenblicke 9, Nr. 3, [23.12.2009] www.zeitenblicke.de/2009/3/tanner/index_html
5 zitiert nach Jakob Tanner: Kurze Geschichte und Kritik der Drogenprohibition im 20. Jahrhundert, in: *zeitenblicke* 9, Nr. 3, 23. 12. 2009, www.zeitenblicke.de/2009/3/tanner/index_html
6 www.zeitenblicke.de/2009/3/tanner, <16>
7 www.zeit.de/1990/15/Ein-Hustenmittel-aus-Elberfeld
8 Hans Georg Behr: *Weltmacht Droge*, 1984, S. 125
9 Hans-Georg Behr: *Von Hanf ist die Rede*, Frankfurt 2005, S. 227 f.
10 ebd.
11 ebd.
12 ebd.
13 Alfred McCoy: *Die CIA und das Heroin – Weltpolitik durch Drogen-*

handel, Frankfurt 2003; Dan Russell: *Drug War – Covert Money, Power & Policy*, Camden 2000; Peter Dale Scott: *Die Drogen, das Öl und der Krieg*, Frankfurt 2004; Garry Webb: *Dark alliance: the CIA, the Contras, and the crack cocaine explosion*, New York 1998; Alexander Cockburn/Jefrey St. Clair: Whiteout: *The CIA, Drugs and the Press*, New York 1999

14 übersetzt etwa Flüsterkneipe, Flüsterstube oder auch Mondscheinkneipe

15 Sally Denton, Roger Morris: *Las Vegas – Geld. Macht. Politik*, Frankfurt 2005

16 Viele Dokumente dieser Kampagne, nach der schon ein Zug aus einer Marihuanazigarette (»Reefer«) zu Wahnsinn und Mordlust führen, finden sich unter reefermadnessmuseum.org/

17 Für weitere Belege und Zitate zu Anslingers Horror-Propaganda: Hans Georg Behr: *Vom Hanf ist die Rede*, S. 225 ff., sowie unter reefermadnessmuseum.org/

18 Jack Herer, Mathias Bröckers (Hg.): *Die Wiederentdeckung der Nutzpflanze Hanf*, Frankfurt 1993, 40. Auflage, Solothurn 2008

19 Hans-Georg Behr: *Von Hanf ist die Rede*, Frankfurt 1995, S. 249

20 ebd.

21 Jack Herer, Mathias Bröckers (Hg.): *Die Wiederentdeckung der Nutzpflanze Hanf*, Frankfurt 1993, 40. Auflage, Solothurn 2008

22 Douglas Valentine: *The Strenght of the Wolf – The Secret History of Americas War On Drugs*, New York 2004

23 ebd., S. 33

24 Carl A. Trocki: *Opium, Empire and the Global Political Economy*, London 1999

2 There's no Business Like Drug Business

1 Catherin Austin Fitts: Narco-Dollars for Beginners, www.narconews.com/narcodollars1.html

2 ebd.

3 ebd.

4 ebd.

5 UNODC (United Nations Office on Drugs and Crime/dt. Büro der Vereinten Nationen für Drogen- und Verbrechensbekämpfung) World

Drug Report 2009, www.unodc.org/documents/wdr/WDR_2009/WDR2009_eng_web.pdf

6 US-Congress, Senate, Committee on Foreign Relations, Subcommittee on Terrorism, Narcotics and International Communications, Hearings on Drugs, Law Enforcement and Foreign Policy, 1986

7 www.guerrillanews.com/headlines/headline.php?id=96

8 zitiert nach W. Thomas: *All Fall Down: The Politics of Terror and Mass Persuasion*, Essence Publications 2002, S. 141

9 Daniel Hopsicker: *Barry und die Boys: Barry Seal, eine Schlüsselfigur der amerikanischen Geheimgeschichte*, Frankfurt am Main 2005

10 *A report on Global Illicit Drugs Markets 1998–2007*, Editors: Peter Reuter (RAND) and Franz Trautmann (Trimbos Institute), European Commission, March 2009 – ec.europa.eu/justice_home/doc_centre/drugs/studies/doc/report_short_10_03_09_en.pdf

11 www.heise.de/tp/r4/artikel/28/28877/1.html

12 www.heise.de/tp/r4/artikel/25/25171/1.html

13 Rajeev Syal: Drug money saved banks in global crisis, claims UN advisor, *The Guardian*, 13. 12. 2009

14 www.salon.com/opinion/greenwald/2009/03/28/webb/index.html

15 www.theatlantic.com/magazine/archive/1998/12/the-prison-industrial-complex/4669/: siehe dazu auch das Video: *War on Drugs (The Prison Industrial Complex)*, (1999), video.google.com/videoplay?docid=864268000924014458#

16 Ronald Reagan war von 1981–1989 Präsident, in dieser Zeit war Georg H. W. Bush Vizepräsident; Bush selbst war dann von 1989–1993 Präsident.

17 Vicky Pelaez: The prison industry in the United States: big business or a new form of slavery? www.globalresearch.ca/index.php?context=va&aid=8209

18 online.barrons.com/article/SB123574336753691649.html

19 Catherine Austin Fitts: Dillon, Read & Co. Inc. and the Aristocracy of Prison Profits, www.narconews.com/Issue40/article1644.html

20 judgepedia.org/index.php/The_European_Community_vs._RJR_Nabisco

21 Catherine Austin Fitts: Dillon, Read & Co. Inc. and the Aristocracy of Prison Profits, www.narconews.com/Issue40/article1644.html

22 www.druglibrary.org/schaffer/History/whiteb1.htm

23 www.guardian.co.uk/commentisfree/2009/mar/03/prison-population-titan-jails

3 Drogen – Terror – Krieg

1 *Die Reden Kaiser Wilhelms II.*, hg. von Johannes Penzler. Band 2: 1896–1900, Leipzig o. J., S. 209–212, www.dhm.de/lemo/html/dokumente/wilhelm00/index.html
2 Alfred McCoy, Drug fallout: the CIA's Forty Year Complicity in the Narcotics Trade. The Progressive; 1 August 1997: globalresearch.ca/articles/CHO109C.html
3 www.subcontinent.com/research/sapra_documents/terrorism20000430a.html
4 Douglas Valentine: *The Strength of the Pack – The Personalities, Politics and Espionage-Intrigues that Shaped the DEA*, Walterwille 2009
5 ebd., S. 400
6 *Rolling Stone* 10/2001
7 www.dailymail.co.uk/news/article-469983/Britain-protecting-biggest-heroin-crop-time.html
8 www.craigmurray.org.uk/
9 www.globalresearch.ca/index.php?context=va&aid=14771
10 Titel siehe Anmerkungen 16, 25 und 54
11 Karl Marx: Der britisch-chinesische Vertrag, in: Karl Marx/Friedrich Engels, *Werke*, Band 12, Berlin/DDR 1961. S. 584–589: www.mlwerke.de/me/me12/me12_584.htm
12 www.kosovo.net/kla2.html
13 www.spiegel.de/spiegel/0,1518,648609-3,00.html
14 James Mollison: *Escobar – Der Drogenbaron*, München 2010
15 Alfred McCoy: *Die CIA und das Heroin*, 2003, S. 683
16 de.wikipedia.org/wiki/Turkmenistan-Afghanistan-Pakistan-Pipeline

4 Mikroanalyse staatlich sanktionierten Waffen- und Drogenhandels; von Mena über Venus nach Venice

1 Tom Schimmeck: *Am besten nichts Neues*, Frankfurt/Main 2010
2 Daniel Hopiscker: *Barry & the Boys – The CIA, the Mob and America's Secret History*, Eugene 2001; deutsch: *Barry und die Boys – Barry Seal,*

eine Schlüsselfigur der amerikanischen Geheimgeschichte, Frankfurt 2005

3 siehe Daniel Hopsicker: »Welcome To Terrorland – Mohammed Atta und seine amerikanischen Helfer«, Frankfurt 2004, sowie Daniel Hopsickers Webseite »Madcow Morning News«: www.madcowprod.com/

4 Zeugen, die Hopsicker für das Buch interviewt hatte, bestritten ihre Aussagen nach Erscheinen.

5 Hauptstadt von Louisiana

6 Sally Denton: *The Bluegrass Conspiracy*, Lincoln, 2001 (1. Auflage 1990)

7 www.madcowprod.com/09242009.htm

8 www.madcowprod.com/09082009.html; eine Rüstungsfirma des texanischen Ölunternehmers General D. H. Byrd testete in den sechziger Jahren in Venice die neu entwickelte *Cruise Missile* Regulus. Byrd leitete auch die Lousiana Air Patrol, wo der spätere Kennedy-Attentäter Lee Harvey Oswald und der Drogenpilot Barry Seal als 16-Jährige fliegen gelernt hatten.

9 Grundstücksspekulationen des Ehepaars Clinton, die nach dem Selbstmord ihres damit befassten Steuerberaters 1996 zum Gegenstand eines Untersuchungsauschusses werden.

10 Die Bank of Credit and Commerce International war eine 1972 in Pakistan gegründete Großbank, die 1991 den bis dahin größten Bankenskandal der Geschichte verursachte, als ihre Finanzierung von Drogenhandel, Waffengeschäften und Terrorismus bekannt wurde. de.wikipedia.org/wiki/Bank_of_Credit_and_Commerce_International

5 Tendenzwissenschaft und Tabupolitik

1 Alasdair J.M. Forsyth: Distorted? A quantitative exploration of drug fatality reports in the popular press, *International Journal of Drug Policy* 12 (2001), S. 435–453

2 www.crimeandjustice.org.uk/opus1714/Estimating_drug_harms.pdf

3 Thomas S. Szasz: *Das Ritual der Drogen*, Wien 1978, S. 38

4 ebd., S. 24 f.

5 Der wohl letzte Hexenprozess Europas fand 1944 statt, als Helen

Duncan (1897–1956), eine bekannte schottische Wahrsagerin und Geisterbeschwörerin, verhaftet wurde. Als Grundlage diente der »witchcraft act«, ein aus dem Jahr 1735 stammendes Antihexereigesetz.

6 Heile und herrsche

1 Predigt vom 6. Mai 1526, WA 16, 551 f.
2 Lorenz Böllinger: Die gesellschaftliche Drogenphobie (2009), www.schildower-kreis.de/themen/gesellschaftliche-drogenphobie.html
3 Gordon Wasson: *Soma – Divine Mushroom of Immortality*, Den Haag 1968; Jonathan Ott: *Pharmacoteon- Entheogenic drugs, their plants, sources and history*, Kennewick 1993; Albert Hofmann/Richard E. Schultes: *Pflanzen der Götter*, Aarau 1998 ; Dan Russell: *Shamanism and the Drug Propaganda: The Birth of Patriarchy and the Drug War*, Kalyx 1998
4 Christian Rätsch: Die Rückkehr zur Natur. Heilige Pilze in modernen Ritualen, in: Michael Winkelmann, Walter Andritzky (Hg.): *Jahrbuch für transkulturelle Medizin und Psychotherapie*, Berlin 1995
5 Terence McKenna: *Speisen der Götter*, Löhrbach o. J. (1996)

7 Don't panic, it's organic!

1 Jack Herer/Mathias Bröckers/Katalyse Institut: *Die Wiederentdeckung der Nutzpflanze Hanf*, Frankfurt 1993, 40. Auflage Solothurn 2008
2 Nicole Krumdiek: Cannabis Sativa L. und das Aufleben alter Vorurteile, in: *Neue Zeitschrift für Strafrecht* 2008, 437–444; Wie gefährlich ist Cannabis? www.chanvre-info.ch/info/de/Wie-gefahrlich-ist-Cannabis.html
3 Übersetzung mit freundlicher Genehmigung von chanvreinfo.ch; www.chanvre-info.ch/info/de/Info-uber-Cannabinoide.html; siehe auch: www.harmreductionjournal.com/content/2/1/17
4 www.brainwaving.com/2010/01/29/its-lack-of-balance-that-makes-skunk-cannabis-do-harm/
5 Jonathan Ott: *Pharmacophilia or The Natural Paradises*, Kennewick 1997
6 Trenton G. Smith, Attila Tasnádi: Theory of natural addiction, Global

Fellows Working Papers, UCLA International Institute, University of California Los Angeles, 2003; escholarship.org/uc/item/3rw7g5gj

7 Ronald Siegel: Intoxication: *The Universal Drive for Mind-Altering Substances*, San Francisco 2005; Giorgio Samorini: *Animals and Psychedelics: The Natural World and the Instinct to Alter Consciousness*, Wolverhampton 2005

8 Jonathan Ott: *Pharmacophilia or The Natural Paradises*, Kennewick 1997

9 Gottfried Benn: *Provoziertes Leben, Essays und Reden*, Frankfurt 1989, S. 369 ff.

8 Die Drogenlüge

1 Werner Pieper (Hg.): *Nazis on Speed*, Vol. 2., Löhrbach o. J., S. 363

2 ebd., S. 383

3 dazu: Tilmann Holzer: *Globalisierte Drogenpolitik – Die protestantische Ethik und die Geschichte des Drogenverbots*, Berlin 2002

4 Manfred Kriener/Walter Saller: Massenintoxikation in München, *taz* 20. 9. 1997

5 Er erzielte mit *Einer flog über das Kuckucksnest* 1962 einen Welterfolg. Mit seiner Merry-Pranksters-Kommune fuhr er in einem alten Schulbus durch die USA und veranstaltete die sogenannten Acid-Tests, Rockkonzerte, bei denen an die Zuschauer das damals noch legale LSD verteilt wurde.

6 Tom Wolfe: *Der Electric Kool-Aid Acid Test: Die legendäre Reise von Ken Kesey und den Merry Pranksters*, München 2009

7 Timothy Leary, Richard Alpert, Ralph Metzner: *The psychedelic experience; a manual based on the Tibetan book of the dead*, New York 1964

8 Edgar Morin: *Journal de Californie*, 1970, engl. *California Journal*, 2008

9 Gottfried Benn: *Provoziertes Leben, Essays und Reden*, Frankfurt 1989, S. 369 ff.

10 Christian Rätsch: *Enzyklopädie der psychoaktiven Pflanzen: Botanik, Ethnopharmakologie und Anwendung*, Aarau 1997, S. 733 f.

11 www.spiegel.de/politik/deutschland/0,1518,365516,00.html

12 www.sueddeutsche.de/bayern/438/310367/text/

13 www.cannabislegal.de/cln/cln017.htm

9 Das Paradies ist gleich um die Ecke

1 Clark Heinrich: *Magic Mushrooms in Religion and Alchemy*, 2002; zum Baum der Erkenntnis: www.egodeath.com/WassonEdenTree.htm#_Toc135889240
2 Gottfried Benn: *Provoziertes Leben, Essays und Reden*, Frankfurt 1989, S. 369 ff.
3 zitiert nach: Martin A. Lee, Bruce Schlain: *Acid Dreams*, 1985, S. 82
4 Josef H. Reichholf: *Warum die Menschen sesshaft wurden*, Frankfurt 2008
5 Dieter Kleiber, Karl-Artur Kovar: *Auswirkungen des Cannabiskonsums*, Stuttgart 1997; Dieter Kleiber, Renate Soellner: *Cannabiskonsum. Entwicklungstendenzen, Konsummuster und Risiken*, Weinheim 1998
6 »Das optimierte Gehirn«, *Gehirn & Geist* 11/2009
7 Friedrich Nietzsche, *Die Geburt der Tragödie*, 1872, S. 31
8 John Markoff: *What the Dormouse Said: How the Sixties Counterculture Shaped the Personal Computer Industry*, Viking Books, 2005
9 dt.: Denk daran, was die Haselmaus sagte: Füttere deinen Kopf, füttere deinen Kopf
10 Mathias Bröckers, Roger Liggenstorfer (Hg.): *Albert Hofmann und die Entdeckung des LSD*, Aarau 2006
11 Martin A. Lee, Bruce Schlain: *Acid Dreams: the complete social history of LSD*, New York 1985
12 news.slashdot.org/article.pl?sid=05/05/02/2049226
13 dazu: Don Lattin: *The Harvard Psychedelic Club – How Timothy Leary, Ram Dass, Huston Smith and Andrew Weill Killed the Fifties and ushered a New Age for America*, New York 2010; Ram Dass, Ralph Metzner: *Birth of Psychedelic Culture*, San Francisco 2010
14 Günter Amendt: *Die Legende vom LSD*, Frankfurt 2006

10 Jenseits von Prohibition

1 www.emcdda.europa.eu/publications/annual-report/2009
2 www.bmg.bund.de/SharedDocs/Pressemitteilungen/DE/Kurzberichte/Kurzbericht_20vom_2031-01-09.html
3 Glenn Greenwald: *Drug Decriminalization in Portugal*, Washington 2009, www.cato.org/pubs/wtpapers/greenwald_whitepaper.pdf
4 www.taz.de/1/debatte/kommentar/artikel/1/perverse-prohibition/

5 www.canorml.org/background/CA_legalization2.html

6 Jeffrey A. Miron: The Budgetary Implications of Drug Prohibition, 2008, big.assets.huffingtonpost.com/miron-economic-report.pdf

7 newagecitizen.com/MERP/RelegalizeNowObama36.htm

8 dazu: Don Lattin: *The Harvard Psychedelic Club*, New York 2010; Ram Dass, Ralph Metzner: *Birth of Psychedelic Culture*, San Francisco 2010

9 www.schildower-kreis.de/manifest/

WESTEND

Klaus Gietinger
Totalschaden

Das Autohasserbuch. Unter Mitarbeit von Markus Schmidt.
320 Seiten. Klappenbroschur

Mobilität gilt als Grundrecht schlechthin. Wer dieses Recht in Anspruch nimmt, fährt überwiegend Auto. Und fährt es gerne. Das Auto ist Lust und Leidenschaft, ist eine Wunschmaschine, ist Sucht, Droge und Seuche zugleich. Deshalb heißt es immer, man dürfe das Auto nicht verteufeln. Schon allein deshalb nicht, weil angeblich jeder fünfte Arbeitsplatz direkt oder indirekt von der Autoherstellung abhängt. Die negativen Auswirkungen werden systematisch ausgeblendet. Klaus Gietinger liefert allerneueste Fakten und Analysen zu den Folgekosten des Autoverkehrs und nennt Ross und Reiter. Wir alle sind Täter, doch einige sind es mehr: die Drogenbarone, die Dealer und die Junkies der weltweiten Kfz-Gesellschaft. Aber es gibt Hoffnung. Und Lösungen. Die werden hier vorgeschlagen: radikal und fundiert, pointiert und kompromisslos.

11/1017/01/R

WESTEND

Cem Yildiz
Fucking Germany

Das letzte Tabu oder mein Leben als Escort. 224 Seiten. Klappenbroschur

Cem ist professioneller Escort. Er lässt sich für Sex bezahlen. Seine Kundschaft sind hauptsächlich Männer. Ab hundert Euro kostet es, sich eine Stunde lang die Bedürfnisse nach schnellem Sex, nach Erniedrigung und Autorität, nach Zuwendung und Geborgenheit befriedigen zu lassen. Gänzlich unbekannt sind die Ausmaße dieses speziellen Zweiges der Dienstleistungsbranche, der hohe Grad an Organisiertheit sowie die Vielfältigkeit der Kundschaft: Manager, Messebesucher, die Parfümverkäuferin, Hartz-IV-Empfänger oder der nette Papa von nebenan. Cem erzählt aus einer Welt, in der Exzesse, Gewalt, Drogen, aber auch grenzenlose Hoffnungslosigkeit herrschen und in der zwischen Pissoir, Hotelsuite, verzweifelten Strichjungen und Drei-Sterne-Escorts alles vertreten ist. Ein Insiderbericht, der unter die Haut geht.

11/1011/01/R

WESTEND

Peter Zudeick

Tschüss, ihr da oben

Vom baldigen Ende des Kapitalismus. 240 Seiten.
Klappenbroschur

Auf dem Höhepunkt der Debatte über unverschämte Managergehälter und die Gier der Reichen zeigt sich: Der jahrtausendealte Disput über Gerechtigkeit und Ungerechtigkeit in dieser Menschenwelt ist wieder aktuell. Die schnelle Abfolge von Immobilienkrise, Finanzmarktkrise, Automarktkrise, Weltwirtschaftskrise hat nicht nur dafür gesorgt, dass Karl Marx wieder senkrecht im Grabe steht, sondern auch dafür, dass wir wieder über die Wirtschaft als solche, den Menschen als solchen und die Gesellschaft als solche nachdenken müssen. Reicht es denn nicht allmählich mit dem systematischen Gemurkse, das uns schon so lange Zeit »die da oben« – die Wirtschaftsbosse, die Politiker, »der Staat« – als Normalität verkaufen? Ist jetzt nicht, wie so häufig in den vergangenen Jahrhunderten, die Zeit gekommen, »Tschüss, ihr da oben« zu rufen und die Sache wieder selbst in die Hand zu nehmen?

11/1003/01/R